运动伤病
病理学

主　编　刘向云　王　茹

副主编　王　艳　郭丽君

编　者（以姓氏笔画为序）

马纯洁（新沂市中医医院）

王　茹（上海体育学院）

王　艳（北京体育大学）

田向阳（上海体育学院）

刘　念（钟山职业技术学院）

刘向云（上海体育学院）

孙　扬（复旦大学附属华山医院）

赵　静（江苏省省级机关医院）

柳志伟（徐州医科大学附属医院）

郭丽君（上海健康医学院）

董　宇（复旦大学附属华山医院）

舒晓怡（上海体育学院）

U0199636

人民卫生出版社

·北京·

版权所有，侵权必究！

图书在版编目（CIP）数据

运动伤病病理学 / 刘向云，王茹主编 . —北京：
人民卫生出版社，2022.8

ISBN 978-7-117-33431-0

Ⅰ. ①运⋯　Ⅱ. ①刘⋯②王⋯　Ⅲ. ①运动性疾病－
损伤－病理学　Ⅳ. ①R873.02

中国版本图书馆 CIP 数据核字（2022）第 140991 号

人卫智网	www.ipmph.com	医学教育、学术、考试、健康，
		购书智慧智能综合服务平台
人卫官网	www.pmph.com	人卫官方资讯发布平台

运动伤病病理学
Yundong Shangbing Binglixue

主　　编：刘向云　王　茹
出版发行：人民卫生出版社（中继线 010-59780011）
地　　址：北京市朝阳区潘家园南里 19 号
邮　　编：100021
E - mail：pmph @ pmph.com
购书热线：010-59787592　010-59787584　010-65264830
印　　刷：三河市国英印务有限公司
经　　销：新华书店
开　　本：787×1092　1/16　印张：18
字　　数：438 千字
版　　次：2022 年 8 月第 1 版
印　　次：2022 年 9 月第 1 次印刷
标准书号：ISBN 978-7-117-33431-0
定　　价：79.00 元

打击盗版举报电话：010-59787491　E-mail：WQ @ pmph.com
质量问题联系电话：010-59787234　E-mail：zhiliang @ pmph.com
数字融合服务电话：4001118166　E-mail：zengzhi @ pmph.com

前　言

随着群众健康意识的提高，全民健身活动开展得如火如荼。在体育事业蓬勃发展的同时，运动损伤和相关疾病也逐渐引起人们的关注。以马拉松为例，运动损伤发生率高达41.9%，运动性心源性猝死等严重事件的发生率也高达 0.8/10 万，带来经济和社会的双重负担。本书从病理学的视角解读常见运动损伤和疾病的病因、发生机制与发展规律，旨在为运动伤病病理学领域研究人员、临床工作人员、医学生等提供有益的参考，启发后续研究，进而共同完善本学科的理论框架。

运动伤病病理学是体育学与病理学的交叉学科，也是运动医学与运动人体科学的学科基础，可以为"体医结合"复合型人才的培养提供学科支撑。鉴于此，上海体育学院、北京体育大学和上海健康医学院等单位的相关领域专家总结实践经验、结合国内外最新研究进展，共同编撰本书。书中内容注重理论与实践相结合，选取常见的运动损伤与疾病加以详细讲解，图文并茂。希望本书可以帮助运动医学与运动人体科学的相关工作人员更为深入、全面地认识与了解运动伤病的病理学知识，从而更好地预防运动过程中伤病的发生，并且在运动伤病发生后给予伤者科学、正确的处理。

本书分为总论与各论两大部分，共 14 章。总论部分（第一章至第九章）阐述不同运动疾病和损伤中具有共性的病理变化，包括：细胞和组织的适应、损伤与修复；局部血液循环障碍；炎症以及运动的抗炎作用；水电解质代谢特点，水电解质代谢紊乱的表现、原因和机制以及处理；缺氧的影响因素与机制；应激原、运动应激综合征、应激与运动的关系；发热；休克。各论部分（第十章至第十四章）阐述各种常见的与运动密切相关的肌肉骨骼系统疾病、心血管系统疾病、呼吸系统疾病、神经系统疾病及其他常见运动性疾病。本书还关注近年来的热点问题，如骨折、运动性心源性猝死、颅脑损伤、运动性腹痛等运动伤病的流行病学、病因、病理变化、病理机制以及预防慢性病的运动处方等。

当今医学知识日新月异，受限于编者经验与水平的不足，本书可能尚存在一些不足之处，希望广大读者提出宝贵意见，以便再版时修订完善。

刘向云
2022 年 5 月

目 录

下篇　各　论

上篇 总论

第一章 绪 论

一、运动伤病病理学的内容和任务

运动伤病病理学(pathology of sport diseases and injuries)是研究运动疾病和损伤发生、发展规律,阐明其本质的一门运动医学基础学科。运动伤病病理学的任务是研究运动疾病和损伤发生的原因、发病机制、病理变化和转归。运动疾病和损伤过程中机体的细胞、组织和器官出现的形态结构、功能代谢改变是运动伤病病理学的主要研究内容。在运动医学、运动康复学和康复理疗学实践中,运动伤病病理学为运动疾病和运动损伤的诊断、预防和治疗提供可靠的理论基础和实践依据。

本书分为总论和各论两大部分。总论主要阐述存在于不同运动疾病和损伤中具有共性的病理变化,即疾病发生的共同规律。各论部分阐述各种常见运动疾病和损伤的特殊规律。例如,肩周炎、肺炎、心肌炎等疾病都有炎症的基本病理变化(变质、渗出和增生),这是疾病发生的共同规律,但由于器官本身的组织形态结构和功能代谢不同,这几种炎症的病因、发病机制、病变特点、转归、临床表现、预防和治疗方法各有不同,这就是不同组织、器官、系统疾病的特殊规律。因此,运动伤病病理学的总论和各论既有紧密的内在联系,又有所区别,学习时应互为参考,不可偏废。

二、运动伤病病理学的作用

运动伤病病理学是一门联系医学基础和运动医学、运动康复及康复理疗临床的桥梁课程,是一门紧密结合病理学理论与病理标本和功能代谢变化实践观察的课程。运动伤病病理学标本实践主要从形态学和机能实验学的角度,根据组织病变情况,对病变组织做出明确诊断,研究疾病的发生和发展规律。

运动伤病病理学以运动解剖学、组织胚胎学、运动生理学、运动生物化学微生物学和免疫学等课程为学习基础;同时,运动伤病病理学为运动医学和康复医学提供学习运动疾病和损伤知识的必要理论基础。

在运动医学和康复医学科学研究中,运动伤病病理学研究是重要的、不可替代的平台。各种有关运动疾病和损伤的研究均需要以正确的病理诊断为依据。运动伤病病理学吸收了当今生命科学的最新研究方法和技术,从器官、组织、细胞水平,深入到亚细胞、分子水平。运动伤病病理学的研究方法渗透到临床各学科,临床中的一些症状、体征的解释,新病种的发现和预防以及新运动疗法的研发等都离不开运动伤病病理学的鉴定和解释。

在体育院校开设运动伤病病理学,目的在于加强对学生运动伤病病理学实践能力的培养，使学生获得准确、规范和详细的运动伤病病理学基础知识，提升辨别由运动诱发疾病的病理改变的能力；使学生掌握运动伤病病理学和病理生理学的基本内容，并能结合具体病例，分析和讨论其基本病理生理变化；让学生了解运动带来的不良事件的病因、发病机制，掌握其病理生理过程和疾病的本质，指导日常科学的健身运动，有意识地避免不良事件的发生，采取精准的运动疗法。

三、运动伤病病理学的研究方法

运动伤病病理学的研究方法可分为人体病理学和实验病理学。前者通过尸体解剖、活体组织检查和细胞学检查所取得的材料对疾病做出最后的诊断，后者则以疾病的动物模型或在体外培养的细胞为研究对象进行医学研究。

（一）人体病理学

1. 尸体解剖检查（autopsy）　简称尸检，即对病死者的遗体进行病理剖验，是病理学的基本研究方法之一。尸检可以直接观察疾病的病理变化，明确疾病的诊断，查明死亡原因；帮助临床相关学科探讨、验证诊断和治疗是否正确和恰当，总结经验，以提高医疗服务质量；积累各种运动疾病和运动损伤的病理材料，作为深入研究和精准防治这些运动疾病和损伤的基础。目前尸体解剖检查在运动伤病病理学中应用很少。

2. 活体组织检查（biopsy）　简称活检，即用局部切除、钳取、穿刺、搔刮等手术方法，从患者活体获取病变组织，进行病理诊断。活检是目前研究和诊断疾病广为采用的方法之一，能及时、准确地对运动疾病和损伤做出病理诊断，为指导治疗、估计预后提供依据。冷冻切片用于快速病理诊断，可以快速确定病变性质，协助临床医生选择最佳的手术治疗方案。一些新的研究方法，如免疫组织化学、电镜、细胞培养、液态活检和基因测序等的应用，能够帮助专业人员对疾病进行更为深入的研究。

3. 细胞学（cytology）检查　是通过采集病变处脱落的细胞，经涂片染色后进行病理诊断。①体液自然脱落细胞：肿瘤细胞易脱落，因而可取胸腔积液、腹水、尿液沉渣和痰液分泌物涂片寻找病变细胞；②黏膜细胞：通过食管拉网、胃黏膜洗脱液及内镜下肿瘤表面刷脱细胞；③细针穿刺或超声引导穿刺涂片检查病变细胞。细胞学检查所需设备简单、操作方便、患者痛苦小、费用低，因而易被人们接受，但其诊断的可靠性不能等同于活体组织检查。

（二）实验病理学

1. 动物实验（animal experiment）　指在实验室内进行，为了获得有关生物学、医学等方面的新知识或解决具体问题而使用动物进行的科学研究。动物实验是在适宜的动物身上复制出某些人类疾病或病理过程的模型，以便进行病因、发病机制、病理改变、疾病转归和疾病防治的研究。动物实验的优点是可以弥补人体病理学研究的局限和不足，但实验动物与人类之间存在着物种上的差异，因此，动物实验的结果仅具有参考价值而不能直接套用于人体。动物实验必须由经过培训的、具备专业技术能力的人员进行或在其指导下进行。

2. 组织和细胞培养（tissue and cell culture）　是指将某种组织或细胞用适宜的培养基在体外培养，可研究在各种病因作用下细胞、组织病变的发生和发展。近年来，研究人员通过体外培养建立了不少人体和动物细胞系或细胞株，对研究病变细胞的分子生物学特性起重要作用。这种方法的优点是周期短、见效快、节省开支、因素单纯、易控制；缺点是孤立的

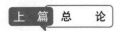

体外环境毕竟与复杂的体内整体环境有很大不同，不能将体外研究的结果与体内过程简单地等同看待。

四、运动伤病病理学的发展史

古代人已经知道应用身体运动的方法维持、增进健康和治疗疾病。古代中国已用医疗体操、气功、按摩等方法健身和防治疾病；古代印度有各种体位练习和运动方法；古罗马也有医生用运动治疗多种疾病；古希腊医学专家对运动维持健康、增强体力、治疗伤病给予很高评价，认为体操、按摩、散步、跑步、骑马、摔跤等是对保健和医疗的有效补充。古时人们已经开始使用不同方法治疗拳击、摔跤、射箭和其他项目引起的运动损伤。

18—19世纪，医学发展已形成病理学、细菌学、药理学、临床医学等专科，欧洲有医生运用医学知识研究身体运动，使运动与医学结合研究前进一步。1896年第一届奥林匹克运动会在雅典举行，随之运动伤病防治、健康保持、体力增进等医学问题受到重视。

1761年，意大利医学家莫尔加尼（Morgagni，1682—1771年）根据700余例尸检材料，出版了《论疾病的位置和原因》，认为不同疾病是由相应器官的形态改变引起的，创立了器官病理学（organ pathology），标志着病理形态学研究的开始。19世纪中叶，随着显微镜的发明和使用，人们可以观察细胞的形态。德国病理学家鲁道夫·魏尔啸（Rudolf Virchow，1821—1902年）在显微镜的帮助下创立了细胞病理学（cytopathology），指出"疾病是异常细胞事件"，不仅对病理学而且对整个医学的发展做出了具有历史意义的贡献，直到今天仍对病理学有着重要影响。20世纪60年代，随着电子显微镜技术的发展，病理形态学进入亚细胞水平。这些技术对运动伤病病理学的发展起着重要作用。

我国是世界上最早用运动防治疾病的国家之一。从马王堆汉墓出土的导引图中可见，当时已有医疗体育，传统的方法有气功、按摩、五禽戏、太极拳、八段锦等。中华人民共和国成立后，我国现代运动医学逐渐形成和发展起来。运动伤病病理学以运动解剖和运动生理生化等学科为基础，是运动医学和康复理疗学临床实践的基础，其发展将对我国运动医学和康复理疗学的发展起到重要的作用。

第二章　细胞和组织的适应、损伤与修复

近年来，马拉松、羽毛球等运动越来越受人追捧，但是人们在运动过程中常出现一些不同程度的运动损伤。运动损伤常好发于三类人群：第一类是专业运动员，由于长期大量运动，易出现累积性的损伤；第二类是中老年人，随着年龄的增长，其各组织器官功能明显衰退，如肌肉萎缩、运动速度降低、骨质疏松等，都非常容易造成损伤；第三类是长期缺乏运动的青年人，在未做充分准备活动而突然运动时，易发生急性运动损伤。在运动过程中，常见的损伤部位涉及骨组织、肌肉组织、结缔组织等，常见损伤类型有骨折、脱位、闭合性软组织损伤（如关节韧带、肌肉和肌腱扭伤、撕裂和拉伤）和开放性软组织损伤（如擦伤、刺伤）等。

正常细胞和组织可以对体内外环境变化等刺激做出不同的形态、功能和代谢的反应性调整。在生理负荷过多或过少，或遇到轻度持续的病理性刺激时，细胞、组织和器官可表现为适应性变化。若上述刺激超过细胞、组织和器官的耐受与适应能力，则会出现形态、功能和代谢的损伤性变化。细胞的轻度损伤大部分是可逆的，但严重者可导致细胞死亡。正常细胞、适应细胞、可逆性损伤细胞和不可逆性损伤细胞在形态学上是一个连续变化的过程（图 2-1），致病因素一般会导致机体物质代谢障碍，而这种环境和功能的变化在组织细胞的形态学上可以表现为两种情况：一种是进行性变化，包括细胞的肥大、增生、再生，以及组织的机化和钙化；另一种是退行性变化，包括萎缩、变性和坏死。在一定条件下，病理现象

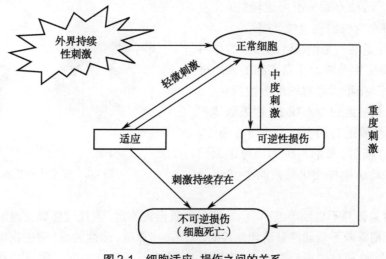

图 2-1　细胞适应、损伤之间的关系

可相互转化,其界限有时不甚清楚。一种具体的刺激引起的是适应还是可逆性损伤或不可逆性损伤,不仅由刺激的性质和强度决定,还与受累细胞的易感性、分化、血液供应、营养及以往的状态有关。适应性变化与损伤性变化是大多数疾病发生、发展过程中的基础性病理变化。

第一节 适 应

机体是由细胞、细胞间质和体液构成的统一整体,在神经、体液的调节下不断与外界环境相适应,维持机体的新陈代谢,保障正常的生命活动。适应是指细胞和组织在多种轻度有害因素作用下,通过调整自身功能代谢和形态结构,以适应内环境变化的过程。适应包括功能代谢和形态结构两个方面,其目的在于避免细胞和组织受损,在一定程度上反映了机体的调整和应答能力。适应在形态学上一般表现为萎缩、肥大、增生和化生,涉及细胞数量、细胞体积或细胞分化的改变。适应实质上是细胞生长和分化受到调整的结果,是介于正常与损伤之间的一种状态。细胞和组织的适应可以发生在基因表达调控、调控因子与受体结合的信号传导、蛋白质的转录等过程中。细胞在适应性改变中,达到代谢、功能和形态结构上新的平衡,一般当病因去除后,大多数适应细胞能够逐步恢复正常。

一、萎缩

萎缩(atrophy)是指已经发育成熟的组织器官,由于物质代谢障碍,而发生体积缩小或功能减退的过程。它表现为组织器官体积缩小、实质细胞数量减少。了解这一概念应注意与组织器官发育不全和不发育这两个概念相区别。

(一)萎缩的类型

萎缩分为生理性萎缩和病理性萎缩两类。

1. 生理性萎缩 也称年龄性萎缩。动物年龄增加时,某些组织器官即发生萎缩,生理功能自然减退,如胸腺、扁桃体、法氏囊、性腺、子宫(图2-2)、乳腺的萎缩。这类组织器官受到机体内部基因、激素等影响而发生萎缩,在正常情况下这种萎缩是不可逆转的(衰老可以说是一种全身性的生理性萎缩)。

2. 病理性萎缩 是指在致病因素的作用下引起组织器官的萎缩。根据萎缩的性质可分为减数萎缩(指组织器官的细胞数量减少)与单纯萎缩(指细胞数量不减少,而细胞体积缩小)。病理性萎缩有的表现为全身性萎缩,如消化道慢性梗阻;有的表现为局部组织器官的萎缩,如动脉粥样硬化导致的心、脑、肾等器官萎缩。

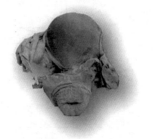

正常子宫　　　　　　萎缩子宫

图2-2 子宫生理性萎缩

(1)全身性营养不良性萎缩:可由长期蛋白质摄入不足、消耗过度以及血液供应不足引起,常见于长期营养不良或严重消耗性疾病,如结核、鼻疽、恶性肿瘤、寄生虫病以及造血器官疾病等。此时,机体表现为贫血、消瘦和衰弱,全身组织器官高度萎缩,称为恶病质。

（2）局部营养不良性萎缩：根据原因不同可分为以下几种。①神经性萎缩：当中枢或外周神经发炎或损伤时，其支配的肌肉发生萎缩。例如，脊髓灰质炎时脊髓前角运动神经元坏死，受其支配的横纹肌得不到神经刺激而造成麻痹进而萎缩（图2-3）。②失用性萎缩：当发生骨、关节疾病时，相应的骨骼和肌肉因得不到神经的远心性营养冲动而发生萎缩（由于工作负荷减少、神经得不到必要刺激、血液循环减少导致）。这种萎缩常继发于神经性萎缩，如脑卒中患者的肢体萎缩，其中有些是可恢复的，如骨折后的肢体恢复。③压迫性萎缩：局部组织器官如长期受到压迫所致，其发生机制是受压组织和器官缺氧、缺血。例如，肝、脑、肺肿瘤推挤压迫，可导致邻近正常组织萎缩；尿路梗阻时肾盂积水，压迫周围肾组织，引起肾皮质、肾髓质萎缩（图2-4）；右心功能不全时，肝小叶中央静脉及周围血窦淤血，也会引起邻近肝细胞受压而萎缩。④内分泌性萎缩：由于内分泌功能下降引起靶器官细胞萎缩，如下丘脑-腺垂体缺血性坏死等可引起促肾上腺皮质激素释放减少，导致肾上腺皮质

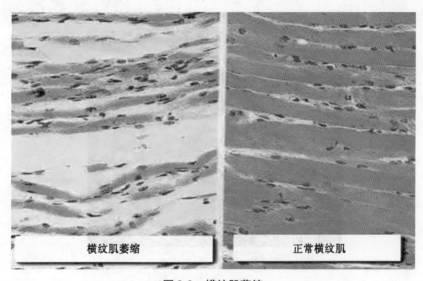

横纹肌萎缩　　　　　　正常横纹肌

图2-3　横纹肌萎缩

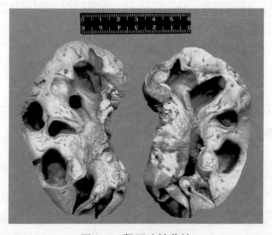

图2-4　肾压迫性萎缩

萎缩；垂体前叶功能减退时，甲状腺、肾上腺和性腺等都可以萎缩。此外，肿瘤细胞也会发生萎缩，如给予雌激素治疗后，前列腺癌细胞会发生萎缩。⑤其他：动脉不全阻塞，造成局部缺血和缺乏营养物质，也可发生缺血性萎缩；神经细胞和心肌细胞的萎缩常见于大脑和心脏老化；病毒和细菌的慢性炎症，也是细胞、组织或器官萎缩的常见原因，如慢性胃炎时胃黏膜萎缩和慢性肠炎时小肠黏膜绒毛萎缩。此外，细胞凋亡也可以引起组织器官萎缩，如阿尔茨海默病（Alzheimer's disease，AD）引起的大脑萎缩就因大量神经细胞凋亡所致的。

（二）萎缩的病理变化

一般萎缩的组织器官变化是体积缩小（细胞体积缩小、数量减少）、颜色变深（有时伴有细胞内色素堆积）、包膜增厚发皱、边缘变锐、功能减退等；在实质细胞萎缩的同时，常伴有间质细胞增生（修复和填补萎缩带来的组织空白）。例如，肝脏硬化表现为细胞体积缩小、数量减少，肝索萎缩为假胆管，间质增生；心肌萎缩表现为心肌纤维萎缩变细，细胞核密集，染色较深，在核两端有棕黄色的脂褐素颗粒沉着；脂肪萎缩时，由于水肿液浸入而呈胶冻样浸润；骨骼萎缩时，质地变脆，易碎易折；肌肉萎缩时，肌肉变薄、颜色变淡；肠壁萎缩时，肠壁变薄、透明，严重时可菲薄如纸；大脑萎缩时，脑沟变宽，脑回变窄（图2-5）。

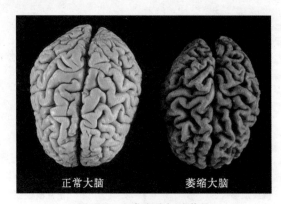

正常大脑   萎缩大脑

图2-5　正常大脑与脑萎缩

（三）萎缩的结局

萎缩一般是可复性的病理过程，消除病因后，萎缩的组织即可恢复。器官局部萎缩，可由健康部分进行功能代偿。但生命重要器官发生萎缩时，可引起严重的功能障碍，如在长期饥饿后全身的萎缩导致最终无法恢复功能而死亡。

二、肥大

细胞、组织和器官体积增大并伴有功能增强，称为肥大（hypertrophy），主要表现为功能合成增加以及代谢旺盛。组织和器官肥大通常由实质细胞的体积增大所致，但也可伴有实质细胞数量增加。

（一）肥大的类型

从性质上，肥大分为生理性肥大和病理性肥大两种。从原因上分，肥大若因器官组织功能负荷过重所致，称为代偿性肥大或功能性肥大，代偿性肥大通常由相应器官的功能负荷加重引起；若因内分泌激素过多作用靶器官所致，称为内分泌性肥大或激素性肥大。

1. 生理性肥大

（1）代偿性肥大：例如，生理状态下，运动员经锻炼，骨骼肌会增粗、肥大（图2-6）。负荷增加导致运动性肥大，对机体一般是有利的。经过长期运动锻炼的职业运动员，其心脏可发生形态和功能上的改变，包括以心室腔扩大与心室壁增厚为主要标志的心脏肥大、心脏扩大等改变，这种增大伴有心脏射血功能的提高，又称为运动员心脏（图2-7）。这是心脏对体育锻炼或运动训练生理适应的结果，停止运动后可复原。但如果运动员心室壁增厚过于明显，超过13mm这个阈值，就会出现类似肥厚型心肌病的症状。而肥厚型心肌病是运动猝死的一大原因。

（2）内分泌性肥大：例如哺乳期乳腺细胞肥大，妊娠期子宫平滑肌肥大（图2-8）。

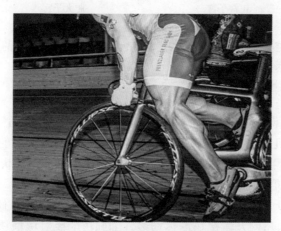

图2-6　运动员经锻炼下肢骨骼肌增粗

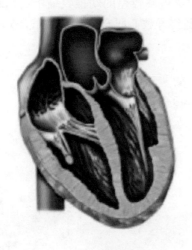

正常心肌

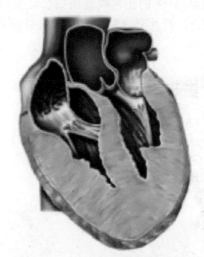

肥厚心肌

图2-7　正常心脏与运动员心脏对比图

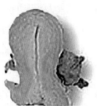
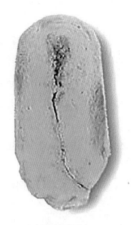

正常子宫   肥大子宫

图2-8 妊娠期子宫平滑肌肥大
妊娠子宫与正常子宫相比，体积明显增大，以适应胎儿的
发育及分娩的需要，属内分泌性肥大。

2．病理性肥大

（1）代偿性肥大：例如高血压时心脏后负荷增加或左心室部分心肌坏死后周围心肌功能代偿引起的左室心肌肥大等（图2-9），以及一侧肾摘除后另一侧肾的肥大等。

（2）内分泌性肥大：例如病理状态下，甲状腺素分泌增多可引起甲状腺滤泡上皮细胞肥大。

（二）肥大的病理变化

肥大细胞体积增大，细胞核增大、深染。细胞肥大时，线粒体总体积增大，细胞的合成功能加强，同时粗面内质网及游离核糖体增多。细胞核的脱氧核糖核酸（deoxyribonucleic acid，DNA）含量增加，导致细胞核的增大和多倍体化，细胞核形态不规则（图2-10）。但肥大细胞产生的功能代偿作用是有限的。例如，心肌过度肥大时，心肌细胞血液供应相对缺乏，心肌细胞中产生的正常收缩蛋白会转变为收缩效率较差的幼稚收缩蛋白，部分心肌纤维收缩成分会溶解甚至消失，形成可逆性损伤，最终导致心肌整体负荷过重，造成心脏功能失代偿。

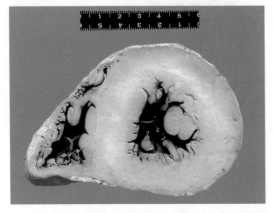

图2-9 高血压心脏病
左心室肥大，心室壁明显增厚。

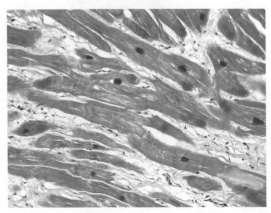

图2-10 心肌肥大
部分心肌细胞变粗，细胞核不规则深染。

三、增生

由于实质细胞数量增多而造成的组织、器官体积增大，称为增生（hyperplasia）。增生的组织或器官功能活跃。细胞增生是由于各种原因引起的有丝分裂活动增强的结果，通常是由于细胞受到过多刺激以及生长因子与受体过度表达所致，也与细胞凋亡受到抑制有关，通常为可逆性的，当原因消除后可复原。

（一）增生的类型

增生根据其性质，可分为生理性增生和病理性增生；根据其原因，可分为代偿性增生（或功能性增生）和内分泌性增生（或激素性增生）；根据后果可以分为再生性增生和过再生性增生。

1. 生理性增生　如女性青春期乳房小叶腺上皮增生。

2. 病理性增生　①代偿性增生：具再生能力的组织当发生严重损伤时，可通过细胞再生而修复，使之在结构上和功能上均恢复原状，如肝细胞毒性损伤后的再生、溶血性贫血的骨髓增生等，又属于再生性增生。②过再生性增生：体内某些常发生慢性反复性组织损伤的部位，由于组织反复再生修复而逐渐出现过度增生，如慢性胃炎时的上皮腺样增生，此型增生伴有细胞异型性并可进一步转化为肿瘤细胞，如慢性肝炎可发展为肝细胞癌等。③内分泌性增生：某些器官由于内分泌障碍可引起增生，如正常女性月经周期中子宫内膜腺体增生，缺碘时可能因过反馈机制障碍引起甲状腺增生等。

（二）增生的病理变化

增生时细胞数量增多，细胞和细胞核形态正常或稍大。当组织器官均匀弥漫增大时细胞发生的是弥漫性增生，细胞发生局限性增生会在组织器官中形成单发或多发性的增生结节；当致病因素去除时，大部分病理性增生会有所改善，若细胞过度增生，失去控制，可以演变成肿瘤性增生。值得注意的是，增生与肥大是两种不同的病理过程，但引起细胞、组织和器官肥大与增生的原因往往十分类似，因此两者常同时发生。例如，细胞有丝分裂阻滞在 G_2 期，会出现肥大多倍体而细胞不发生分裂；细胞由 G_0 期后进行正常细胞分裂周期，则完成分裂增殖过程。这两者的区别，简单地说就是肥大可以是细胞的增大但不一定伴有细胞数量的增多；增生是细胞数量变多，不一定是细胞增大，也有情况是细胞既有增生也有肥大。细胞分裂增殖能力活跃的器官，如子宫、乳腺等，其肥大可以是细胞体积增大（肥大）和细胞数量增多（增生）的共同结果。但细胞分裂增殖能力较低的心肌、骨骼肌等，其组织、器官肥大仅因细胞肥大所致。

四、化生

化生（metaplasia）是机体内一种成熟的组织在一定环境条件和功能要求下完全改变功能和形态特征而转变为另一种组织的过程，通常只出现在分裂增殖能力较活跃的细胞类型中。化生和再生存在着本质的不同，但它们都是机体代偿适应性的表现。

（一）化生的类型

化生有多种类型，通常发生在同源性细胞之间。化生过程中组织、细胞只能转化为性质相似的细胞，而不能转化为性质不同的细胞。例如，上皮细胞不能转化为结缔组织细胞，柱状上皮可转化为鳞状上皮，一种间叶性组织只能转化为另一种间叶性组织。上皮组织化生在原因消除后或可恢复，但间叶组织化生大多不可逆。

1. 上皮组织化生

（1）鳞状上皮化生：被覆上皮组织化生以鳞状上皮化生最为常见。例如，吸烟者支气管假复层纤毛柱状上皮易发生鳞状上皮化生（图2-11）；唾液腺、胰腺、肾盂、膀胱和肝胆发生结石或维生素A缺乏时，被覆柱状上皮、立方上皮或尿路上皮都可以化生为鳞状上皮。

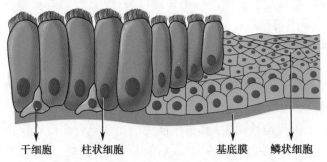

干细胞 　 柱状细胞 　 基底膜 　 鳞状细胞

图2-11　支气管黏膜假复层纤毛柱状上皮化生为复层鳞状上皮

（2）柱状上皮化生：腺上皮组织化生也较常见。例如，发生慢性胃炎时，胃黏膜上皮转变为含有帕内特（paneth）细胞或杯状细胞的小肠或大肠黏膜上皮组织，称为肠上皮化生（简称肠化）；若胃窦、胃体部腺体由幽门腺所取代，则称为假幽门腺化生。发生慢性反流性食管炎时，食管下段鳞状上皮也可以化生为胃型或肠型柱状上皮（图2-12）。发生慢性子宫颈炎时，宫颈鳞状上皮被子宫颈管黏膜柱状上皮取代，形成肉眼所见的子宫颈糜烂。

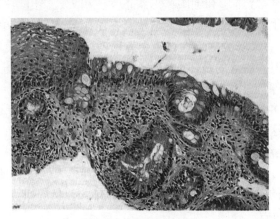

图2-12　反流性食管炎
食管的鳞状上皮损伤脱落，修复时形成胃的柱状上皮。

2. 间叶组织化生　多数情况是纤维结缔组织化生为骨、软骨或脂肪组织。例如，发生骨化性肌炎（myositis ossificans）时，由于外伤引起肢体近段皮下及肌肉内纤维组织增生，并发生骨化生。这是新生的结缔组织细胞转化为成骨细胞的结果。老年人的喉及支气管软骨可化生为骨。

（二）化生的意义

化生的生物学意义具有两面性。例如，呼吸道黏膜柱状上皮化生为鳞状上皮后，由于细胞层次增多，可强化局部抵抗外界刺激的能力，这是一种适应性反应，但因鳞状上皮表面不具有柱状上皮的纤毛结构，故而减弱了黏膜自净能力，若引起化生的刺激持续存在，可能会成为支气管鳞状上皮癌的发生基础。支气管鳞状上皮化生和胃黏膜肠上皮化生分别与肺鳞状细胞癌和胃腺癌的发生相关；慢性反流性食管炎柱状上皮化生是某些食管腺癌的组织学来源。

（三）上皮 - 间质转化

上皮 - 间质转化（epithelial-mesenchymal transformation，EMT）指上皮细胞到间质细胞的转化，赋予细胞转移和入侵的能力。它不仅在发育过程中起着关键作用，还参与组织愈合、器官纤维化和癌症发生等过程。上皮细胞之间有紧密连接，细胞与基底膜的附着有极性，具有相对稳定性和不可移动性。而间质细胞结构松散，细胞相对没有极性。

上皮细胞转化为间质细胞的特征是逐渐丧失上皮细胞表型，如 E- 钙黏蛋白和细胞骨架角蛋白表达减少；获得间质细胞的表型，如波形蛋白、纤维连接蛋白，N- 钙黏蛋白表达增多。上皮性恶性肿瘤发生 EMT 时，上皮细胞极性与基底膜连接丧失，迁移、侵袭能力增强，使肿瘤细胞更容易向周围组织浸润性生长，随着血流运行至远隔部位，形成转移灶。

第二节　损　伤

细胞和组织受到的有害刺激因子作用超过其适应能力时，受损细胞和细胞间质发生物质代谢、组织化学、超微结构乃至光镜和肉眼可见的异常变化，称为损伤（injury）。损伤的方式和结果不仅取决于引起损伤的性质、持续时间和强度，还取决于受损的细胞种类、所处状态、适应性和遗传性等。细胞损伤程度较轻时（如细胞变性），在病因解除后即可恢复；若损伤程度较重，可引起组织细胞的死亡（即坏死）。

一、细胞和组织损伤的原因

引起细胞组织损伤的原因可以分为外部致病因素、内部致病因素以及社会心理因素等。外部致病因素包含生物性、理化性和营养性等；内部致病因素包含免疫、神经内分泌、遗传变异、先天性以及年龄性别等；社会心理因素包含社会、心理、精神、行为和医源性等因素。

此外，运动常引发各种损伤。锻炼者在参加体育锻炼过程中常由于缺乏必要的运动损伤常识，运动前准备不充分、运动负荷过大、身心状态不佳、场地和服装等选择不合适等原因造成一些骨骼损伤、内脏损伤、感觉器官损伤和软组织损伤等。身体健康需要运动，但运动需要适度。适度运动可以通过挤压关节液，促进软骨新陈代谢，预防和减轻软骨退行性改变和骨质增生；过度运动则会引发滑膜充血、水肿、液体渗出等炎症反应，引起关节肿胀疼痛。此外，短时间内的高强度运动会加速血液循环，当血液循环超过人体骨骼肌耐受范围后，就会产生肌肉缺血，从而导致肌肉溶解，短时间内高强度的局部缺血将使细胞难以恢复；过度运动可能还会造成肾衰竭，其中缺血性急性肾衰竭是由于有效循环血量不足，肾脏血管收缩而引起的。过度运动所造成的肾小管腔的阻塞、肾小管上皮细胞组织损伤，都会带来肾脏损伤。因此，锻炼者进行运动时要根据专业运动康复师的指导，选择适合自己的运动。

（一）缺血缺氧

缺血缺氧是导致细胞和组织损伤的常见原因之一。氧是细胞维持生命活动和功能不可缺少的要素。缺氧会破坏细胞的有氧呼吸，损害线粒体的氧化磷酸化过程，使腺苷三磷酸

（adenosine triphosphate，ATP）的产生减少甚至停止，从而引起一系列改变。缺血是局部缺氧的常见原因。例如，心肌缺血10～15min，其损伤可恢复；如缺血1h以上，则会发生不可恢复性的坏死。全身缺血常见于高山缺氧、呼吸功能障碍、一氧化碳中毒、氰化物中毒等情况。由于心肺功能衰竭使动脉血氧合不足，或贫血和一氧化碳中毒使血液携氧能力下降，或血管阻塞使血液供应量下降，均可导致细胞和组织内氧气及营养供应减少，引起细胞组织结构破坏及功能丧失。

（二）生物性因素

一些病原生物，如细菌、病毒、立克次体、支原体、衣原体、真菌、原虫和蠕虫等侵入人体生长繁殖，诱发变态反应，释放内、外毒素和分泌某些酶，破坏细胞和组织的结构与功能。

（三）理化性因素

当环境中各种物理性因素超过机体耐受时可使细胞发生损伤，如高温、高辐射可以造成中暑、烫伤或辐射损伤；强大的电流冲击造成电击伤；机械力破坏引起创伤、骨折等。

（四）化学性因素

一些外源性物质化学性因素，如强酸、强碱、铅、汞等无机物，有机磷、氰化物等有机毒物，蛇毒等生物性毒素，以及一些内源性物质，如细胞坏死的分解产物，尿素、自由基等代谢产物等，都可引起细胞组织发生损伤性变化。

（五）营养因素

营养不良，如维生素缺乏、微量元素缺乏可引起细胞损伤。营养过剩，如脂肪过多摄入，与动脉粥样硬化的发生密切相关。对于运动员来说，营养素需要量较大，如果仅摄入一般膳食，会造成营养素缺乏而降低运动表现。例如，糖摄入不足会导致运动中出现低血糖，甚至发生中枢性疲劳；蛋白质摄入不足会引起运动中肌肉蛋白丢失较多，形成负氮平衡；运动时大量出汗，未及时补充水、电解质会造成水、电解质紊乱（即微循环紊乱），甚至发生热衰竭等。

（六）社会心理因素

冠状动脉粥样硬化性心脏病、原发性高血压、消化性溃疡和某些肿瘤等，都与社会心理因素密切相关，且属于身心疾病范畴；一些因卫生服务不当引起的医源性伤害，如医院获得性感染和药源性感染等也会损伤机体健康。对于运动员来说，一些不良的外界因子刺激，如运动场地、设备等不适应，缺乏适宜的运动心理准备，长期处于脆弱和恐惧心态，运动性心理疲劳等会通过影响运动员的心理状态而影响运动状态，注意力分散往往容易造成运动损伤。

（七）免疫反应

免疫反应是机体的防御功能，本身具有保护机体免患疾病的积极意义和作用。但在一定条件下，免疫反应的结果也可能造成机体和组织的损伤，如各种变态反应、自身免疫病。机体组织细胞对某些抗原刺激反应过度时，可引起变态反应或超敏感应，如支气管哮喘和过敏性休克；自身抗原可引起组织损伤，如系统性红斑狼疮（systemic lupus erythematosus，SLE）、类风湿关节炎等；免疫缺陷病如获得性免疫缺陷综合征（艾滋病），可引起淋巴细胞破坏和免疫功能受损。

（八）遗传因素

遗传缺陷引起的细胞损伤十分常见。遗传既可引起器官发育异常（如唐氏综合征），又可引起分子水平异常（如镰状细胞贫血）。此外，一些遗传性的致病因素也可导致细胞组织损伤，如血友病和急性溶血性贫血等，由基因突变或染色体变异直接引起子代遗传病，还有一些是遗传物质缺陷使得子代获得某些疾病的遗传易感性。

（九）神经内分泌因素

神经内分泌因素同样对机体生理功能产生影响，如糖尿病胰岛素分泌不足时，全身尤其是皮下组织易伴发细菌感染，迷走神经长期过度兴奋与原发性高血压病以及溃疡病相关。

二、细胞和组织损伤的发生机制

细胞和组织损伤机制主要体现在以下方面：细胞膜损伤、线粒体损伤、活性氧类物质损伤、脂质内游离钙损伤、缺血缺氧性损伤、化学性损伤以及遗传变异，它们互相作用、互为因果，导致细胞损伤的发生与发展。

（一）细胞膜破坏

细胞膜破坏是细胞损伤，特别是细胞不可逆性损伤的关键环节。机械力的直接作用、酶性溶解、缺氧、活性氧类物质、细菌毒素、病毒蛋白、补体成分、化学损伤等都可破坏细胞膜结构的完整性和通透性，影响细胞膜的信息和物质交换、免疫应答、细胞分裂与分化等功能。

（二）活性氧类物质损伤

活性氧类物质（active oxygen species，AOS）又称反应性氧类物质（reactive oxygen species，ROS），包括处于自由基状态的氧[如超氧自由基和羟自由基（OH·）]以及不属于自由基的过氧化氢（H_2O_2）。自由基（free radicals）是原子最外层偶数电子失去一个电子后形成的具有强氧化活性的基团。细胞内同时存在生成 AOS 的体系和拮抗其生成的抗氧化剂体系。正常小量生成的 AOS，会被超氧化物歧化酶、谷胱甘肽过氧化物酶、过氧化氢酶及维生素 E 等细胞内外抗氧化剂清除。在缺氧、缺血、细胞吞噬、化学性放射性损伤、炎症以及老化等的氧化还原过程中，AOS 生成增多，脂质、蛋白质和 DNA 过氧化，分别引起膜相结构脂质双层稳定性下降，DNA 单链破坏与断裂，促进含硫蛋白质相互交联，并可直接导致多肽破裂。AOS 的强氧化作用是细胞损伤的基本环节。

（三）线粒体损伤

线粒体是胞内氧化磷酸化和 ATP 产生的主要场所，还参与细胞生长分化、信息传递和细胞凋亡等过程。线粒体损伤后，线粒体发生肿胀、空泡化，线粒体嵴变短、稀疏甚至消失。线粒体 ATP 合成下降、消耗增多，致使细胞膜钠泵和钙泵功能障碍，跨膜转运蛋白和脂质合成下降，磷脂脱酰基及再酰基化停滞。线粒体损伤可启动细胞凋亡过程，当线粒体氧化磷酸化中止，细胞产生酸中毒，最终导致细胞坏死。线粒体损伤是细胞不可逆性损伤的重要早期标志。运动型骨骼肌损伤的发生与骨骼肌细胞内线粒体功能改变有极为密切的关系，目前研究热点为大负荷和 / 或长时间运动诱导线粒体功能障碍，包括 ROS 产生、能量代谢紊乱、线粒体通透性转换孔道开放、线粒体基质 Ca^{2+} 超载、凋亡前体蛋白的释放等。但也有研究发现，在增龄性骨骼肌流失的不同时期，先后出现线粒体膜电位下降、DNA 氧化损伤加剧、ROS 产率增加。65%～75% 最大强度的耐力运动提高了老龄小鼠骨骼肌的线粒体膜电位，表明耐力运动对老龄小鼠维持线粒体功能，防止肌细胞凋亡有重要意义，但也有可能加剧 DNA 损伤。

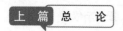

（四）细胞质内高游离钙损伤

磷脂、蛋白质、ATP 和 DNA 等会被细胞质内磷脂酶、蛋白酶、ATP 酶和核酸酶等降解，此过程需要游离钙的活化。正常时，细胞内游离钙与钙转运蛋白结合贮存于内质网、线粒体等处的钙库内，细胞质处于低游离钙状态。细胞膜 ATP 钙泵和钙离子通道参与细胞质内低游离钙浓度的调节。细胞缺氧、中毒时，ATP 减少，钙钠交换蛋白直接或间接被激活，细胞内游离钙继发增多，促进上述酶类活化而损伤细胞。细胞内钙浓度往往与细胞结构和功能损伤程度呈正相关，大量钙的流入导致细胞内高游离钙增多（钙超载）是许多因素损伤细胞的终末环节，并且是细胞死亡最终形态学变化的潜在介导者。

（五）缺氧损伤

缺氧（hypoxia）是指细胞不能获得足够的氧或氧利用障碍，按其原因可分为：①低张性缺氧，空气中氧分压低或气道外呼吸障碍；②血液性缺氧，血红蛋白质和量的异常；③循环性缺氧，心肺功能衰竭或局部性缺血；④组织性缺氧，线粒体生物氧化特别是氧化磷酸化等内呼吸功能障碍等。细胞缺氧会导致线粒体氧化磷酸化受抑，ATP 形成减少，细胞膜钠 - 钾泵、钙泵功能低下，细胞质蛋白质合成和脂肪运出障碍，无氧糖酵解增强，造成细胞酸中毒，溶酶体膜破裂，DNA 链受损。缺氧还使活性氧类物质增多，引起脂质崩解和细胞骨架破坏。轻度短暂缺氧可使细胞水肿和脂肪变，重度持续缺氧可引发细胞坏死。在一些情况下，缺血后血流恢复会引起存活组织过氧化，反而加剧组织损伤，称为缺血再灌注损伤。运动缺氧是指在运动过程中出现的系列缺氧状态，最明显的表现为气喘、头晕乏力、肌肉酸痛等。在运动过程中，由于呼吸、心跳加速，血液循环加快，如果肺活量小就容易造成缺氧，机体摄氧量满足不了运动需氧量，造成体内源氧的亏欠称为氧亏（oxygen deficit）。运动结束后，肌肉活动虽然停止，但机体的摄氧量并不能立即恢复到运动前相对安静的水平。当锻炼者进行的运动非常剧烈，或急速爆发，如举重、百米冲刺、摔跤等时机体在瞬间需要大量的能量，而在正常情况下，有氧代谢不能满足身体此时的需求，于是糖进行无氧代谢，以迅速产生大量能量。这种状态下的运动就是无氧运动。由于速度过快及爆发力过猛，人体内的糖分来不及经过氧化分解，而不得不依靠"无氧供能"。这种运动会在体内产生过多的乳酸，导致肌肉疲劳不能持久，运动后感到肌肉酸痛、呼吸急促，因此这一方面是对机体不利的。

有研究显示，高原训练可以提高运动员的比赛成绩。运动员进行高原训练时会受到两方面的缺氧刺激，一方面是由于大量运动训练所导致的缺氧，另一方面是高原本来空气稀薄，人体缺氧刺激身体产生强烈应激反应而充分调动人体潜能，增强无氧耐受力。高原训练可以提高运动员肺通气量等指标，增强呼吸肌力量，使其即使处于低氧状况下，摄取的氧也能满足身体细胞需求；高原训练可以刺激骨髓加速分化出更多的红细胞，提高血液运输氧的效率；高原训练可以提高骨骼肌有氧代谢能力。许多短跑和力量项目运动员到高原进行训练，目的是在空气较稀薄的环境中跑得更快和跳得更远。许多长距离运动选手到高原缺氧状态下训练，是为了返回平原后，在氧气充足的环境中，提高运动成绩。但是，如果运动员在高原生活和训练的时间过长，则随着高原训练强度的降低，也许破坏作用会超过心血管的积极性适应。

（六）化学性损伤

许多化学物质（包括药物）可造成细胞损伤。化学性损伤可为全身性或局部性两种类型，前者如氯化物中毒，后者如接触强酸、强碱对皮肤黏膜的直接损伤。一些化学物质的作用有器官特异性，如 CCl_4 引起肝损伤。化学性损伤的途径有：①化学物本身具有直接细胞毒作用。例如，氰化物能迅速封闭线粒体的细胞色素氧化酶系统而致猝死；氯化汞中毒时，汞与细胞膜含疏蛋白结合而损害 ATP 酶依赖性膜转运功能；化学性抗肿瘤药物和抗生素也可通过类似的直接作用伤及细胞。②代谢产物对靶细胞的细胞毒作用。肝、肾、骨髓、心肌常是毒性代谢产物的靶器官，如 CCl_4 本身并无活性，其在肝细胞被转化为毒性自由基（$\cdot CCl_3$）后，便可引起滑面内质网肿胀，脂肪代谢障碍。③诱发变态反应等免疫损伤，如青霉素引发 I 型变态反应。④诱发 DNA 损伤（见下遗传变异）。化学物质和药物的剂量、作用时间、吸收蓄积和代谢排出的部位以及代谢速度的个体差异等分别影响化学性损伤的程度、速度与部位。

（七）遗传变异

化学物质和药物、病毒、射线等均可损伤核内 DNA，诱发基因突变和染色体畸变，使细胞发生遗传变异（genetic variation）。这些损伤可通过引起结构蛋白合成低下，使细胞缺乏生命必需的蛋白质；阻止重要功能细胞核分裂；合成异常生长调节蛋白；引发先天性或后天性酶合成障碍等环节，使细胞因缺乏生命必需的代谢机制而发生死亡。

三、细胞可逆性损伤——变性

细胞可逆性损伤（reversible injury）的形态学变化称为变性（degeneration），实质细胞或细胞间质受损伤后，由于代谢障碍，使细胞内或细胞间质内出现异常物质或正常物质异常蓄积现象。当细胞内正常或异常物质产生过多或产生速度过快，细胞组织代谢、清除转运利用机制相对减弱，使其积聚在细胞器、细胞质、细胞核或细胞间质中，从而造成蓄积。可逆性损伤分为细胞水肿、脂肪变性、玻璃样变性、黏液样变性、淀粉样变性以及病理性色素沉着。通常情况下，当细胞中水过度蓄积时，细胞发生水肿变性；当细胞中甘油三酯过度蓄积时，细胞发生脂肪变性；当细胞中蛋白质过度蓄积时，细胞发生玻璃样变性。当去除造成损伤的有害刺激时，细胞水肿、脂肪变性等大多数损伤可以恢复正常。

（一）细胞水肿

细胞水肿（cellular swelling）或称为水变性（hydropic degeneration），常是细胞损伤中最早出现的改变，起因于细胞容积和细胞质离子度调节功能下降。

1. 细胞水肿机制　其机制为线粒体受损，导致 ATP 生成减少，再导致细胞膜钠钾泵功能障碍，进一步导致细胞内钠离子和水过多积聚。之后，无机磷酸盐、乳酸和嘌呤核苷酸等代谢产物蓄积，可增加渗透压负荷，进一步加重细胞水肿，导致细胞内液增多。凡是能引起细胞液体和离子内稳态变化的损害都可导致细胞水肿，常发生于缺氧、感染、中毒、高热时肝、肾、心等器官的实质细胞。

2. 细胞水肿的病理变化　病变初期，细胞线粒体和内质网变得肿胀，形成光镜下可见的细胞质内红染细颗粒状物。若水、钠进一步积累，则细胞肿大明显，细胞质高度疏松，呈空泡状，细胞核也可胀破，细胞质膜表面出现囊泡，微绒毛变形消失，其极期称为气球样变，如病毒性肝炎时发生的肝细胞气球样变（图 2-13）。大体观，组织器官体积增大，色泽混浊，似开水烫过；切面隆起，边缘外翻（图 2-14）。

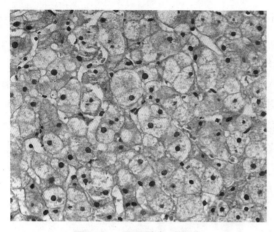

图 2-13 肝细胞气球样变
肝细胞高度水肿,细胞质疏松透明,呈气球样改变。

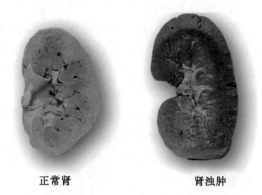

正常肾　　　　　　肾浊肿

图 2-14 肾浊肿
肾体积增大,切面膨出,边缘外翻,色泽混浊。

(二)脂肪变性

脂肪变性(steatosis)是指甘油三酯蓄积于非脂肪细胞的细胞质中,通常表现为在变性的细胞质内,出现大小不等的球形脂滴为特征的一种变性。在常规染色中可见脂肪被溶解留下空泡,多发于肝细胞、心肌细胞、肾小管上皮细胞和骨骼肌细胞等,与感染、酗酒、中毒、缺氧、营养不良、糖尿病及肥胖相关。

1. 脂肪变性的病理变化　肉眼观察:脂肪变性常发生于心、肝、肾等实质器官。病变器官微肿大,呈淡黄色,质地柔软,有滑腻感,切开时有油脂附着于刀面。光镜观察:可见病变的细胞内,充满大小不等的脂肪滴,细胞的固有结构,如线粒体、肌原纤维横纹等消失;细胞核被挤压到一侧。严重时细胞核发生浓缩、碎裂、崩解、消失,细胞死亡。但是在石蜡切片过程中,由于脂肪滴被乙醇(酒精)溶解,所以在细胞内仅看到大小不等的空泡,与水疱变性很难区别,必须用冷冻切片和脂溶性染料染色(苏丹Ⅲ)可见脂肪滴呈橘红色,而水疱变性仍为空泡。

(1)肝细胞脂肪变性:肝脏发生脂肪变性称为"脂肪肝"。肉眼观,轻度脂肪变性时,肝脏可无明显异常;严重脂肪变性,可见肝脏肿大,质地较软,色泽淡黄至土黄,切面结构模糊,有油腻感,有的甚至质脆如泥。镜下可见在变性的肝细胞质内出现大小不一的空泡,起初多见于核的周围,以后变大,较密集散布于整个细胞质中,严重时可融合为一个大空泡(图 2-15)。如果肝脏的脂肪变性伴有慢性肝淤血,则肝切面由暗红色的淤血部分和黄褐色的脂肪变性部分相互交织,形成类似槟榔切面的色彩,故称之为"槟榔肝"。冷冻切片可见,脂滴被苏丹Ⅲ染成橘红色。

(2)心肌细胞脂肪变:心肌在正常情况下含有少数脂滴,脂肪变性时,脂肪明显增多,在严重贫血、中毒、感染(如恶性口蹄疫)及慢性心力衰竭时,心肌可发生脂肪变性。在心下和心室乳头肌及肉柱的静脉血管周围,可见灰黄色的条纹或斑点分布在色彩正常的心肌之间,外观上呈黄红相间的虎皮状斑纹,故有"虎斑心"之称(图 2-16)。由于机体慢性酒精中毒或缺氧等原因,导致心肌细胞发生脂肪变性,肌纤维弹性降低,心室扩展、肥大,呈局灶性或弥漫性黄褐色,切面浑浊,结构不清。在左心室内膜下和乳头肌周围,红褐色(心肌纤维)的背景上出现灰黄色(心肌脂肪变性)条纹或斑块。

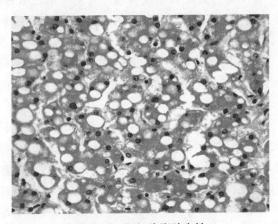

图 2-15 肝细胞脂肪变性

大部分肝细胞质内有大小不一的圆形空泡,有的空泡将核挤至一边,肝窦受压变窄。

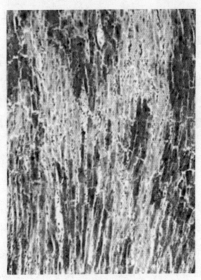

图 2-16 虎斑心

可见灰黄色的条纹或斑点分布在色彩正常的心肌之间。

（3）肾小管上皮细胞脂肪变性：光镜下可见,脂滴主要位于肾近曲小管细胞基底部,为过量重吸收的原尿中的脂蛋白,严重者可累及肾远曲小管细胞。

2. 脂肪变性的病理机制 脂肪是正常细胞的组成成分,常以极细微的颗粒存在于细胞内,或与蛋白质结合。但是在某些感染、中毒、缺氧的情况下,这些结合脂肪游离出来,形成光镜下可见的脂肪小滴。脂肪变性的机制主要有 3 种：脂肪氧化障碍、脂肪显现、脂肪运输障碍。①脂肪氧化障碍：当细胞病变时,细胞线粒体受损,进入细胞的脂肪酸,由于线粒体损伤和缺乏 ATP,不能正常氧化,聚积在细胞内形成脂肪变性；②脂肪显现：细胞中细胞器的膜主要是线粒体膜中含有 35% 的结合脂肪,当线粒体破裂时,其膜中的结合脂肪释放出来,形成游离的脂肪小滴；③脂肪运输障碍：当细胞内质网受损时,细胞内的蛋白质合成减少,细胞内的甘油三酯不能形成脂蛋白,从肝脏输送到血浆,从而聚积形成脂肪变性。发生脂肪变性的肝细胞,细胞质中充满脂滴,线粒体肿胀,外形变得不规则。要注意的是,以上 3 种发病机制并非单独存在,在致病因素作用下可同时出现,且都与细胞内物质代谢障碍引起的 ATP 供能不足有关。

此外,还有一种情况是在机体发生糖利用障碍时（酮血症、饥饿）,细胞内的脂库大量动员、脂肪合成增加,超过肝脏处理能力导致甘油三酯在肝细胞内堆积造成的肝脏脂肪变性。这种情况与上面的 3 种机制都有联系但不完全相同。

（三）玻璃样变性

玻璃样变性（hyaline degeneration）又称透明变性,指在病变的细胞或间质组织中出现均匀一致、无结构、半透明状蛋白质蓄积,在苏木精-伊红（hematoxylin and eosin staining, HE）染色切片中呈嗜伊红均质状。这种变性主要发生在血管壁、瘢痕组织和肾小管上皮细胞中。

1. 玻璃样变性的机制 可能是由于蛋白质合成的先天遗传障碍或蛋白质折叠的后天缺陷,使一些蛋白质的氨基酸和三级结构发生变异,导致变性胶原蛋白、血浆蛋白和免疫球蛋白蓄积。

2．玻璃样变的病理变化　分为细胞内玻璃样变性、纤维结缔组织玻璃样变性、细小动脉壁玻璃样变性。

（1）细胞内玻璃样变性：这种情况常见于肾小球肾炎或其他疾病而伴有明显蛋白尿时。此时，肾近曲小管上皮细胞质内可出现许多大小不等的圆形红染小滴，这是血浆蛋白经肾小球滤出，又被肾小管上皮细胞吞饮的结果，并在细胞质内融合成玻璃样小滴，以后可被溶酶体所消化。此外，在酒精中毒时，肝细胞核周细胞质内也可出现不甚规则的红染玻璃样物质。电镜下可见，这种物质由密集的细丝构成，可能是细胞骨架中含角蛋白成分改变的结果，并被称为 Mallory 小体（图 2-17）。

（2）纤维结缔组织玻璃样变性：常见于纤维瘢痕组织、纤维化的肾小球，以及动脉粥样硬化的纤维性瘢块等。此时，纤维细胞明显变少，胶原纤维增粗并互相融合成为梁状、带状或片状的半透明均质物质，失去纤维性结构，质地坚韧，缺乏弹性。玻璃样变性的发生机制尚不甚清楚，有人认为在纤维瘢痕老化过程中，原胶原蛋白分子交联增多，胶原纤维也互相融合，其间有较多糖蛋白积聚，形成所谓玻璃样物质；也有人认为可能由于缺氧、炎症等原因，造成局部 pH 升高或温度升高，致使原胶原蛋白分子变性成明胶并互相融合所致。

（3）细小动脉壁玻璃样变性：又称细小动脉硬化（arteriosclerosis），常见于高血压病患者的肾、脑、脾及视网膜的细小动脉壁。此时，可能由于细小动脉持续性痉挛，使内膜通透性增高，血浆蛋白得以渗入内膜，在内皮细胞下凝固成无结构的均匀红染物质。此外，内膜下的基底膜样物质增多。这些改变使细小动脉的管壁增厚、变硬，管腔变狭窄，甚至闭塞，此即细动脉硬化症，可引起肾及脑的缺血（图 2-18）。

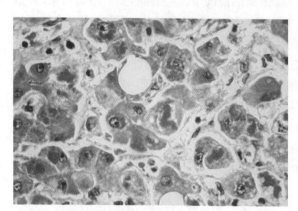

图 2-17　肝细胞内玻璃样变（Mallory 小体）
为细胞质内不规则、可折光的结构。

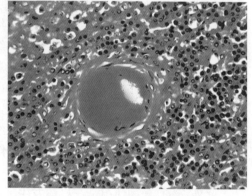

图 2-18　脾中央动脉管壁玻璃样变
脾小体中央小动脉壁增厚，管腔狭窄，内皮下有大量均质、红染、无结构的物质。

（四）黏液样变性

黏液样变性（mucoid degeneration）是指间质内有黏多糖（透明脂酸等）和蛋白质蓄积，常见于间叶组织肿瘤、风湿病、动脉粥样硬化和营养不良时的骨髓和脂肪组织等。镜下可观察到间质疏松，有多突起的星芒状纤维细胞散在于灰蓝色黏液样基质中。甲状腺功能减退时，透明质酸酶活性受抑制，含有透明质酸的黏液样物质及水分在皮肤及皮下蓄积，形成特征性黏液水肿。

（五）淀粉样变性

淀粉样变性（amyloid degeneration）是指一种淀粉样蛋白沉积于某些器官的网状纤维、血管壁组织之间的一种病理过程，由于这种淀粉样物质主要沉积于血管周围和组织之间，所以又称淀粉样浸润。沉积的淀粉样蛋白由于含有多糖，碘反应"鲁格反应"呈阳性（加碘后呈红褐色，再加 1% 硫酸铜呈蓝紫色）。淀粉样变性为大量的各种可溶性纤维可溶性蛋白（淀粉样）组织而损伤正常的组织功能。

1. 淀粉样变性的机制　淀粉样蛋白成分来自免疫球蛋白轻链、肽类激素、降钙素前体蛋白和血清淀粉样 A 蛋白等。淀粉样蛋白的新生多肽链由核糖体合成，可分为 α 链和 β 链，因机体缺乏消化大分子 β- 折叠结构的酶，故 β- 淀粉样蛋白及前体物质易积存在组织之中。不同生化类型淀粉样变性的发生机制可能会不同，如：继发性淀粉样变性为蛋白前体代谢障碍；遗传性淀粉样变性会出现不同的蛋白；在原发性淀粉样变性中，骨髓细胞的单克隆群会产生能形成淀粉样变性的片段或整个长链。在光镜下可见，淀粉样变性是同源性、高亲和性的，在固定的组织中和刚果红染料中有亲和的物质。

2. 淀粉样变性的病理变化　淀粉样变性主要发生于肝、脾、肾和淋巴结。其早期病变肉眼不易辨认，在显微镜下才能发现。在肝脏中淀粉样变性主要发生在肝细胞索和肝窦之间的网状纤维上，形成半透明、淡红色、均质、无结构的条索（图 2-19），严重时可以波及整个肝小叶。病变的肝大，呈灰黄色，质脆。如损伤血管，可发生出血。

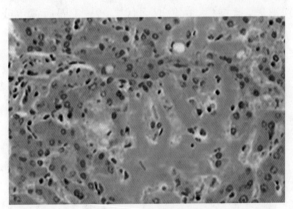

图 2-19　肝淀粉变性
肝索与肝窦之间的网状纤维上形成半透明、淡红色的均
质无结构条索。

淀粉样物质沉积于脾脏、淋巴结滤泡部位时，称为滤泡型。肉眼可见脾脏呈散在的灰白色半透明的颗粒，形如西米，故称"西米脾"；当沉着于红髓部分的网状细胞时，称漫散型。肉眼观察：病变红髓呈灰白色，与正常暗红色的红髓互相交织，似火腿样花纹，故称"火腿脾"。当淀粉样物质沉积于脾小体，其结构几乎全部消失；脾髓中也可见淀粉样物质沉积，脾窦受压变窄。在肾脏中，淀粉样物质主要沉积于肾小球毛细血管基底膜上，呈粉红色的团块状，严重时，肾小球被淀粉样物质取代，小球囊基底膜和肾小管基底膜也发生类似病变。淀粉样物质沉积于淋巴窦和淋巴滤泡的网状纤维上，严重时波及整个淋巴结，其实质萎缩。肉眼见淋巴结肿大，质地坚实但易碎，切面呈灰白色，无光泽。

（六）病理性色素沉着

有色物质（色素）在细胞内、外的异常蓄积称为病理性色素沉着（pathologic pigmentation）。外源性色素指炭末及文身染料等进入皮内的色素，内源性色素主要是由体内生成的沉着的色素，包括含铁血黄素、脂褐素、胆红素、黑色素等。

1. 含铁血黄素　巨噬细胞摄入血管中逸出的红细胞，并由其溶酶体降解，使来自红细胞的血红蛋白的 Fe^{3+} 与蛋白质结合成电镜下可见的铁蛋白微粒，若干铁蛋白微粒，聚集成为光镜下可见的棕黄色或褐色颗粒。较粗大的折光颗粒，称为含铁血黄素（图 2-20）。左心衰竭，肺内淤血时，红细胞被巨噬细胞吞噬，细胞吞噬后形成含铁血黄素，在患者痰中出现心衰细胞（即吞噬红细胞的巨噬细胞）。当发生溶血性贫血时，大量红细胞被破坏，可出现全身性含铁血黄素沉着，主要见于肝、脾、淋巴结和骨髓内。在一些体育锻炼中，经常会发生一些皮内和／或皮下软组织出血为主要改变的闭合性损伤，称之为挫伤。其实质是软组织内较小的静脉或小动脉破裂出血，血液主要在皮下疏松结缔组织和脂肪层内。通常皮下组织较致密处出血量少；皮下组织疏松部位出血量较多，甚至血液积聚于局部组织内形成皮下血肿。当发生皮下出血后，随着受伤后时间的延长，血肿在组织酶作用下崩解，红细胞膜破裂，血红蛋白经过化学变化发生颜色改变。血红蛋白分解物质包括含铁血黄素、胆红素和胆绿素。出血灶的颜色（紫红色、紫褐色或青紫色）变化先从边缘开始，2d 以后就可以在皮下出血的边缘看到黄色或绿色，或此两种颜色均有，以后紫红色、青紫色或紫褐色区域逐渐向中心缩小，直到消失，蓝绿色、黄色取而代之，2～3 周后黄色或蓝绿色消退，局部皮肤的颜色恢复正常。

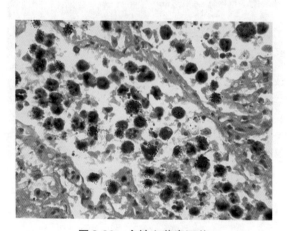

图 2-20　含铁血黄素沉着
慢性肺淤血时，肺泡腔内大量巨噬细胞吞噬降解红细胞，
细胞质内形成众多金黄色或褐色的含铁血黄素颗粒。

2. 脂褐素　是蓄积于细胞质内的黄褐色微细颗粒，电镜下显示为来自噬溶酶体内未被消化的细胞器碎片残体，其中 50% 为脂质。正常情况下，附睾管上皮细胞、睾丸间质细胞和神经节细胞的细胞质内含有少量脂褐素。老年人及一些慢性消耗性疾病患者发生肝细胞、肾上腺皮质网状带细胞以及心肌细胞等萎缩时，其细胞质内有多量脂褐素沉着，所以脂褐素又有消耗性色素之称。脂褐素在电镜下呈典型的残存小体结构。

3. 黑色素　是由黑色素细胞生成的黑褐素微细颗粒，为大小不一的棕褐色或深褐色颗粒状色素。正常人皮肤、毛发、虹膜、脉络膜等处都有黑色素的存在。局部性黑色素沉着见于色素痣、恶性黑色素瘤等。原发性慢性肾上腺皮质功能减退症（又称艾迪生病）患者可出现全身性皮肤、黏膜的黑色素沉着。

4. 胆红素　是吞噬细胞形成的一种血红蛋白衍生物。血中胆红素过多，把组织染成黄色，称为黄疸。胆红素一般为溶解状态，但也可为黄褐色折光小颗粒或团块。在胆道堵塞及某些肝脏疾病患者的肝细胞、毛细胆管及小胆管内可见许多胆红素。

（七）病理性钙化

除骨和牙齿外，在机体的其他组织发生钙盐沉着的现象，称病理性钙化（pathologic calcification）。沉着的钙盐主要是磷酸钙，其次是碳酸钙及少量的铁、镁等矿物质。

1. 病理性钙化的类型　病理性钙化可分为营养不良性钙化和转移性钙化两种类型。

（1）营养不良性钙化：主要发生在局部组织变性坏死的基础上，是指钙盐沉积于坏死或即将坏死的组织或异物中，此时体内钙磷代谢正常。营养不良性钙化可见于结核病灶、血栓、动脉粥样硬化斑块、心脏瓣膜病变及瘢痕组织等。

（2）转移性钙化：发生在高血钙的基础上。由于全身性钙、磷代谢障碍，引起机体血钙或血磷升高，导致钙盐在未受损伤的组织内沉积，称为转移性钙化（metastatic calcification），主要见于甲状旁腺功能亢进、维生素 D 摄入过多、肾衰竭及某些骨肿瘤，常发生在血管及肾、肺和胃的间质组织。

2. 病理性钙化的病理变化　病理性钙化在显微镜下呈蓝色颗粒状至片块状，肉眼见细小颗粒或团块，触之有沙砾感或硬石感。大片病理性钙化可导致组织器官变形、硬化和功能障碍。病理性钙化的另一形式是在胆囊、肾盂、膀胱、输尿管和胰腺等部位形成碳酸钙和胆固醇等物质构成的结石。

综上所述，不同的正常或异常物质在细胞内或细胞间质中蓄积会引起不同类型的可逆性损伤。各种可逆性损伤（变性）及其好发部位（组织、细胞）、形态学变化的总结见表2-1。

表2-1　各种可逆性损伤总结

类型	好发脏器、组织	病理变化
细胞水肿	肝脏、心肌、肾小管	细胞肿胀、细胞质疏松
脂肪变性	肝脏、心肌、肾小管	脂肪肝、虎斑心
玻璃样变性	肾小管上皮	玻璃样小滴
	胶原纤维、血管壁（细小动脉）	均质透明红染物质
淀粉样变性	全身性，如慢性化脓、骨髓瘤、结核病	淡红色均质状物质
	局部性，如睑结膜、上呼吸道等	
黏液样变性	间叶性肿瘤、急性风湿病、黏液水肿	疏松淡蓝色胶状物质
色素沉着	巨噬细胞（含铁血黄素）	金黄色或褐色颗粒
	心肌细胞、肝细胞（脂褐素）	褐色颗粒
	黑色素细胞（黑色素）	黑色颗粒
病理性钙化	骨、牙以外的组织	深蓝色颗粒或片块

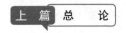

四、细胞不可逆性损伤——细胞死亡

细胞发生致死性代谢、结构和功能障碍便可引起细胞不可逆性损伤（irreversible injury），即细胞死亡。细胞死亡是涉及所有细胞的重要的生理病理变化，主要有凋亡和坏死两种类型。凋亡主要见于细胞的生理性死亡，但也可见于有些病理过程中；坏死则为细胞病理性死亡的主要形式。两者各自具有相应的发生机制、生理病理学意义、形态学和生化学特点。细胞死亡的方式一方面与外界刺激的种类、强度、持续时间及受累细胞 ATP 缺失程度有关，另一方面也与细胞内基因程序性表达状况有关。

（一）坏死

以酶溶性变化为特点的活体内局部组织中细胞的死亡，称为坏死（necrosis）。坏死是一种不可逆的病理过程，可以由变性发展而来，也可由强烈致病因素直接导致，其标志着局部组织的物质代谢完全停止。其基本病理改变是细胞肿胀、细胞器崩解和蛋白质变性。发生炎症时，坏死细胞及周围渗出的中性粒细胞释放溶酶体酶，可促进坏死进一步发生和局部实质细胞溶解，因此坏死常同时累及多个细胞。

1. 坏死的发病机制和病因 物质代谢出现严重障碍，细胞的内外环境急剧恶化导致细胞最终死亡。常见的坏死原因有缺氧、生物因子、免疫机制紊乱、化学因子、物理因子和机械性因子。

2. 坏死的病理变化

（1）细胞质的变化：坏死细胞内类脂质、水分、钙离子增加使细胞肿胀。核糖体从粗面内质网上脱落，细胞质的嗜碱性消失，导致细胞质内蛋白成为嗜酸性染色、均质的团块。由于细胞器肿胀、溶解、消失，细胞质变成颗粒状红染的物质。

（2）细胞核的变化：细胞坏死时，细胞核表现为核固缩、核碎裂、核溶解 3 种变化。

1）核固缩：细胞核体积缩小、深染、表面凹凸不平，发生于细胞脱水。这是由于核蛋白在酶的作用下使 DNA 游离，核液减少染色质凝集的结果。

2）核碎裂：细胞核的核酸进一步水解，核膜破裂，碎裂的染色质进入细胞质，成为嗜碱性着色的大小不等的碎片。

3）核溶解：由于脱氧核糖核酸酶的作用，使 DNA 逐渐分解消失，细胞核失去嗜碱性染色的特性，仅留下一个核的残迹。这种现象常发生于细胞水肿时。细胞核的 3 种变化（固缩、碎裂、溶解）是在显微镜下识别细胞坏死的重要标志（图 2-21）。这些判断依据比其他光镜下的识别方法更为可靠

（3）间质的变化：间质细胞对于损伤的耐受性大于实质细胞，因此间质细胞出现损伤的时间要迟于实质细胞。间质细胞坏死后，细胞外基质也逐渐崩解液化，最后融合成片状无结构物质。

由于坏死时细胞膜的通透性增加，细胞内组织特异性的乳酸脱氢酶、琥珀酸脱氢酶、肌酸激酶、谷草转氨酶、谷丙转氨酶、淀粉酶及其同工酶等被释放入血，造成细胞内相应酶活性降低和血清中相应酶水平增高，分别可以作为临床诊断某些细胞（如心肌、肝、胰腺）坏死的参考指标。细胞内及血清中酶活性的变化在坏死发生的早期即可检出，有助于细胞损伤的早期诊断。

3. 坏死的类型 由于酶的分解作用和蛋白质变性所占地位不同，组织坏死会出现不同

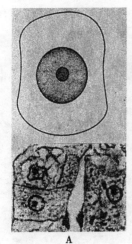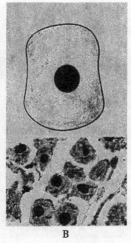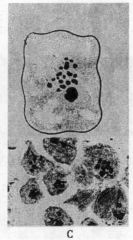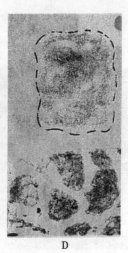

图2-21　坏死细胞核变化

A. 正常细胞核；B. 核固缩；C. 核碎裂；D. 核溶解。

的形态学变化，通常分为凝固性坏死、液化性坏死和纤维素样坏死3个基本类型。此外，还有干酪样坏死、脂肪坏死和坏疽等特殊形式的坏死。组织坏死后，颜色苍白，失去弹性，丧失正常感觉和运动功能，血管无搏动，切割无新鲜血液流出，临床上应予以及时切除。

（1）凝固性坏死：蛋白质变性凝固且溶酶体酶水解作用较弱时，坏死区呈灰黄、干燥、无光泽、质实的状态，称为凝固性坏死（coagulation necrosis）（图2-22）。坏死细胞的蛋白质凝固，还常保持其轮廓残影，与健康组织间界限多比较明显，镜下特点为细胞微细结构消失，而组织轮廓仍可保存，坏死区周围形成充血、出血和炎症反应带（图2-23）。这可能是由于坏死局部酸中毒使坏死细胞的结构蛋白和酶蛋白变性，封闭了蛋白质的溶解过程。凝固性坏死好发于心肌、肝、脾、肾等实质器官，常因缺血缺氧、细菌毒素、化学腐蚀剂作用引起。

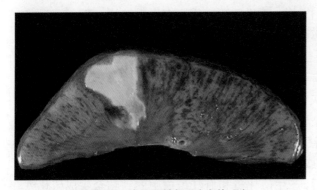

图2-22　脾凝固性坏死（大体观）

图示脾皮质苍白色的楔形坏死灶。

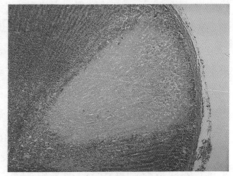

图2-23　脾凝固性坏死（镜下观）

组织轮廓尚保存，坏死组织和正常组织之间界限清楚。

（2）液化性坏死：坏死组织在蛋白水解酶的作用下，迅速分解液化形成一种蛋白性液体，称为液化性坏死（liquefactive necrosis）。如化脓灶中，中性粒细胞释放大量水解酶，将坏死组织分解成脓液。脑组织富含水和磷脂。在坏死时不易凝固，很快发生液化，变成乳糜状物。脑的液化性坏死常被称为"脑软化"，是指坏死处脑部组织消失，大量小胶质细胞增生，吞噬多量类脂质，形成泡沫状细胞，散布于坏死灶内（图2-24）。

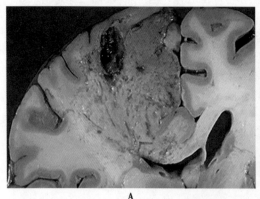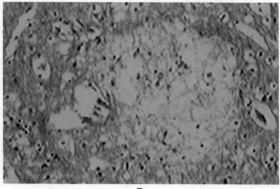

图 2-24　脑液化性坏死——脑软化

脑组织坏死，镜下呈空网状结构。

（3）纤维素样坏死（fibrinoid necrosis）：是发生在间质、胶原纤维和小血管壁的一种坏死。在光镜下，病变部位的组织结构消失，变为境界不甚清晰的颗粒状、小条或小块状无结构物质，呈强嗜酸性，似纤维蛋白，有时纤维蛋白染色呈阳性，故也称为纤维蛋白样坏死。纤维素样坏死常见于急性风湿病、系统性红斑狼疮、肾小球肾炎等变态反应性疾病。

（4）干酪样坏死：一些富含脂类物质的组织发生坏死时，呈松软、乳黄色，似豆腐渣或干酪，故称"干酪样坏死"（caseous necrosis）（如结核病灶中，结核分枝杆菌的脂质含量高且有抑制水解酶的作用）。在缺乏水解酶的情况下未发生坏死组织液化者都会出现干酪样坏死，如当哺乳动物在坏死灶中缺乏中性粒细胞的情况下也会发生干酪样坏死。肌肉发生凝固性坏死后，肌纤维浑浊，呈灰黄色或灰白色，干燥而坚实，如石蜡一样，故称"蜡样坏死"（waxy necrosis）。镜下见无结构颗粒状红染物，不见坏死部位原有组织结构，甚至不见核碎屑，是坏死更为彻底的特殊类型凝固性坏死。

（5）脂肪坏死：发生急性胰腺炎时，细胞释放胰酶分解脂肪酸；乳房创伤时，脂肪细胞破裂，可分别引起酶解性或创伤性脂肪坏死，也属于液化坏死的范畴。脂肪坏死后，释放出脂肪酸和钙离子结合，形成肉眼可见的灰白色钙皂。

（6）坏疽：坏死组织继发腐败菌感染称为坏疽（gangrene）。坏疽分为干性、湿性和气性3种类型，前两者多继发于血液循环障碍引起的缺血性坏死。

1）干性坏疽：如果坏疽发生在体表或四肢末梢，局部组织水分蒸发，坏疽组织干燥，称为"干性坏疽"（图2-25）。由于组织分解，产生硫化氢和血红蛋白中的铁结合生成硫化铁，坏疽组织呈黑褐色，并与正常组织之间有一条炎症反应带。干性坏疽最后可与正常组织完全脱落。

2）湿性坏疽：多发生于与外界相通的内脏（肠、子宫、肺等），也可见于四肢（伴有淤血水肿时）。此时，由于坏死组织含水分较多，故腐败菌感染严重，局部明显肿胀，呈暗绿色或污黑色。腐败菌分解蛋白质，产生吲哚、粪臭素等，造成恶臭。由于病变发展较快，炎症比较弥漫，故坏死组织与健康组织间无明显分界线。同时，组织坏死腐败所产生的毒性产物

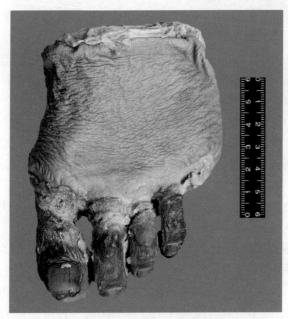

图 2-25 足干性坏疽
坏死区干燥皱缩，呈黑色，与周围组织分界清楚。

及细菌毒素被吸收后，可引起全身中毒症状，甚至可发生中毒性休克而死亡。常见的湿性坏疽有坏疽性阑尾炎、肠坏疽、肺坏疽及产后坏疽性子宫内膜炎等。

3）气性坏疽：主要见于深达肌肉的严重开放性创伤，坏疽组织呈蜂窝状，明显肿胀，分界不清，按之有捻发感，伴严重中毒症状。气性坏疽是火器伤中最为严重、发展最快的并发症之一，如不及时诊治，可丧失肢体或危及生命，死亡率可达 20%～50%。本病的防治包括早期彻底清创，敞开伤口，预防其发生。一旦发生，应早期诊断，及时治疗，避免导致残疾或死亡。

4. 坏死的结局

（1）溶解吸收：较小的坏死灶可由来自坏死组织本身和中性粒细胞释放的蛋白水解酶将坏死物质进一步分解液化，然后由淋巴管或血管吸收，不能吸收的碎片则由巨噬细胞吞噬消化，留下的组织缺损，则由细胞再生或肉芽组织予以修复。

（2）分离排出：较大坏死灶不易完全吸收，其周围发生炎症反应，白细胞释放蛋白水解酶，加速坏死边缘坏死组织的溶解吸收，使得坏死灶与健康组织分离。坏死灶如位于皮肤或黏膜，脱落后形成缺损。局限在表皮和黏膜层的浅表缺损，称为糜烂（erosion）；深达皮下和黏膜下的缺损称为溃疡（ulcer）。肾、肺等内脏器官坏死组织液化后可经相应管道（输尿管、气管）排出，留下空腔，成为空洞（cavity）。深部组织坏死后形成开口于皮肤或黏膜的盲性管道，称为窦道（sinus）。体表与空腔器官之间或空腔器官与空腔器官之间两端开口的病理性通道称为瘘管（fistula）。

（3）机化：坏死组织如不能完全溶解吸收或分离排出，则由周围组织的新生毛细血管和成纤维细胞等组成肉芽组织长入并逐渐将其取代，最后变成瘢痕组织。这种由新生肉芽组织取代坏死组织或其他异常物质（如血栓等）的过程称为机化（organization）。

（4）包裹与钙化：坏死组织范围较大，或难以溶解吸收，或不能完全机化，而由周围新生结缔组织加以包围，称为包裹（encapsulation）。坏死组织可继发营养不良性钙化，大量钙盐沉积在坏死组织中，如干酪样坏死的钙化。

5. 坏死对机体的影响　坏死细胞及周围渗出的中性粒细胞释放溶酶体酶，可促进坏死的进一步发生和局部实质细胞溶解，因此坏死常同时累及多个细胞，并造成组织炎症，进而引发更严重的后果。坏死对机体的影响与下列因素有关：

（1）坏死细胞的生理重要性：如心、脑组织坏死后果严重。

（2）坏死细胞的数量：如广泛的肝细胞坏死，可致机体死亡。

（3）坏死细胞周围同类细胞的再生情况：如肝、皮肤等易再生的细胞坏死，组织的结构功能容易恢复。

（4）坏死器官的储备代偿能力：如肾、肺等成对器官，储备代谢能力较强。

（二）凋亡

凋亡（apoptosis）是活体内局部组织中单个细胞程序性死亡的表现形式，是由体内外因素触发细胞内预存的死亡程序而导致细胞主动死亡的方式。凋亡在生物胚胎发生发育，细胞新陈代谢，激素依赖性生理退化、萎缩、老化、炎症、自身免疫病和肿瘤发生、发展中，都发挥不可替代的作用。它并不是病理条件下自体损伤的一种现象，而是为更好地适应生存环境而主动争取的一种死亡过程。

1. 凋亡的形态学变化和生化特征　凋亡的形态学特征表现为：细胞皱缩，细胞质致密；核染色质边集，而后细胞核裂解；细胞质芽突并脱落，形成含核碎片和／或细胞器成分的膜包被凋亡小体（apoptosis body），可被巨噬细胞和相邻其他实质细胞吞噬、降解；凋亡细胞质膜完整，阻止了与其他分子之间的识别，故既不引起周围炎症反应，也不诱发周围细胞的增生修复。

凋亡的生化特征是 Ca^{2+}/mg^{2+} 依赖的核酸内切酶及需钙蛋白酶的活化，早期出现 $180\sim200bp$ 的 DNA 降解片段，琼脂凝胶电泳呈现特征性梯状带，含半胱氨酸的天冬氨酸蛋白酶——胱天蛋白酶（caspase）活性增高。参与凋亡过程的相关基因有数十种，其中 *Fas/Bax/p53* 等基因有促进凋亡作用，*Bcl-2/Bcl-XL* 等基因有抑制凋亡作用，而 *c-myc* 等基因则具有双向调节作用。

2. 凋亡的效应机制　凋亡细胞的特征性表现包括 DNA 裂解为 200bp 左右的片段，染色质浓缩，细胞膜活化，细胞皱缩，最后形成由细胞膜包裹的凋亡小体，然后，这些凋亡小体被其他细胞所吞噬。这一过程经历 $30\sim60min$。胱天蛋白酶引起上述细胞凋亡主要有以下3 种机制：

（1）凋亡抑制物：正常活细胞因为核酸酶处于无活性状态，而不出现 DNA 断裂，这是由于核酸酶和抑制物结合在一起，如果抑制物被破坏，核酸酶即可激活，DNA 片段形成。现知胱天蛋白酶可以裂解这种抑制物而激活核酸酶，因而把这种酶称为胱天蛋白酶激活的脱氧核糖核酸酶（caspase-activated deoxyribonulease，CAD），而把它的抑制物称为胱天蛋白酶激活的脱氧核糖核酸抑制剂（inhibitor of caspase activated deoxyribonuclease，ICAD）。因而，在正常情况下，CAD 不显示活性是因为 CAD-ICAD 以一种无活性的复合物形式存在。ICAD 一旦被胱天蛋白酶水解，即赋予 CAD 以核酸酶活性，DNA 片段化即产生。有意义的是，CAD 只在 ICAD 存在时才能合成并显示活性，提示 CAD-ICAD 以一种转录方式存在，因而 ICAD 对 CAD 的活化与抑制是必需的。

（2）破坏细胞结构：胱天蛋白酶可直接破坏细胞结构，如裂解核纤层。核纤层（nuclear lamina）是由核纤层蛋白通过聚合作用连成头尾相接的多聚体，由此形成核膜的骨架结构，使染色质得以形成并进行正常排列。在细胞发生凋亡时，核纤层蛋白作为底物被胱天蛋白酶在一个近中部的固定部位所裂解，从而使核纤层蛋白崩解，导致细胞染色质固缩。

（3）调节蛋白丧失功能：胱天蛋白酶可作用于数种与细胞骨架调节有关的酶或蛋白，改变细胞结构。其中包括凝胶原蛋白、黏着斑激酶（focal adhesion kinase，FAK）、p21 活化激酶α（p21-activated kinase α，PAKα）等。这些蛋白的裂解导致其活性下降。如胱天蛋白酶可裂解凝胶原蛋白而产生片段，使之不能通过肌动蛋白（actin）纤维来调节细胞骨架。

此外，胱天蛋白酶还能灭活或下调与 DNA 修复有关的酶、信使核糖核酸（messenger ribonucleic acid，mRNA）剪切蛋白和 DNA 交联蛋白。由于 DNA 的作用，这些蛋白功能被抑制，使细胞的增殖与复制受阻并发生凋亡。所有这些都表明胱天蛋白酶以一种有条不紊的方式进行"破坏"：切断细胞与周围的联系，拆散细胞骨架，阻断细胞 DNA 复制和修复，干扰 mRNA 剪切，损伤 DNA 与核结构，诱导细胞表达可被其他细胞吞噬的信号，并进一步使之降解为凋亡小体。

3. 细胞凋亡调控异常与疾病　细胞凋亡不足与过度都会引起人类疾病的发生。凋亡不足或受抑制会造成相关细胞寿命延长，如肿瘤和自生免疫性疾病。在人类肿瘤中抗癌基因 *p53* 是最常见的产生突变的基因。肿瘤细胞灭活 p53 蛋白编码的基因，当 DNA 受损伤时，p53 蛋白质能够导致该细胞凋亡机体的活化。T 淋巴细胞上的 Fas 配体（Fas ligand，FasL）与相同淋巴细胞或邻近淋巴细胞上的 Fas 结合，导致识别自身抗原的淋巴细胞死亡。机体感染病毒后，受累的细胞常发生凋亡，这是机体防止病毒繁殖蔓延的重要防御机制。感染病毒的细胞表面有与主要组织相容性复合体（major histocompatibility complex，MHC）Ⅰ类分子相关的病毒肽，T 细胞的细胞毒可以识别和杀伤这类细胞。

凋亡过度也可以引起人类疾病，如神经退行性病变、缺血性损伤以及病毒感染性疾病等。在阿尔茨海默病、帕金森病及小脑等各种退行性病变中，凋亡在神经元中起主动作用，其可能机制是蛋白质异常折叠引起的，基因突变、异常应激反应等可以引起异常折叠蛋白质增加，在保护性机制不足的情况下，细胞内异常折叠蛋白蓄积。葡萄糖和氧缺乏都可以导致这一过程，进而引起细胞损伤或凋亡。细胞毒性 T 淋巴细胞可以识别受感染宿主细胞表面的非己抗原，一旦细胞毒性 T 淋巴细胞活化，可以分泌穿孔素而引起细胞凋亡。

综上所述，细胞坏死和凋亡在细胞形态和生化特征等方面有区别（表 2-2）。

表 2-2　细胞坏死与凋亡的区别

区别点	坏死	凋亡
病变范围	多为大片细胞	多为单个细胞
细胞核	核固缩，核碎裂，核溶解	核固缩，染色质靠近核膜
细胞膜	完整性破坏	保持完整，核膜不破裂
细胞器	肿胀、崩解	完整，未崩解
溶酶体	破碎，酶溢出	完整，酶不外溢，不引起自溶
凋亡小体	无	有
炎症反应	有	无

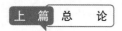

（三）焦亡

细胞焦亡（pyroptosis）又称细胞炎性坏死，是近年来发现并被证实的一种新的程序性细胞死亡方式，表现为细胞不断胀大直至细胞膜破裂，导致细胞内容物释放进而激活强烈的炎症反应。细胞焦亡是机体一种重要的天然免疫反应，在抗击感染中发挥重要作用。其特征为依赖胱天蛋白酶-1（caspase-1），并伴有大量促炎症因子释放，诱发级联放大炎症反应。细胞焦亡的形态学特征、发生及调控机制等均不同于凋亡、坏死等其他细胞死亡方式。研究表明，细胞焦亡广泛参与感染性疾病、神经系统相关疾病和动脉粥样硬化性疾病等的发生、发展，并发挥重要作用。

1. 细胞焦亡的形态学特征　细胞焦亡以质膜完整性丧失和细胞质物质释放到外环境为最主要的特征。这一特征与细胞坏死相似，但与细胞凋亡时细胞质膜保持完整性及形成凋亡小体有所区别。细胞焦亡时，质膜出现破裂，形成直径 1～2nm 的小孔，细胞渗透性肿胀，胞内物质（如炎症因子、乳酸脱氢酶等）流出，细胞染料（如溴化乙锭）能够穿透破损细胞膜，嵌入细胞核 DNA，使其染色阳性。与细胞凋亡相似，染色体 DNA 降解同样存在于焦亡细胞中，焦亡细胞的细胞膜破裂以及染色质 DNA 降解均依赖胱天蛋白酶-1（caspase-1）的激活。

2. 细胞焦亡的分子机制　胱天蛋白酶（caspase）家族中胱天蛋白酶-2（caspase-2）、胱天蛋白酶-3（caspase-3）、胱天蛋白酶-6（caspase-6）、胱天蛋白酶-7（caspase-7）、胱天蛋白酶-8（caspase-8）、胱天蛋白酶-9（caspase-9）、胱天蛋白酶-10（caspase-10）与细胞凋亡有关，其中胱天蛋白酶-3 是细胞凋亡的主要调控分子，而胱天蛋白酶-1 和胱天蛋白酶 11 则主要介导细胞焦亡。内源性和外源性刺激信号通过不同途径作用于炎性小体而激活胱天蛋白酶-1，介导细胞渗透性肿胀破裂，形成细胞膜小孔，胞内物质（如乳酸脱氢酶等）流出，白细胞介素（interleukin，IL）-1β、IL-18 前体裂解并诱导其他炎症因子、黏附分子等的合成和释放，放大局部和全身炎症反应是细胞焦亡发生的主要机制。此外，Gasdermins 蛋白质家族中的 Gasdermin E（GSDME）在受到化疗药物、肿瘤坏死因子（tumor necrosis factor，TNF）和病毒感染刺激时，可被凋亡信号通路的胱天蛋白酶-3 活化，对细胞膜打孔，将本应发生凋亡的细胞转化为焦亡。研究证明，多蛋白复合物炎性小体将胱天蛋白酶-1 前体裂解成具有活性的胱天蛋白酶-1，进而促进 IL-1β 和 IL-18 前体形成成熟的细胞因子，引起细胞焦亡。

3. 细胞焦亡与相关疾病研究进展　大量研究和数据表明，细胞焦亡普遍涉及感染性疾病、神经性疾病、动脉粥样硬化、自身免疫性等多种疾病的发生、转归过程中，并且在癌症的发展进程中发挥重要作用。近年的研究表明，肺炎链球菌、耐药性金黄色葡萄球菌及免疫缺陷类病毒等感染机体可激活胱天蛋白酶-1，并诱导发生细胞焦亡，引发多种感染性疾病。近年来，神经系统疾病的研究也发现，脑缺血、脑损伤、帕金森病、阿尔茨海默病等疾病均与胱天蛋白酶-1 介导的经典细胞焦亡有关，涉及 IL-1β 和 IL-18 表达升高和炎症反应发生。细胞焦亡在动脉粥样硬化（atherosclerosis，AS）和动脉粥样硬化斑块的形成中起促进作用，血浆中氧化型低密度脂蛋白可以引起细胞中脂质堆积沉降，促使巨噬细胞胆固醇化，激活胱天蛋白酶-1 分子诱导细胞焦亡发生，引发并放大炎症反应的同时加速动脉粥样硬化。细胞焦亡引起炎症级联反应，吸引更多免疫细胞到这一区域，形成恶性循环，严重破坏免疫系统，引发类风湿关节炎、系统性红斑狼疮等自身免疫性疾病；通过抑制炎症小体，下调胱天蛋白酶-1 表达，降低 IL-1β 和 IL-18 血清表达，有效改善疾病恶化情况。此外，与细胞焦亡密切相关的 Gasdermins 家族蛋白广泛参与肝癌、胃癌、乳腺癌等多种肿瘤的发生、发展中。

第三节 损伤的修复

机体会对各种致病因素做出反应。在疾病过程中，损伤与抗损伤的斗争在机体反应的动态过程中不断进行着。疾病的作用造成组织物质代谢障碍，组织表现出萎缩、变性、坏死。动物实验显示，机体为了维持正常功能，表现出代偿适应和修复变性的反应，借以消除疾病带来的损害，保持动物的生存和发展。损伤造成机体部分细胞和组织丧失后，机体对所形成的缺损进行修复的过程，称为修复（repair），修复后可部分或完全恢复组织的结构和功能。

损伤的修复过程可概括为两种形式：①由损伤周围同种细胞来修复，称为再生。机体补充死亡细胞的重建自身，招募和激活修复或再生损伤组织的细胞愈合自身潜能。如果完全恢复原组织结构和功能，称为完全再生。②由纤维结缔组织来修复，称为纤维性修复，之后形成瘢痕，也称瘢痕修复。在多数情况下，这两种修复过程同时存在，在组织损伤和修复过程中，常有炎症反应。

一、再生

局部组织细胞死亡后，由邻近健康组织生长出新的细胞、组织来进行修复的过程，称为再生（regeneration）。再生是动物机体在进化过程中获得的一种反应。动物进化程度越高，再生能力越弱；反之，动物越低级，再生能力越强。再生可以分为生理性再生和病理性再生。生理性再生也称为完全性再生，是指生理过程中老化、消耗的细胞由同种细胞分裂、增生来补充，如表皮角化层经常脱落，由表皮基底细胞增生、分化，予以补充。病理性再生也称不完全再生，是指病理状态下，组织细胞损伤后发生的再生，一般由纤维组织增生代替。

（一）各种细胞的再生能力

在同一机体内，不同的组织再生能力不一样，分化较好的组织再生能力弱，而分化低的组织再生能力强。按照细胞再生能力强弱可以将人体细胞分为 3 类，永久性细胞、稳定细胞和不稳定细胞。

1. 永久性细胞（permanent cell） 永久性细胞的再生能力很弱。肌肉和神经小面积损伤时，仅肌膜和神经鞘膜进行再生；当大面积损伤时，则是由结缔组织或神经胶质细胞增生，形成瘢痕组织。新的研究表明，即使脑神经细胞这样高度分化的细胞，在一定条件下仍然可以诱导再生。注意：肾脏的肾小管上皮细胞虽然是上皮细胞但是高度特化，其再生能力很弱。

2. 稳定细胞（stable cell） 如肝细胞、结缔组织细胞、血管和骨骼。稳定细胞正常时表现稳定，但一经损伤即表现出强大的再生能力，使机体恢复原有的结构和功能。

3. 不稳定细胞（labile cell） 如表皮和血细胞，在正常情况下即不断死亡消耗，所以再生能力很强。

（二）组织再生修复的类型

组织的损伤是否能通过再生来修复，取决于组织类型和损伤程度。

1. 上皮组织的再生

（1）被覆上皮再生：鳞状上皮缺损时，由创缘或底部的基底层细胞分裂增生，向缺损中心迁移，先形成单层上皮，后增生分化为鳞状上皮。黏膜，如胃肠黏膜上皮缺损后，同样也由邻近的基底细胞分裂增生和组织干细胞分化增殖来修补，新生的上皮起初为立方形，以后增高变为柱状细胞。

（2）腺上皮再生：其再生情况依损伤状态而异。腺上皮缺损而腺体基底膜未被破坏，可由残存细胞分裂补充，完全恢复原来腺体结构；腺体构造（包括基底膜）完全破坏时则难以再生。构造比较简单的腺体，如子宫内膜腺、肠腺等可以从残留部细胞再生。肝细胞有活跃的再生能力。肝再生可分为3种情况：①肝在部分切除后，通过肝细胞分裂增生，短期内就能恢复原来大小；②肝细胞坏死时，无论范围大小，只要肝小叶网状支架完整，从肝小叶周边区再生的肝细胞可沿支架延伸，恢复正常结构；③肝细胞坏死较广泛，肝小叶网状支架塌陷，网状纤维转化为胶原纤维，或者由于肝细胞反复坏死及炎症刺激，纤维组织大量增生，形成肝小叶内间隔，此时再生肝细胞难以恢复原来小叶结构，成为结构紊乱的肝细胞团，如肝硬化时的再生结节。

2. 纤维组织的再生　受损处的成纤维细胞在刺激作用下分裂、增生。成纤维细胞可以由静止状态的纤维细胞转变而来，或由未分化的间叶细胞分化而来。幼稚的成纤维细胞胞体大，两端常有凸起，凸起可呈星状，细胞质略呈嗜碱性，细胞质内有丰富的粗面内质网和核糖体，合成蛋白功能活跃。当成纤维细胞停止分裂后，开始合成并分泌前胶原蛋白，在细胞周围形成胶原纤维，细胞逐渐成熟，变长梭形，称为纤维细胞。

3. 软骨组织和骨组织的再生　软骨再生起始于软骨膜增生，这些增生的幼稚细胞形似成纤维细胞，以后逐渐变为软骨母细胞，并形成软骨基质，细胞被埋在软骨陷窝内而变为静止的软骨细胞。软骨再生力弱，软骨组织缺损较大时由纤维组织参与修补。骨组织再生起始于软骨膜的增生。骨组织再生能力强，可完全修复。

4. 血管的再生

（1）毛细血管再生：又称血管形成，是以生芽（budding）方式来完成的。首先，在蛋白分解酶作用下基底膜分解，内皮细胞分裂增生，形成突起的幼芽，随着内皮细胞向前移动及后续细胞增生，形成一条细胞索，数小时后便可出现管腔，形成新生的毛细血管，进而彼此吻合，构成毛细血管网（图2-26）。增生的内皮细胞分化成熟时还分泌Ⅳ型胶原、层粘连蛋

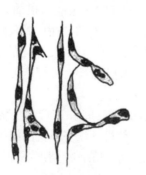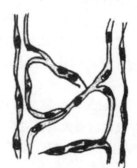

毛细血管内皮细胞增生、　　　　　新生的毛细血管
形成实心的细胞条索　　　　　　互相吻合成网

图2-26　毛细血管再生模式图

白和纤维连接蛋白，形成基底膜的基板。成纤维细胞分泌Ⅲ型胶原及基质，组成基底膜的网板，本身则成为血管外膜细胞。新生的毛细血管基底膜不完整，内皮细胞间空隙较多、较大，故通透性较高。为适应功能的需要，这些毛细血管还会不断改建：有的管壁增厚，发展为小动脉、小静脉，其平滑肌等成分可能由血管外未分化间叶细胞分化而来。

（2）大血管修复：大血管离断后需手术吻合，吻合处两侧内皮细胞分裂增生，互相连接，恢复原来的内膜结构。离断的肌层不易完全再生，由结缔组织增生连接，形成瘢痕修复。

5. 肌肉组织再生　肌组织的再生能力很弱。横纹肌细胞是一个多核的长细胞，当损伤不太严重而肌膜存在、肌纤维未完全断裂时，中性粒细胞及巨噬细胞进入该部分，吞噬清除坏死物质，残存部分肌细胞分裂、产生肌浆，分化出肌原纤维，可恢复其正常的横纹肌结构。如果肌纤维完全断裂，断端肌浆增多，也可有肌原纤维新生，此时断端不能直接连接，靠纤维瘢痕愈合。愈合后的肌纤维仍可收缩，加强锻炼可恢复功能。如果包括肌膜在内的整个肌纤维均被破坏，则难以再生，此时形成瘢痕修复。平滑肌有一定分裂、再生能力，主要通过纤维瘢痕连接；心肌再生能力极弱，一般是瘢痕修复。

6. 神经组织再生　脑及脊髓内的神经细胞破坏后不能再生，由神经胶质细胞及肌纤维修补，形成胶质瘢痕。外周神经受损时，若与其相连的神经细胞仍然存活，可完全再生。首先，断处远侧端的神经纤维髓鞘及轴突崩解，并被吸收；近侧端郎飞结也发生同样变化，然后由两端的神经鞘细胞增生，形成带状合体细胞，将断端连接。近端轴突以约 1mm/d 的速度向远端靠近，穿过神经鞘细胞带，最后达到末梢鞘细胞，鞘细胞产生髓磷脂包绕轴索形成髓鞘（图 2-27）。此过程需要数个月才能完成。若断离两端相隔太远，或两端之间有瘢痕等阻隔，或因截肢失去远端，再生轴突不能到达远端而与增生的结缔组织混杂在一起，卷曲成团，形成创伤性神经瘤，可发生顽固性的疼痛。

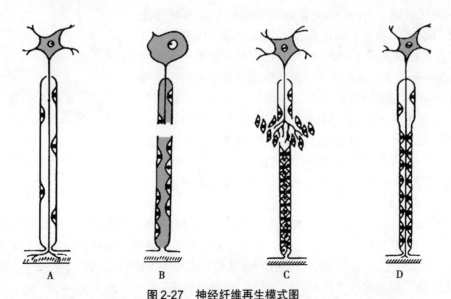

图 2-27　神经纤维再生模式图

A. 正常神经纤维；B. 神经纤维断离，部分髓鞘及轴突崩解；C. 神经膜细胞增生，轴突生长；D. 神经轴突达末梢，多余部分消失。

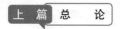

（三）影响细胞再生的因素

细胞死亡和各种因素引起的细胞损伤皆可刺激细胞增殖。作为再生的关键环节，细胞的增殖在很大程度上受细胞外微环境和各种化学因子的调控。过量的刺激因子或抑制因子缺乏，均可导致细胞增生和肿瘤的失控性生长。细胞的生长可通过缩短细胞周期来完成，但最重要的因素是使静止细胞重新进入细胞周期。

二、纤维性修复

组织结构破坏包括各种实质细胞与间质细胞的损伤，常发生在伴有坏死的炎症中，并且是慢性炎症的特征。此时，修复过程不单独由实质细胞再生来完成，这种纤维性修复首先通过肉芽组织增生，溶解、吸收损伤局部坏死组织及其他异物，并填补组织缺损，之后肉芽组织转化成以胶原纤维为主的瘢痕组织，修复完成。

（一）肉芽组织的形态及作用

1. 肉芽组织成分和形态　肉芽组织（granulation tissue）（图2-28）由新生薄壁的毛细血管以及增生的成纤维细胞构成，并伴有炎症细胞浸润，肉眼表现为鲜红色，颗粒状，柔软湿润，形似鲜嫩的肉芽，故而得名。镜下可见大量由内皮细胞增生形成的实性细胞索及扩张的毛细血管，向创面垂直生长，并以小动脉为轴心，在周围形成祥状弯曲的毛细血管网。在毛细血管周围有许多新生的成纤维细胞，此外常有大量渗出液及炎症细胞。炎症细胞中常以巨噬细胞为主，也有数量不等的中性粒细胞及淋巴细胞，因此肉芽组织具有抗感染功能。巨噬细胞能分泌血小板衍生生长因子（platelet derived growth factor，PDGF）、成纤维细胞生长因子（fibroblast growth factor，FGF）、转化生长因子（transforming growth factor，TGF）-β、白细胞介素-1（IL-1）及肿瘤坏死因子（TNF），加上创面凝血时血小板释放的PDGF，进一步刺激成纤维细胞及毛细血管增生。巨噬细胞及中性粒细胞能吞噬细菌及组织碎片。这些细胞破坏后释放出各种蛋白水解酶，能分解坏死组织及纤维蛋白。肉芽组织中毛细血管内皮细胞也有吞噬能力，并有强的纤维蛋白溶解作用。肉芽组织中一些成纤维细胞的细胞质中含有细肌丝，此细胞除了有成纤维细胞的功能外，还具有平滑肌细胞的功能，称为肌成纤维细胞。

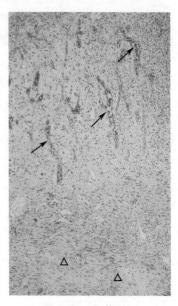

图2-28　肉芽组织

以小动脉为轴心，形成祥状弯曲的毛细血管网。

2. 肉芽组织作用和结局　肉芽组织的主要作用有抗感染保护创面、填补创口和其他组织缺损，以及机化或包裹坏死、血栓、炎性渗出物和其他异物。肉芽组织在组织损伤后2～3d内即可出现，自下而上（如体表创口）或从周围向中心（如组织坏死）生长推进，填补创口或机化异物。随着时间推移（如1～2周），肉芽组织按其生长的先后顺序，逐渐成熟。其主要形态标志为：间质的水分逐渐吸收减少；炎症细胞减少并逐渐消失；部分毛细血管管腔闭塞、数量减少，按正常功能需要，少数毛细血管管壁增厚，改建为小动脉和小静脉；成纤维细胞产生越来越多的胶原纤维，最后变为纤维细胞。至此，肉芽组织成熟为纤维结缔组织，并且逐渐转化为老化阶段的瘢痕组织。

（二）瘢痕组织的形态及作用

瘢痕组织是指肉芽组织经改建成熟形成的老化阶段纤维结缔组织。

1. 瘢痕组织的形态　创伤等情况下，成纤维细胞分裂、增殖，向受损部位迁移，产生细胞外基质，形成瘢痕组织，修复创伤。其形成是肉芽组织逐渐纤维化的过程。此时，网状纤维及胶原纤维越来越多，网状纤维胶原化，胶原纤维变粗；同时，成纤维细胞越来越少，少量剩余者转变为纤维细胞；间质中液体逐渐被吸收，中性粒细胞、巨噬细胞、淋巴细胞和浆细胞先后消失；毛细血管闭合、退化、消失，留下很少的小动脉及小静脉。这样，肉芽组织转变成主要由胶原纤维组成的血管稀少的瘢痕组织，肉眼呈白色，质地坚韧（图 2-29）。镜下观主要由大量平行或交错的胶原纤维构成，呈均质红染状态，并可见有玻璃样变，可见纤维细胞，但数量很少（图 2-30）。

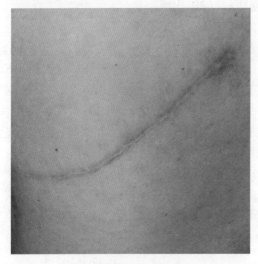

图 2-29　瘢痕大体观
局部呈收缩状态，苍白或灰白色，半透明。

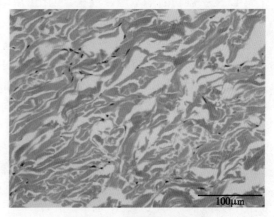

100μm

图 2-30　瘢痕组织镜下观
可见大量的胶原纤维结构。

2. 瘢痕组织作用　瘢痕组织对机体的作用可以分为有利和有害两部分。

（1）对机体有利的作用：①填补创口缺损，保持组织器官完整性；②保持组织器官的坚固性。虽然没有正常皮肤抗拉力强，但比肉芽组织的抗拉力强很多，因此这种填补及连接很牢固。

（2）对机体不利的作用

1）瘢痕收缩：不同于创口的早期收缩，而是瘢痕在后期由于水分显著减少所引起的体积变小，肌成纤维细胞收缩引起整个瘢痕收缩。由于瘢痕坚韧又缺乏弹性，加上瘢痕收缩可引起器官变形及功能障碍，所以发生在关节附近和重要脏器的瘢痕常引起关节痉挛或活动受限，如瘢痕在消化道、泌尿道等腔室器官可引起管腔狭窄，在关节附近则引起运动障碍。

2）瘢痕性粘连：发生在器官之间或器官与体腔壁之间，常不同程度地影响功能。如器官内广泛损伤后发生广泛纤维化、玻璃样变，则导致器官硬化。

3）瘢痕组织过度增生：又称"肥大性瘢痕"。如果这种肥大性瘢痕突出于皮肤表面，并超过原有损伤范围向四周不规则扩散，称为"瘢痕疙瘩（keloid）"，又名"蟹足肿"，易见于烧伤或反复受异物等刺激的伤口。一般认为,瘢痕组织过度增生与皮肤张力及体质有关。容易出现瘢痕疙瘩者的体质称为瘢痕体质。其分子机制不明,瘢痕疙瘩中的血管周围常见一些肥大细胞,故有人认为,因持续局部炎症及低氧促进肥大细胞分泌多种生长因子,使肉芽组织过度生长而形成瘢痕疙瘩。

三、创伤愈合

创伤愈合是指机体遭受外力作用,皮肤等组织出现离断或缺损后的修复过程,包括各种组织再生和肉芽组织增生、瘢痕形成的过程。创伤修复的基本方式是由伤后增生的细胞和细胞间质充填、连接或代替缺损的组织。理想创伤修复中,组织缺损完全由原来性质的细胞修复,以恢复原有结构和功能。然而,人体各种组织细胞固有的增生能力有所不同,若某种组织创伤不能靠原来性质的细胞修复,则由其他性质的细胞(常为成纤维细胞)增生代替,其形态和功能虽不能完全复原,但仍能修复创伤(纤维组织瘢痕愈合)。

(一)皮肤创伤愈合

1. 皮肤创伤的基本愈合过程　创伤的组织修复和伤口愈合大致经历以下阶段。

(1)炎症反应:受伤后即开始,通常持续 3～5d,是以对抗异物侵袭、破坏坏死组织、防止感染为目的,为组织再生与修复奠定基础。其表现为:小血管快速收缩和血栓形成,控制出血;血管通透性增加和白细胞渗出,控制感染;纤维蛋白原渗出,为修复过程做准备。

(2)组织增生和肉芽形成:伤后 24～48h,创缘上皮细胞开始增生,一部分表皮的基底细胞与其深面的真皮脱离、增厚、分裂并游向创缘,形成上皮桥,封闭伤口,并以原组织愈合,形成上皮;成纤维细胞可使创缘周径收缩(伤口收缩),伤口边缘趋向于互相接近。对于上皮细胞无法覆盖的创伤,成纤维细胞、内皮细胞、新生血管等共同构成肉芽组织,可充填无法上皮化的组织裂隙;而原有的血凝块、坏死组织等,可被酶分解、巨噬细胞吞噬、吸收或从伤口排出。肉芽组织最终变为纤维组织(瘢痕组织),架接于断裂的组织之间,形成后来的愈合瘢痕。

(3)伤口收缩、组织再生和塑形期:这个时期自伤后 24h 开始,持续时间长达 1 年。细胞增生和肉芽组织形成,使伤口处组织初步修复。此后,伤口内一直进行着胶原数量、粗细和密度的变化。胶原通过增加分子间共价交联密度,增加与非胶原成分的交联,改变瘢痕性胶原纤维构型而增加瘢痕组织的张力强度。若瘢痕内的胶原和其他基质有一部分被转化吸收,可使瘢痕软化并仍保持张力强度。

皮肤附属器(毛囊、汗腺及皮脂腺)如遭完全破坏,则不能完全再生,而出现瘢痕修复。肌腱断裂后,初期也是瘢痕修复,但随着功能锻炼而不断改建,胶原纤维可按原来肌腱纤维方向排列,达到完全再生。

(二)创伤愈合类型

根据损伤程度及有无感染,创伤愈合可分为以下两种类型:

1. 一期愈合　是指组织缺损少、创缘整齐、无感染、经自身组织黏合或经缝合后创面对合严密、不产生或极少产生肉芽组织的伤口愈合。此类典型的伤口是手术切口,清创缝合后的伤口也可达到此效果。一期愈合时间短、炎症反应轻微、形成瘢痕少,愈合后的伤口仅留下一条线状瘢痕(图2-31)。

2. 二期愈合　见于组织缺损较大、坏死组织多、伴有感染或延误时间无法进行外科清创缝合的伤口。此类伤口由于坏死组织多、炎症反应明显,伤口的愈合在感染被控制、坏死组织被清除后才能开始(图 2-32)。二期愈合的愈合时间长,形成的瘢痕大。痂下愈合为一种特殊类型的二期愈合。伤口表面的血液、渗出液及坏死物质干燥后形成黑褐色硬痂,在痂下进行的二期愈合过程被称为痂下愈合。痂下愈合所需时间较无痂者长,因表皮再生需首先将痂皮溶解才能向前生长。

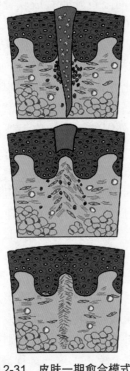

图 2-31　皮肤一期愈合模式图

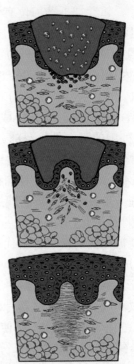

图 2-32　皮肤二期愈合模式图

(三)骨折愈合

骨折(bone fracture)通常可分为外伤性骨折和病理性骨折两大类。骨的再生能力很强,骨折愈合的好坏,所需的时间与骨折部位、性质、错位程度,年龄以及引起骨折的原因等因素有关。单纯性外伤性骨折经过良好复位后数个月内便可完全愈合,恢复正常的结构和功能。骨折愈合可分为以下阶段:

1. 撞击期　从受力的一刹那开始,直到能量消除为止,时间短暂。骨与周围软组织损伤程度与能量吸收大小密切相关,损伤能量吸收越大、速度越快,所致骨折越严重。

2. 诱导期　主要表现为血肿形成,骨折断端的骨细胞、破损的骨膜和周围细胞发生坏死。骨折后,骨的营养动脉及其分支和周围肌肉被撕裂,有不同程度的出血,其严重程度与骨折类型、骨的体积、解剖部位和移位大小有关。出血可外渗至周围形成血肿,此时出血量常被低估,严重者(如长骨干和骨盆骨折)可引起低容量性创伤性休克。骨折断端细胞死亡后,血肿内氧分压降低,酸度升高,局部含有激肽、前列腺素及非胶原蛋白,并释放多种细胞因子。这一过程主要在伤后 1～2 周内完成。

3. 炎症期　伤后早期即开始,直至软骨细胞和骨细胞出现。局部炎症反应表现为血管扩张、血浆渗出、水肿及炎症细胞浸润,其中包括中性粒细胞、肥大细胞和巨噬细胞,并有破骨细胞开始清除死骨。血肿内的纤维蛋白网受到新生血管侵犯,伴随血管侵入,其周围有大量间充质细胞增生并分化为成纤维细胞及吞噬细胞等。随着血肿内红细胞的破坏,纤维蛋白渗出,血肿逐渐被清除,被纤维蛋白、网状原纤维和胶原纤维的松散网络所代替,并很快机化为肉芽组织,继而形成纤维性骨痂。这一过程主要发生在伤后2~3周内。

4. 软骨痂期　血肿已机化,骨折端充满细胞成分,且有明显新生血管,破骨细胞继续清除残留死骨。邻近骨折端部位有骨膜下新骨形成,在断端间隙也开始有成软骨细胞出现,以软骨样组织代替纤维血管性间质。这个过程在伤后6~10周内完成。

5. 硬骨痂期　骨折后,一方面在断端附近的骨膜及骨内膜开始增生、肥厚,并有血管侵入,以膜内骨化方式成骨;另一方面,在骨折断端之间和被掀起的骨膜下,由血肿机化形成的纤维血管性肉芽组织大部分转变为软骨,以软骨内骨化方式成骨,软骨细胞由增殖、肥大、变性、骨化而成骨。软骨样成分已被碱性磷酸酶染色呈强阳性的细胞所代替。根据部位,来自骨外膜的膜内骨化及部分软骨内骨化而包绕骨折外围的新生骨称为外骨痂;来自骨内膜两种骨化而包绕骨皮质内层的新生骨称为内骨痂。随血肿机化,其纤维组织也逐渐经软骨内骨化,最后与内、外骨痂相连,形成桥梁骨痂。至此,原始骨痂形成。内、外骨痂及桥梁骨痂进一步改造。骨折断端的死骨经过爬行营代过程,新生血管伴成骨细胞和破骨细胞侵入,死骨被清除,排列杂乱的骨小梁逐渐趋向规律,皮质骨的骨单位重新建立,幼稚的交织骨逐渐被成熟的板层骨所代替,骨质连接更趋坚固,骨髓腔也被骨痂封闭。此过程需8~12周完成。

6. 塑形与改建期　再生的骨根据力学原则及人体的需要不断进行改建,即不断有破骨细胞被吸收和成骨细胞形成新骨。如果骨折对位良好,骨折处可完全恢复原状,髓腔也重新畅通,不留任何骨折痕迹,即使有轻微移动和旋转及成角畸形,特别在儿童及少年患者,多能被完全纠正,凹侧缺损的部分可通过膜内骨化而得到补充,凸侧多余的骨则被吸收,以适应局部负荷。但这种改建有一定限度,严重畸形将很难完全矫正。这一过程需要2~4年才能完成。

(四)骨折术后早期康复

1. 骨折术后早期康复的作用

(1)促进肿胀消退:损伤后由于组织出血、体液渗出,加以疼痛反射引起的肌肉痉挛,静脉淋巴回流受阻,导致局部肿胀。在骨折复位固定的基础上进行肌肉等长收缩训练,有利于血液循环,促进肿胀消退。例如,股骨骨折后进行踝泵运动可以减轻下肢肿胀。

(2)减轻肌肉萎缩:骨折术后长时间制动会引起肌肉的失用性萎缩和肌力下降。肌肉收缩训练可以改善肌肉的血液供应,促进肌肉生理功能恢复,预防失用性肌萎缩。

(3)防止关节挛缩:骨折术后做一些邻近关节的主、被动运动能促进血肿和炎性渗出物的吸收,减轻关节内外组织的粘连。适当的关节活动能够牵伸到关节囊和韧带,改善关节处的血液循环,促进滑液分泌,防止失用性关节挛缩。

(4)促进骨折愈合:早期康复治疗可以促进局部血液循环,加速血管新生,保持骨折端良好接触,产生轴向应力刺激,促进骨折愈合。

2. 早期康复治疗方法

(1)对于卧床患者,应指导其进行床上肢体活动,以维持健侧肢体和躯干的正常活动,并鼓励患者早期离床活动,改善全身状况,防治并发症。

（2）伤肢未被固定关节，应做各方向、全关节活动范围主动运动训练，必要时可给予辅助。上肢应特别注意肩关节外展、外旋，掌指关节屈曲和拇指外展训练；下肢应注意踝关节背屈训练，防治跟腱挛缩。

（3）骨折复位、固定后，可以开始有节奏、缓慢的肌肉等长收缩训练，以防治失用性肌萎缩，并且可以使骨折断端良好接触，有利于骨折愈合。

（4）对累及关节面的骨折，为减轻关节功能障碍程度，在伤后2～3周，可以每天短时间取下外固定，进行受损关节不负重的主动运动训练，并逐渐增加关节活动范围。内固定术后患者可以在生命体征稳定之后，应用持续被动运动仪（continuous passive motion，CPM）装置，进行一定范围关节持续被动活动。

（5）应用物理疗法，可以改善局部血液循环、促进血肿及渗出液的吸收、减少瘢痕粘连、减轻疼痛、促进骨折愈合等。常用方法有超短波、光疗法、直流电钙磷离子导入法、超声波、低频磁场疗法等。

（五）影响创伤愈合的因素

损伤组织的再生能力、损伤程度、伤口有无坏死组织和异物以及有无感染等因素对修复方式、愈合时间以及瘢痕大小产生决定性的影响。因此，临床治疗原则应是缩小创面（如对合创口）、防止二次损伤和感染，以及促进组织再生。影响修复再生的因素包括全身和局部两方面。

1. 全身因素

（1）年龄：青少年的组织再生能力强，愈合快。老年人则相反，组织再生能力差，愈合慢，这主要与老年人血管硬化、血液供应减少有关。

（2）营养：严重的蛋白质缺乏，尤其是含硫氨基酸（如甲硫氨酸、胱氨酸）缺乏时，组织的再生能力降低，肉芽组织及胶原形成不良，伤口不易愈合。维生素C对愈合非常重要。维生素C缺乏时前胶原分子难以形成，影响了原纤维的形成。在微量元素中，锌对创伤愈合有重要作用，锌缺乏者的创伤愈合缓慢。

（3）内分泌因素：机体的内分泌状态对修复反应有重要影响。例如，肾上腺皮质激素对修复具有抑制作用，而肾上腺盐皮质激素和甲状腺素则对修复有促进作用。

2. 局部因素

（1）感染与异物：感染可严重影响再生的修复方式与时间。伤口感染后，渗出物增多，创口内的压力增大，常使伤口裂开，或导致感染扩散加重损伤。因此，对感染的伤口，应及早引流。当感染被控制后，修复才能进行。此外，坏死组织及其他异物也妨碍愈合并易引起感染。因此，伤口如有感染，或有较多坏死组织及异物，常是二期愈合。临床上对于创面较大、已被细菌污染但尚未发生明显感染的伤口，施行清创术以清除坏死组织、异物和细菌，并可在确保没有感染的前提下，缝合断裂的组织、修整创缘、缝合伤口以缩小创面。这样，可以使本来应是二期愈合的伤口，愈合时间缩短，甚至可能达到一期愈合。

（2）局部血液循环：良好的血液循环一方面保证组织再生所需的氧和营养，另一方面对坏死物质的吸收及局部感染的控制也起重要作用。因此，局部血流供应良好时，伤口愈合好；相反，如血管有动脉粥样硬化或静脉曲张等病变，则该处伤口愈合迟缓。局部应用某些药物治疗或理疗，均有改善局部血液循环，促进伤口愈合的作用。

（3）神经支配：完整的神经支配对损伤的修复有一定作用。例如，麻风引起的溃疡不

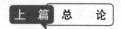

易愈合,是因为神经受累的缘故;自主神经损伤使局部血液循环紊乱,对再生的影响更为明显。

(4)电离辐射:能破坏细胞、损伤血管、抑制组织再生,因此也能阻止瘢痕形。

3.运动康复　骨折术后的早期运动康复十分重要。骨折术后,患者早期循序渐进地活动健肢和伤肢有利于血液循环,促进肿胀消退,加速血管新生,保持骨折端良好接触,从而促进骨折愈合。

第三章　局部血液循环障碍

正常的血液循环和体液内环境稳态是保证组织和细胞健全的必要条件。机体所有细胞和组织的功能活动和新陈代谢均依赖正常的血液循环。血液循环及体液发生障碍,超过生理的调节范围,即可影响器官和组织的代谢、功能以及形态和结构,出现充血、出血、血栓、栓塞、梗死等病理变化,严重者可导致机体死亡。

血液循环障碍可分为全身性和局部性两类。两者既有区别又有联系。全身性血液循环障碍是整个心血管系统功能失常,可同时在局部产生明显表现,形成局部血液循环障碍,如右心衰竭引起肝淤血,左心衰竭引起肺淤血。而局部血液循环障碍既是由局部因素引起的某个器官或局部组织的循环异常,也可以是全身血液循环障碍的局部表现。例如,冠状动脉局部阻塞造成心肌梗死,可引起心功能不全,继而导致全身血液循环障碍。

局部血液循环障碍的主要表现有局部组织血液含量异常(充血、淤血、贫血)、血液性状和血管内容物异常(血栓形成、栓塞以及由此引起的梗死)、血管壁通透性和完整性改变(水肿、积液、出血)。在临床上,血液循环障碍是许多常见疾病的基本病理改变。本章主要阐述充血、出血、血栓、栓塞、梗死等。

第一节　充　　血

局部组织或器官血管内血液含量增多称为充血(hyperemia)。按其发生的原因和机制不同,可分为动脉性充血和静脉性充血两类。

一、动脉性充血

动脉性充血(arterial hyperemia)又称主动性充血(active hyperemia),简称充血。动脉性充血是指由于动脉血液流入过多引起局部组织或器官血管内血量增多,小动脉和毛细血管扩张。

(一)原因和类型

当血管舒张神经兴奋性增高或血管收缩神经兴奋性减弱时,就会引起局部组织器官的充血。动脉性充血分为生理性充血和病理性充血两种形式。为适应器官和组织生理需要和代谢增强引起的充血,如运动时的骨骼肌充血、进食后的胃肠道充血、情绪激动时的面颈部充血等属于生理性充血;而由于理化因素、细菌毒素等刺激引起的充血,属于病理性充血。常见的病理性充血有以下3种形式:

1. 炎性充血　常见于炎症早期,由于致炎因子刺激引起的轴突反射使血管舒张神经兴奋,以及局部炎症介质作用于血管壁,使局部血管扩张而引起充血。

2.减压后充血 局部组织和器官长期受压缺血后,当压力突然解除,局部细小动脉反射性扩张而形成的局部充血,称为减压后充血。例如,绷带包扎肢体时,组织内血管张力降低,突然解开绷带,则会引起局部充血。由于体内血液重新分配,严重时可造成脑缺血和晕厥。

3.侧支性充血 当某一动脉由于发生堵塞或受压迫变狭窄时,局部血液循环受阻,发生缺氧和氧化不全的产物蓄积,刺激该部位的感受器,反射性地引起该部位的侧支血管扩张,血流增强而形成的侧支循环。

（二）病理变化

局部组织、器官体积略增大,颜色鲜红。局部动脉扩张,血流加快,代谢增强,温度升高,功能活动增强。

（三）结局

动脉性充血是一种暂时的血管反应,原因消除后,可恢复正常,一般不会引起不良后果。若有高血压或动脉粥样硬化等疾病,严重充血时可引起脑血管破裂而出血,后果严重。炎症早期动脉性充血时,局部组织的氧及营养物质供应增多,代谢、功能增强,抗损伤能力提高,通常对机体有利。

二、静脉性充血

静脉性充血（venous hyperemia）又称为被动性充血（passive hyperemia）,简称淤血（congestion）。静脉性充血是指器官组织由于静脉回流受阻,血液淤积于小静脉和毛细血管内,引起局部组织或器官血管内血量增多。

（一）原因和类型

凡能引起静脉血液回流受阻的各种因素,均可引起静脉性充血。

1.静脉受压 静脉受到血管外压迫,使其管腔变小或闭塞,血液回流受阻,可致局部器官或组织淤血。如肿瘤、炎症包块等压迫局部静脉引起相应组织淤血。

2.静脉腔阻塞 静脉腔内因血栓或肿瘤栓子阻塞、静脉内膜炎性增厚等,均可造成静脉管腔狭窄或闭塞,导致血液回流受阻引起淤血,但由于静脉分支多,只有在侧支循环未能有效建立时,才会发生淤血。

3.心力衰竭 心力衰竭时,心收缩力减弱,不能将心腔内血液充分搏出,阻碍静脉血液回流,造成淤血。左心衰竭时常发生肺淤血,右心衰竭时发生体循环淤血（肝、脾、肾、胃肠道和肢体等淤血）。

（二）病理变化

淤血组织及器官体积增大,重量增加。淤血部位血液中氧合血红蛋白（hemoglobin,Hb）含量减少,还原血红蛋白含量增多,致局部组织、器官呈暗紫红色。局部组织、器官得不到充足的氧气和营养物质,代谢功能下降,产热减少,血管扩张,散热增加,故体表淤血区温度降低。

（三）结局

淤血的影响取决于静脉阻塞发生的速度和程度、淤血的部位和持续时间以及侧支循环建立情况等因素,较长时间淤血由于局部组织缺氧、营养供应不足、代谢产物堆积损坏毛细

血管壁,使血管通透性增加,再加上静脉压增高可以引起以下变化:

1. **淤血性水肿** 淤血时,小静脉和毛细血管内流体静压升高,加之局部组织代谢产物蓄积、缺氧等因素,使血管壁通透性增高,水、盐和少量蛋白质漏出,在局部潴留形成水肿,积聚在体腔造成积液。

2. **淤血性出血** 严重淤血时,缺氧可使血管壁的通透性进一步增高,红细胞从血管内漏出,形成出血。

3. **侧支循环建立** 静脉阻塞时其吻合支血管扩张,形成侧支循环及静脉曲张,此时侧支循环开放虽有代偿静脉血液回流的作用,但因侧支静脉过度曲张,有时可发生破裂,甚至引起大出血。

4. **实质细胞病变** 长期淤血使局部缺氧加重,营养物质供应不足及代谢产物大量堆积可致实质细胞发生萎缩、变性,甚至死亡。

5. **淤血性硬化** 长期淤血在引起脏器实质细胞损伤的同时,使间质纤维组织增生,网状纤维胶原化,致器官质地逐渐变硬,如淤血性肝硬化,肝小叶中央细胞萎缩消失,网状支架塌陷,间质纤维组织明显增生使肝体积增大(图3-1、图3-2)。长期肺淤血时,肺质地变硬呈棕褐色,肺泡壁纤维组织增生,肺泡腔和间质内有大量含铁血黄素沉积。

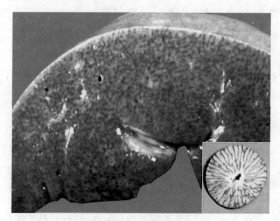

图3-1 槟榔肝

肝切面上出现红(淤血区)黄(脂肪变性区)相间条纹。

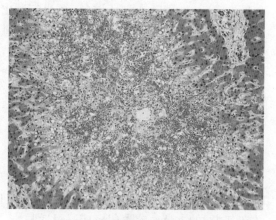

图3-2 慢性肝淤血和脂肪变性

镜下见肝小叶中央肝窦高度扩张淤血,肝细胞脂肪变性,细胞质出现小的脂肪空泡。

第二节 出 血

出血(hemorrhage)是指血液自心血管腔溢出。血液溢出到体外,称外出血,溢出到体腔或组织间隙称为内出血。

一、出血类型及原因

出血可分为生理性出血(如女性正常月经时子宫内膜脱落出血)和病理性出血(如创伤、血管病变及出血性疾病引起出血)。按出血的机制又可分为破裂性出血和漏出性出血两种。

（一）破裂性出血

由于心脏或血管壁破裂而引起的出血，称破裂性出血（rhexis hemorrhage）。主要类型如下：

1. 血管壁机械性损伤　如各种切割伤、穿通伤、挫伤等。

2. 周围病变侵蚀、破坏血管壁　常见于炎症、结核病、溃疡病、恶性肿瘤等引起的血管破坏，如消化性溃疡侵蚀溃疡底部血管。

3. 心血管壁本身的病变　如心肌梗死灶或主动脉瘤等，在不能承受血流压力时发生破裂出血。

（二）漏出性出血

由于毛细血管壁通透性增高，血液自扩大的内皮细胞间隙和受损的基膜漏出到血管外，称为漏出性出血（diapedetic hemorrhage）。漏出性出血产生的主要原因如下：

1. 血管壁损害　常见于淤血、缺氧、感染、败血症、药物生物毒素等引起的毛细血管损伤；维生素 C 缺乏，引起胶原基质合成障碍，导致血管脆性和通透性增加；某些药物、食物使机体发生变态反应而损伤毛细血管等。

2. 血小板减少及功能障碍　如再生障碍性贫血、白血病、血小板减少性紫癜、弥散性血管内凝血（disseminated inravascular coagulation，DIC）、骨髓内广泛性肿瘤转移等均可使血小板生成减少、消耗或破坏过多，可引起漏出性出血。药物刺激形成的免疫复合物吸附于血小板表面而被巨噬细胞一起吞噬，也可使血小板减少。

3. 凝血因子缺乏　如凝血因子Ⅷ（血友病 A）、凝血因子Ⅸ（血友病 B）、血管性血友病因子（von Willebrand factor，vWF）、纤维蛋白原、凝血酶原等因子的先天性缺乏；维生素 K 缺乏、严重肝脏疾病等，引起凝血因子合成减少；弥散性血管内凝血时，凝血因子消耗过多等，均可引起继发性广泛出血。

二、病理变化

内出血可见于体内任何部位，发生在体腔称积血，如胸腔积血、腹腔积血、心包积血、关节腔积血等。体腔内可见血液与凝血块。出血发生在组织间隙时，可见多少不等的红细胞散在其中，如大量血液聚集形成局限性肿块，则称为血肿（hematoma），如脑硬膜下血肿、皮下血肿、腹膜后血肿等。皮肤、黏膜、浆膜等处有微小出血时，在局部形成瘀点或瘀斑。

外出血时，在伤口处可见血液外流或形成血凝块。鼻黏膜出血排出体外称鼻出血；支气管或肺出血经口排出到体外称为咯血；食管或胃出血经口排出到体外称为呕血；结肠、胃出血经肛门排出称便血；泌尿道出血经尿道排出称尿血。

三、后果

出血对机体的影响取决于出血类型、出血量、出血速度和出血部位。短时间小量出血，一般不会引起严重后果，可通过机体止血功能自行止血，局部组织内的血肿或积血可通过吸收、机化、纤维包裹逐渐清除；但小量持续或反复的出血，如溃疡病、钩虫病等，可导致缺铁性贫血。急性大量出血，如在短时间内丧失循环血量的 20%～25% 时，即可发生失血性休克。发生在重要器官的出血，即使出血量不多，也可致命，如心脏破裂引起心包内积血，可导致急性心功能不全；脑出血可致功能障碍或死亡。

第三节　血　栓

在活体的心脏或血管内，血液发生凝固或血液中某些成分析出形成固体质块的过程，称为血栓形成（thrombosis）。所形成的固体质块称为血栓（thrombus）。血栓是在血液流动状态下形成的，既不同于出血后形成的血肿，也不同于血凝块。血液中存在着相互拮抗的凝血系统和抗凝血系统。在生理状态下，血液中的凝血因子少量被激活，形成少量的纤维蛋白附着于血管内膜上，随即这些微量的纤维蛋白又被其激活的纤维蛋白溶解系统所溶解。同时，被激活的凝血因子也不断地被单核巨噬细胞系统及抗凝物质消除或灭活。凝血系统和抗凝系统的动态平衡，使血液既有潜在的可凝固性，又始终保持着血液的流体状态。在一定条件下，这种动态平衡被破坏，触发凝血系统，血液在心血管腔内便可形成血栓。

一、血栓形成的条件和机制

（一）心血管内膜的损伤

心血管内皮细胞的损伤是心脏和动脉系统血栓形成的主要原因。正常情况下，抑制血小板黏着和抗凝血作用，主要依赖内皮细胞的完整性，任何原因引起内皮损伤或被激活，都会引起局部凝血。

心血管内膜的内皮细胞具有抗凝和促凝两种特性，正常情况下以抗凝为主。内皮细胞可形成薄膜屏障，分隔血液中的凝血因子、血小板和内皮下胶原，合成一氧化氮（nitric oxide，NO）、腺苷二磷酸（adenosine diphosphate，ADP）酶等抗血小板黏着的物质；其表面的肝素样分子可与抗凝血酶结合；表面的凝血酶调节蛋白可与凝血酶结合，灭活凝血酶和凝血因子；可合成组织型纤维蛋白溶解酶原活化因子，促使纤维蛋白溶解，从而使心血管内血液保持流体状态。

心血管内膜损伤的原因主要有细菌、病毒感染。内毒素、酸中毒、免疫复合物和理化因素等引起血栓形成，多见于风湿性或感染性心内膜炎病变的心瓣膜上、心肌梗死区域的心内膜、动脉或静脉内膜炎及创伤性血管损伤部位等。其凝血机制如下：

1. 启动外源性和内源性凝血途径　内皮细胞损伤后，受损的内皮细胞释放组织因子，或内皮下存在的组织因子，激活凝血因子Ⅶ，启动外源性凝血系统。此外，内皮细胞损伤使屏障作用丧失，暴露内皮下胶原，与血液中凝血因子Ⅻ接触，启动内源性凝血途径。

2. 诱发血小板的黏附、释放和黏集反应　血小板在触发凝血和血栓形成过程中起关键作用。血小板经过变形可黏附于暴露的内皮下胶原，同时释放ADP、血小板生成因子、血栓素A_2等促凝物质。此外，血小板还可与纤维蛋白黏附，促使血小板黏集，伴随着内源性、外源性凝血系统的激活、凝血酶的生成，共同促使血栓生成。

3. 抑制纤维蛋白溶解　内皮细胞能分泌纤维蛋白溶解酶原活化物的抑制因子，可抑制纤维蛋白溶解，有利于血栓形成。

（二）血流状态改变

正常血流中的有形成分如红细胞、白细胞及血小板，在血流的中轴部流动（轴流），外周是一层血浆带（边流），血浆将血液的有形成分与血管壁分隔开，阻止血小板与内膜接触。某些病理状态下，血流减慢或漩涡形成等可使血小板进入边流，增加了与血管内膜接触和黏附的机会。同时，被激活的凝血因子和凝血酶能在局部积聚达到凝血过程所必需的浓度。血流缓慢导致的缺氧以及涡流产生的离心力均可造成内皮细胞损伤，从而触发凝血过程。

静脉本身的结构特点是血栓形成的先决条件。静脉内有静脉瓣，瓣膜囊内血流不但缓慢，而且出现漩涡，有利于血小板析出，因而静脉血栓形成常以瓣膜囊为起始点。静脉血流有时可出现短暂的停滞，静脉壁较薄，容易受压；血流通过毛细血管到静脉后，血液的黏性也会有所增加等，这些因素均有利于静脉内血栓形成。因此，静脉较动脉更易形成血栓，临床上静脉血栓约比动脉血栓多 4 倍。下肢静脉内的血流受重力影响较上肢大，所以下肢静脉血栓又比上肢静脉血栓多 3 倍。心脏和动脉的血流快，不易形成血栓，但在血流较缓和出现涡流时，也会有血栓形成。如二尖瓣狭窄时的左心房、动脉瘤内管腔膨出产生涡流，有利于血小板析出和黏集，容易形成血栓。

（三）血液凝固性增高

血液中血小板或凝血因子增多、血小板黏性增大，纤维蛋白溶解系统活性降低等因素均能引起血液的凝固性增高，可见于多种遗传性疾病和获得性疾病中。遗传性高凝状态，较常见的是第 V 因子基因突变，其编码的蛋白质能抵抗蛋白 C 的降解，使蛋白 C 失去抗凝活性；其次为抗凝血因子，如抗凝血酶Ⅲ。蛋白 C、蛋白 S 先天缺乏。在获得性高凝状态疾病中，如妊娠期、产后、大手术后、外伤等引起大量失血，血中可见大量幼稚的血小板，同时肝脏合成凝血因子增加；大面积烧伤后，血液浓缩，血小板浓度相对增高，具有较高的黏性，易发生黏集；异型输血时，血小板和红细胞大量破坏，释放出大量血小板因子和凝血因子；使用大剂量肾上腺皮质激素时，机体内纤溶系统功能降低；一些恶性肿瘤（如肺癌、胃癌、胰腺癌、前列腺癌等）及胎盘早期剥离者，因释放大量促凝因子如组织因子等，可引起血栓形成。此外，高脂血症、吸烟、肥胖症、冠状动脉粥样硬化等，也可因血小板增多或黏性增高而诱发血栓形成。系统性红斑狼疮等自身免疫疾病可产生抗磷脂抗体，也可引起高凝状态。

血栓形成往往是多种因素综合作用的结果。上述 3 种条件，常同时存在，相互影响，协同作用，或是其中某一条件起主要作用。如心力衰竭患者，除血流缓慢外，还可因缺氧使血管内皮细胞发生损伤，受损伤的血管内皮细胞又可释放组织凝血因子，使血液凝固性增高。再如，某些外伤或手术后患者，除血管内膜损伤外，还伴有血流状态改变及血液性质变化，易致血栓形成。

二、血栓形成过程及其形态

典型血栓形成的过程一般包括：血管内膜粗糙，血流形成旋涡，血小板沉积；血小板小梁形成，小梁周围有白细胞黏附；小梁间形成纤维蛋白网，网眼内充满红细胞；血管腔阻塞，局部血流停滞终致血液凝固。

血栓的组成、形态、大小都取决于血栓发生的部位和局部血流的速度，血栓类型分为以下 4 种：

1. 白色血栓 心血管内皮细胞损伤，血小板黏附聚集于其表面裸露的胶原纤维表面，不断增大形成呈灰白色，表面粗糙，质硬，与血管壁紧密黏着的白色血栓（pale thrombus），主要由血小板及少量纤维蛋白构成。白色血栓常位于血流较快的心瓣膜、心腔和动脉内或静脉性血栓起始部，构成延续性血栓（propagating thrombus）的头部。

2. 混合血栓 白色血栓形成后，其下游血流减慢，涡流形成，继而在血管壁上形成多个新的血小板黏集堆,并逐渐堆积伸展,形成血小板小梁,流经其中的血液更加缓慢并形成涡流;当局部凝血物质达到有效浓度时,纤维蛋白原形成网状结构,网眼内充满红细胞和少量白细胞,形成灰白色和红褐色相间的层状交替结构,称为混合血栓(mixed thrombus),也称为层状血栓(图3-3)。混合血栓构成静脉延续性血栓的体部。

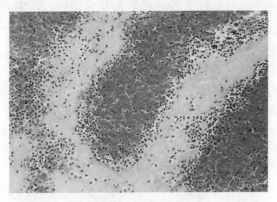

图3-3 混合血栓
血小板凝聚成小梁状,小梁之间血液凝固,充满大量
凝固的纤维蛋白和红细胞。

3.红色血栓 混合血栓进一步延长、增大,直到血管完全阻塞,此时下游血流停滞,血液凝固呈现暗红色,形成红色血栓(red thrombus),构成静脉延续性血栓的尾部。早期新鲜的红色血栓呈暗红色、表面光滑、湿润、有一定弹性;陈旧的红色血栓水分被吸收,变得干燥,易碎,并易脱落形成栓子。

4.透明血栓(hyaline thrombus) 发生于微循环毛细血管内,主要由纤维蛋白构成,只能在显微镜下见到,又称微血栓、纤维素性血栓。透明血栓常见于感染、中毒、大面积烧伤、严重创伤等引起的休克和弥散性血管内凝血。

静脉内血流缓慢,可形成延续性血栓,血栓顺血流出现血栓头(白色血栓)、血栓体(混合血栓)、血栓尾(红色血栓)。动脉和心腔内血流迅速,常形成附壁血栓、球形血栓,多为混合血栓(表3-1)。

表3-1 各种血栓的常见部位及形态特点

血栓类型	常见部位	肉眼特点	镜下特点
白色血栓	心瓣膜、动脉内、延续性血栓头部	灰白色、表面粗糙、质地坚实、与心血管紧密黏着	主要成分为血小板及少量纤维蛋白
混合血栓	心腔内、动脉内、延续性血栓体部	质地较实,干燥,呈红白相间条纹状,与血管壁粘连较紧密	血小板小梁上附有中性粒细胞与纤维蛋白网罗大量红细胞交错排列
红色血栓	静脉内、延续性血栓尾部	新鲜时,暗红、湿润、有弹性、与血管壁无粘连;陈旧时,暗红、干燥、无弹性、质脆易碎	纤维素网眼内充满正常血液分布的红细胞
透明血栓	微循环小血管内	肉眼观察不到	主要由纤维蛋白构成,有少量血小板,呈均质红染状态

三、血栓的结局

（一）溶解、吸收与软化、脱落

由于纤维蛋白溶解系统存在以及血栓中白细胞崩解后释放出蛋白溶解酶，使血栓溶解。小的血栓溶解后可被完全吸收。较大的血栓多为部分软化，形成碎片，在血流冲击下易脱落，成为血栓性栓子，随血流运行至其他组织器官中引起栓塞。

（二）机化与再通

当血栓不能软化吸收或脱落时，由血管壁向血栓内长入新生的肉芽组织，逐渐取代血栓发生机化。血栓机化一般于血栓形成后 1～2d 开始，在机化过程中，因血栓逐渐干燥，其内部或与血管壁间出现裂隙，新生的内皮细胞长入并覆于裂隙表面，形成新的血管通道互相连通，使被阻塞血管的血流得以部分恢复，这一过程称为再通（图3-4）。

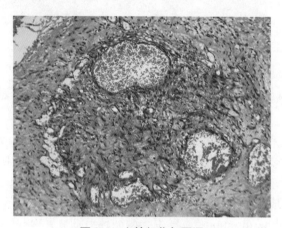

图3-4 血栓机化与再通

（三）钙化

陈旧的血栓未软化和机化时，其内可发生钙盐沉积，使血栓钙化形成硬块，发生在静脉血栓称为静脉石，在动脉称动脉石。

四、血栓形成对机体的影响

（一）有利影响

在一定条件下，血栓形成对机体有利，可看作是机体的一种防御性措施。主要表现如下：

1. 止血作用 当血管破裂后，在血管损伤处形成血栓，可封闭伤口。

2. 防止感染 在炎症病灶周围小血管内形成血栓，有防止出血和阻止局部感染蔓延的作用。

（二）不利影响

在多数情况下，血栓形成对机体是不利的，主要表现如下：

1. 阻塞血管 动脉血栓不完全阻塞血管腔时，可引起局部组织、器官缺血使实质细胞萎缩；若动脉完全性阻塞，又无有效侧支循环时，则引起局部器官、组织缺血性坏死（梗死），如冠状动脉血栓形成可引起心肌梗死；静脉血栓形成则引起局部组织淤血、水肿、出血甚至坏死；肠系膜静脉血栓可引起肠的出血性梗死。

2. 栓塞　血栓可部分或全部脱落，随血流运行而被带至他处引起栓塞。如果栓子内含有细菌，则会感染其他组织器官，引起败血症或脓毒血症等严重后果。

3. 心瓣膜病　心瓣膜上反复的血栓形成和机化过程，会引起心瓣膜增厚、变硬、粘连等，导致瓣膜口狭窄或关闭不全，引起全身性血液循环障碍，常见于心内膜炎。

4. 出血或休克　广泛微血栓形成，即弥散性血管内凝血，可引起全身广泛出血和休克。

第四节　栓　塞

循环血液中出现不溶于血液的异常物质，随血液流动而阻塞血管腔的现象称为栓塞（embolism），造成栓塞的异常物质称为栓子（embolus）。栓子可以是固体、液体或气体，临床最常见的是脱落的血栓栓子引起栓塞，脂肪滴、空气、肿瘤细胞团、细菌和羊水等也可引起栓塞。

一、栓子运行途径

栓子的运行途径一般与血流方向一致，最终停留在与其口径相当的血管内造成栓塞。

1. 静脉系统及右心的栓子　随静脉血液回流，嵌塞于肺动脉的主干或其分支，引起肺动脉系统的栓塞，可通过肺泡壁毛细血管经左心室进入体循环系统，阻塞动脉小分支。

2. 左心和动脉系统的栓子　常栓塞于脾、肾、脑、四肢等体循环的动脉分支内。

3. 门静脉系统的栓子　随门静脉血流进入肝脏，在肝内引起门静脉分支的栓塞。

4. 交叉性栓塞　较少见，偶发于房间隔或室间隔缺损，栓子可以由压力高的一侧通过缺损处进入压力低的一侧，即动、静脉系统的栓子发生交叉运行，形成交叉性栓塞现象。

5. 逆行性栓塞　极罕见，下腔静脉内的栓子，由于胸、腹腔内压力突然升高（如剧烈咳嗽、呕吐）时，栓子逆血流方向运行，在下腔静脉所属分支（如肝、肾、髂静脉等处）引起栓塞。胸腰和盆腔静脉的栓子经椎静脉到达椎骨和脑。

二、栓塞的类型和对机体的影响

（一）血栓栓塞

由血栓脱落引起的栓塞称为血栓栓塞（thromboembolism）。临床上，90%以上的栓塞是由血栓栓子所致，是栓塞中最常见的类型。

1. 肺动脉栓塞　引起肺动脉栓塞的血栓栓子约95%来自下肢深部静脉，偶尔可来自盆腔静脉或右心附壁血栓。肺动脉栓塞的影响与栓子的大小、多少及栓塞的部位有关（图3-5）。

（1）一般情况下，少数较小的栓子栓塞肺动脉较小分支，因肺具有肺动脉和支气管动脉双重血液供应，且二者间有丰富的吻合支，侧支循环可起代偿作用，常无显著影响；如果栓塞前肺已有严重淤血，致使吻合支不能起

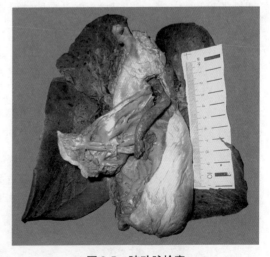

图3-5　肺动脉栓塞

代偿作用时，则可引起肺组织的出血性梗死。

（2）较大栓子栓塞肺动脉主干或大分支，可使肺循环受阻，肺动脉压急剧增高，引起急性右心衰竭，患者可突然出现呼吸困难、发绀、休克等症状，甚至发生急性呼吸、循环衰竭而猝死，称为肺动脉栓塞症。

（3）若栓子小且数量多，可广泛栓塞肺动脉多数小分支，引起右心衰竭致猝死。

2. 体循环系统动脉栓塞　栓子大多来自左心，如亚急性感染性心内膜炎时的心瓣膜赘生物、心房纤颤、心肌梗死时的心内附壁血栓，少数来自动脉粥样硬化斑块和动脉瘤内的附壁血栓。动脉系统栓子常栓塞在心、脑、脾、肾、下肢等处。栓塞的动脉分支较小且有足够侧支循环形成时，常无严重后果；若栓塞动脉分支较大而侧支循环形成不足时，局部可发生梗死。如栓塞发生在冠状动脉或脑动脉分支，则常产生严重后果，甚至危及生命。上肢动脉吻合支丰富，肝脏有肝动脉和门静脉双重供血，故很少发生梗死。

（二）脂肪栓塞

血液中出现脂肪滴并阻塞血管称为脂肪栓塞（fat embolism）。脂肪栓塞多发生于长骨骨折、烧伤、脂肪肝挤压伤等，脂肪细胞破裂释出的脂肪滴，会从破裂的血管进入血液循环；还可见于非创伤性的疾病，如糖尿病时血脂过高、酗酒、慢性胰腺炎、强烈的精神刺激导致过度紧张等均会使呈悬乳状态的血脂不能保持稳定而游离，相互融合成脂肪滴，引起栓塞。脂肪栓塞的后果取决于脂滴的体积、数量和栓塞的部位：直径 >20μm 的脂滴栓子引起肺动脉分支、小动脉或毛细血管的栓塞；直径 <20μm 的脂滴栓子可通过肺泡壁毛细血管经肺静脉至左心达体循环的分支，引起全身多器官栓塞。最常见阻塞脑血管，可引起脑水肿和血管周围点状出血。

少量的脂肪栓塞，可被巨噬细胞吞噬并由血液中的脂酶所分解，无不良后果。当进入肺动脉的脂肪量达 9~20g 时，可造成肺部血管广泛受阻或痉挛，同时由于血管壁通透性升高，肺泡腔内出现大量液体。影响气体交换，患者可死于窒息或急性右心衰竭。

此外，骨折患者 90% 可出现脂肪栓塞，但只有不足 10% 的人有临床表现，主要为呼吸衰竭、精神改变、贫血、皮肤瘀点等，患者常于损伤后 1~3d 内出现突然发作性的呼吸急促、呼吸困难和心动过速。从脂滴释出的游离脂肪酸可引起局部血管内皮细胞的损伤，出现特征性的瘀斑、皮疹。脑脂肪栓塞引起的神经症状包括兴奋、烦躁不安、谵妄和昏迷等。

（三）气体栓塞

气体栓塞（gas embolism）是指大量空气迅速进入血液循环或原溶于血液内的气体迅速游离，形成气泡而阻塞心血管。气体栓塞主要包括以下几类：

1. 空气栓塞　多由于接近胸腔的静脉损伤破裂，外界空气由静脉缺损处进入血流或原溶于血液内的气体迅速游离，形成气泡阻塞心血管。例如，颈胸部外伤和手术、使用正压静脉输液、人工气胸或气腹误伤静脉时，空气可在吸气时因静脉腔内的负压吸引，通过静脉破裂处进入血液循环；分娩或流产时，子宫强烈收缩，将空气挤入子宫壁破裂的静脉窦内形成栓塞。少量空气入血，可被溶解或吸收，一般不引起严重后果。若进入静脉的空气量超过 100mL 时，空气随血流进入右心后，心脏搏动使空气与血液混合成泡沫状充满心腔，使血液在心脏舒张期不能有效回流，收缩期不能有效射出，造成严重的血液循环障碍而致呼吸困难、发绀，甚至猝死。

2. 减压病（decompression sickness）　是指人体从高压环境迅速进入常压和低气压环

境,体外大气压力骤然降低,原来溶解于血液、组织液、脂肪组织的大量气体迅速游离成小气泡,氮气在体液内溶解迟缓,致使小气泡融合成大气泡,最终引起气体栓塞,又称潜水员病(diver diease)。潜水员由水底迅速升向水面,或飞行员从地面迅速飞向高空,原来溶解于血中的大量气体迅速游离出来,造成广泛的气体栓塞,引起局部组织缺血和梗死。轻者可出现肢体、腹部、肌肉和关节疼痛等症状,重者可引起严重血液循环障碍而造成死亡。

(四)羊水栓塞

羊水栓塞(amniotic fluid embolism)是在分娩过程中,由于分娩或胎盘早期剥离时羊膜破裂,尤其伴有胎儿阻塞产道时,子宫强烈收缩,宫内压增高,将羊水压入破裂的子宫壁静脉窦,经血液循环进入母体的肺动脉分支及毛细血管内引起的栓塞。羊水栓塞者的死亡率 >80%。

致死原因包括:羊水中胎儿代谢产物如角化上皮、胎毛、胎脂、胎粪和黏液等进入肺小动脉和毛细血管,造成肺循环机械性阻塞;羊水中的凝血致活酶样物质激活母体凝血过程,引发弥散性血管内凝血;羊水物质引起过敏性休克和羊水内含血管活性物质引起血管反射性痉挛等。临床表现为起病急、病情严重,患者常在分娩过程中突然出现呼吸困难、发绀、抽搐、休克、昏迷,甚至死亡。

(五)其他栓塞

恶性肿瘤细胞团可侵蚀血管,在栓塞部位形成转移瘤;骨折时骨髓细胞可进入血液,阻塞血管;寄生虫及其虫卵、细菌或真菌团栓塞,也可引起血液循环障碍。

第五节 梗　　死

局部组织、器官由于血流阻塞而引起的缺血性坏死,称为梗死(infarct),多见于动脉梗阻。静脉内血栓形成一般仅引起淤血、水肿。

一、梗死形成的原因和条件

(一)原因

任何引起血管腔闭塞导致局部血液循环障碍的原因,都可以引起梗死。

1. 血栓形成和栓塞　是引起梗死最常见的原因。例如,心冠状动脉和脑动脉粥样硬化继发血栓形成,引起心肌梗死和脑梗死;下肢血栓闭塞性脉管炎引起下肢梗死。栓塞引起梗死者多为动脉血栓栓塞,常引起肾、脾、肺和脑的梗死。

2. 动脉痉挛　正常血管单纯动脉痉挛不致引起梗死。多数发生在管腔已狭窄的动脉(如严重的动脉粥样硬化),在诱因的刺激下,引起血管持续痉挛,可致血流中断而发生梗死。

3. 血管受压闭塞　如肿瘤压迫局部血管所引起的局部梗死,肠套叠、肠扭转和嵌顿疝对肠系膜动脉、静脉压迫引起梗死,卵巢囊肿扭转、睾丸扭转致血流中断引起的梗死。

(二)条件

1. 侧支循环无法有效建立　肾、脾是终末动脉供血的器官,吻合支少,心、脑虽有一些吻合支但较小,故一旦动脉发生阻塞,不易建立侧支循环,极易发生梗死。而其他有双重血液循环的器官,如果其中一支动脉阻塞,可以通过另一支动脉代偿维持,通常不易发生梗死,如肺(肺动脉和支气管动脉供血)、肝(肝动脉和门静脉供血)、平行动脉供血的组织器官

（如前臂桡动脉和尺动脉平行供血）、供血动脉吻合支丰富的组织（如肠动脉相互吻合形成网状）。但当血管阻塞数量较多或阻塞部位接近血管主干部时，原本血供状态良好的器官也不能形成有效的侧支循环，进而造成梗死。

2. 血流阻断的速度　缓慢发生的血流阻断，可为吻合支血管逐步扩张建立侧支循环提供时间，不易发生梗死；反之，则易发生梗死。

3. 组织对缺氧的耐受性和全身血液循环状态　各种组织对缺血的耐受性不同，耐受性低的组织更易引起梗死，脑组织对缺氧的耐受性最低，血液供应中断 3~4min，即可引起梗死；心肌细胞缺氧 20~30min，可发生梗死；骨骼肌、纤维结缔组织对缺氧耐受性最强，较少发生梗死。严重贫血、失血、心力衰竭时血氧含量低，可促进梗死的发生。

二、梗死的类型及病理变化

根据梗死灶内含血量多少和有无细菌感染，梗死分为以下 3 种类型：

（一）贫血性梗死

贫血性梗死（anemic infarct）发生于组织结构较致密、侧支循环不丰富并由终末动脉供血的器官，如心、肾、脾等。当其动脉分支阻塞时，它所属的分支和邻近的动脉发生反射性痉挛，将梗死区原有血液排挤到周围组织中，形成梗死灶周围的出血带；局部组织因缺血缺氧而坏死崩解，胶体渗透压升高，吸收水分而体积略胀大，进一步挤走间质内残留的循环血液，之后红细胞崩解，血红蛋白溶于组织液并被吸收，故梗死区呈灰白色或灰黄色，又称为白色梗死。

贫血性梗死区的形状与器官动脉分布有关，脾、肾等器官梗死灶呈锥体形（图 3-6、图 3-7），尖端朝向脾门、肾门，底部靠向脏器表面；心肌梗死灶呈不规则形或地图形。新鲜梗死灶常稍肿胀，因炎症反应在周围产生充血出血带，数天后红细胞被巨噬细胞吞噬呈黄褐色，晚期梗死组织质地变硬，表面稍凹陷，黄褐色出血带消失。梗死区发生机化，被肉芽组织取代，最终形成瘢痕。镜下梗死区呈凝固性坏死，早期仍可见核收缩、碎裂、溶解等改变，组织轮廓尚可保存，随后肉芽组织长入，最终被瘢痕组织代替。脑梗死一般为贫血性梗死，梗死灶由于发生液化成囊状，被增生的星形胶质细胞、纤维所代替，最终形成瘢痕。

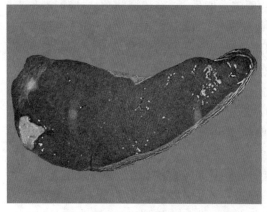

图 3-6　脾梗死
切面可见三角形梗死区。

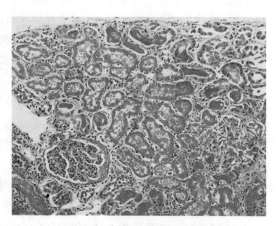

图 3-7　肾贫血性梗死（镜下）

（二）出血性梗死

出血性梗死（hemorrhagic infarct）发生于组织疏松且易建立侧支血液循环的器官，如肺（肺动脉、支气管动脉双重供血）、肠（有丰富的血管吻合支）等。梗死灶有明显的弥散性出血，呈红色，故出血性梗死又称为红色梗死。此种梗死的形成除动脉有阻塞外，还须具备下列条件：

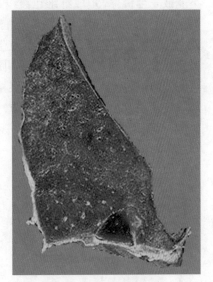

图 3-8　肺出血性梗死

肺组织下部见一楔形梗死灶，灶内肺组织出血坏死。

1. **严重淤血**　肺淤血情况下，肺静脉和毛细血管内压升高，妨碍了侧支循环的建立，同时淤积在静脉内的血液经损伤的血管壁漏出至坏死组织中，造成弥散性出血，呈暗红色。梗死灶呈锥形，尖端朝向肺门，底部紧靠肺膜。肺出血性梗死多发生于肺下叶，尤其是肋膈缘（图 3-8）。

2. **组织疏松**　肺、肠等器官组织结构疏松，梗死初期，组织间隙可容纳多量漏出血液。局部血管发生反射性痉挛和坏死组织吸收水分膨胀时，不能把血液挤出梗死灶外，因而梗死灶为出血性。肠出血性梗死多见于肠系膜动脉栓塞和静脉血栓，常发生于小肠，呈节段状，因梗死区有大片出血而呈暗红色，肠壁因淤血、水肿、出血明显增厚，随之肠壁坏死，质脆易破裂。

3. **易建立侧支循环**　易建立侧支循环的器官一般不易发生梗死，但在器官有严重淤血时，一支动脉被阻塞，其他分支不能克服静脉淤血阻力会导致梗死。梗死后外周血液会通过吻合支流入梗死区，造成弥散性出血。贫血性梗死和出血性梗死的区别见表 3-2。

表 3-2　贫血性梗死和出血性梗死的区别

区别	贫血性梗死	出血性梗死
病因	动脉阻塞	高度淤血基础上的动脉阻塞
好发器官	肾、脾、心脏	肺、肠
血供情况	血管吻合支少	双重血供或血管吻合丰富
肉眼形态	灰白色，梗死灶内无血液	暗红色，梗死灶内明显出血
组织结构	实质性，较致密，组织轮廓可见，周围充血出血带明显	疏松，组织轮廓不清晰，周围出血带不明显

（三）败血性梗死

败血性梗死是指梗死区内伴有细菌感染，常见细菌感染途径有 3 种：梗死前组织内即有病原微生物存在，如在细菌性肺炎基础上发生肺梗死；细菌栓子，如在感染性心内膜炎时，心瓣膜上含有细菌的赘生物脱落栓塞而引起的梗死；梗死发生后，病原微生物经自然管道由外界侵入某些器官的梗死灶。

三、梗死的结局及其对机体的影响

梗死灶是组织的不可逆病变，梗死对机体的影响与梗死发生的部位、范围的大小及有无细菌感染等有关。如果动脉阻塞时栓子内不含细菌，在梗死发生 24～48h 后，肉芽组织即从周围长入梗死灶内，小的梗死灶可被肉芽组织机化，最终转变为瘢痕。较大的梗死灶不能被完全机化，形成纤维包裹，梗死灶内可发生钙化，脑梗死常液化形成囊腔。

梗死对机体的影响，重要器官大面积梗死会导致瘫痪或死亡，如心、脑等重要脏器梗死，轻者出现功能障碍，重者危及生命。脾、肾等器官小范围梗死仅引起局部症状。脾梗死累及包膜可引起刺痛；肾梗死可引起腰痛、血尿；肺梗死可引起咯血、胸痛；肠梗死时，会出现剧烈腹痛、呕吐、血便等。如果梗死伴有细菌感染，如肠腔内的细菌可通过坏死的肠壁侵入腹腔而引起弥漫性腹膜炎。肺、肠、四肢的梗死，若继发腐败菌感染，可引起毒血症或败血症，后果严重。

第四章 炎 症

第一节 炎症概述

一、炎症的概念

炎症(inflammation)是具有血管系统的活体组织对各种损伤因子的刺激所发生的以防御反应为主的基本病理过程。并非所有活体都能发生炎症反应,单细胞和多细胞生物对局部损伤发生的反应,如吞噬损伤因子、通过细胞或细胞器肥大以应对有害刺激等,这些反应不能称为炎症。只有当生物进化到有血管时,才能发生以血管反应为中心环节,又同时包含吞噬和清除功能的复杂而完善的炎症反应。通常情况下,炎症是有益的,是人体自动的防御反应,但是有的时候,炎症也是有害的,如对人体自身组织的攻击、发生在透明组织的炎症等。

炎症是损伤、抗损伤和修复的动态过程,包括如下步骤:①各种刺激因子对机体的组织和细胞造成损伤;②在损伤组织周围中的前哨细胞(如巨噬细胞),识别损伤因子及组织坏死物,产生炎症介质;③炎症介质激活宿主的血管反应及白细胞反应,使损伤局部血液循环中的白细胞及血浆蛋白渗出到损伤因子所在部位,稀释、中和、杀伤及清除有害物质;④炎症反应消退与终止;⑤实质细胞和间质细胞增生,修复受损伤组织。

二、炎症的原因

凡是能引起组织核细胞损伤的因子都能引起炎症,主要分为以下几类:

1. 物理性因子 如高温、低温、放射性物质及紫外线、机械损伤等。

2. 生物性因子 如细菌、病毒、立克次体、支原体、真菌、螺旋体和寄生虫等为炎症最常见的原因。由生物病原体引起的炎症又称感染(infection)。细菌产生的外毒素和内毒素可以直接损伤组织;病毒在被感染的细胞内复制导致细胞坏死;某些具有抗原性的病原体感染后通过诱发的免疫反应而损伤组织,如寄生虫感染和结核。

3. 化学性因子 外源性化学物质有强酸、强碱及松节油、芥子气等;内源性毒性物质有坏死组织的分解产物及在某些病理条件下堆积于体内的代谢产物如尿素等。

4. 异物 通过各种途径进入人体的异物,如各种金属、木材碎屑、尘埃颗粒及手术缝线等,由于其抗原性不同,可引起不同程度的炎症反应。

5. 坏死组织 缺血或缺氧等原因可引起组织坏死,组织坏死是潜在的致炎因子。在新鲜梗死灶边缘所出现的充血、出血带和炎症细胞浸润都是炎症的表现。

6. 变态反应　当机体免疫反应状态异常时，可引起不适当或过度的免疫反应，造成组织和细胞损伤而导致炎症。免疫反应所造成的组织损伤最常见于各种类型的变态反应：Ⅰ型变态反应，如过敏性鼻炎、荨麻疹；Ⅱ型变态反应，如抗基底膜性肾小球肾炎；Ⅲ型变态反应，如免疫复合物沉着所致的肾小球肾炎；Ⅳ型变态反应，如结核、伤寒等。另外，还有许多自身免疫性疾病，如淋巴细胞性甲状腺炎、溃疡性结肠炎等。

7. 过度运动　运动爱好者长期运动过程中，若出现一些不良姿势或不良习惯会造成局部炎症。例如，跑步时发生急性踝损伤，出现踝关节红肿疼痛；进行高强度和长时间训练时，肌肉会发生微小撕裂也会引起炎症反应；对于运动员而言，长期训练和比赛使得肌肉酸痛、关节疼痛得不到有效缓解，则可能引起慢性炎症。

三、炎症的病理变化

炎症的基本病理变化通常概括为局部组织的变质、渗出和增生。在炎症的过程中，病变早期以变质或渗出为主，病变后期以增生为主，但变质、渗出和增生是相互联系的，一般来说，变质是损伤性的过程，渗出和增生是抗损伤和修复的过程。

1. 变质　炎症局部组织发生的变性和坏死称为变质（alteration）。变质可以发生于实质细胞，也可以发生于细胞间质。间质细胞的变质性变化有黏液样变性和纤维素样坏死等。实质细胞的变质性变化有细胞水肿、脂肪变性、细胞凝固性坏死和液化性坏死。变质可以由致病因子直接作用所致，也可以继发于血液循环障碍及炎症反应。变质反应的轻重程度既取决于机体的反应情况，又取决于致病因子的性质和强度。

2. 渗出　炎症局部组织血管内的液体和细胞成分，通过血管壁进入组织、体腔、黏膜表面和体表的过程称为渗出（exudation），以血管反应为中心的渗出性病变是炎症的重要标志，在局部具有重要的防御作用，所渗出的液体称为渗出液（exudate）。渗出液产生是由于血管通透性增高和白细胞主动游出血管，渗出液若积聚在组织间隙内则会引起炎性水肿；渗出液若积聚在浆膜腔，则称为炎性浆膜腔积液。需要注意的是，渗出液与漏出液（transudate）这两者的区别（表4-1）。漏出液常见于各种肾病、充血性心力衰竭、严重营养不良、晚期肝

表4-1　渗出液与漏出液的比较

类别	漏出液	渗出液
原因	非炎症所致	炎症、肿瘤或物理化学刺激
外观	淡黄、透明或微浊、浆液性	黄色、血色、脓性或乳糜性
比密	<1.018	>1.018
凝固型	不易凝固	易凝固
蛋白定量	<25g/L	>30g/L
糖定量	近似血糖量	多低于血糖量
蛋白电泳	以白蛋白为主，球蛋白比例低于血浆	电泳图谱近似血浆
黏蛋白定性试验	阴性	阳性
细胞总数	$<100 \times 10^6/L$	$>500 \times 10^6/L$
细胞分类	淋巴、间皮细胞为主	急性感染以中性粒细胞为主，慢性感染以淋巴细胞为主

硬化、肿瘤以及静脉血栓等疾病。其原因有：①因静脉阻塞、淤血、回流受阻使血管壁营养不良，毛细血管内静脉压力增高，渗透性加大加快，使血管内液体成分容易滤出形成；②当血浆白蛋白浓度明显下降时，血管内的胶体渗透压下降，降低到不能有效抵抗流体静脉压力时，从而使毛细血管内液体的滤出明显增加所致；③由于肾脏排钠排水的减少造成钠、水潴留，使细胞外液中的组织间液增多，从而导致浆膜腔内滤出液的大量形成。

渗出液对机体有一些积极意义：①稀释和中和毒素，减轻毒素对局部组织的损伤作用；②为局部浸润的白细胞带来营养物质，运走代谢产物；③渗出液中包含的抗体和补体有利于消灭病原体；④渗出液中的纤维素交织成网，不仅可限制病原微生物的扩散，还利于白细胞吞噬消灭病原体，在炎症后期的纤维素网架可成为修复的支架，并有利于成纤维细胞产生胶原纤维；⑤渗出液中的白细胞吞噬和杀灭病原微生物，清除坏死组织；⑥炎症局部的病原微生物和毒素随渗出液的淋巴回流而到达局部淋巴结，刺激细胞免疫和体液免疫的产生。

但是，渗出液过多蓄积也会对机体产生不利影响。例如，肺泡内渗出液堆积可影响换气功能，过多的心包或胸膜腔积液可压迫心脏或肺脏，严重的喉头水肿可引起窒息。另外，渗出物中的纤维素吸收不良可发生机化，如引起肺肉质变，浆膜粘连导致浆膜腔闭锁。

3. 增生　在致炎因子的作用下，炎症局部实质细胞和间质细胞可发生增生（proliferation）。实质细胞增生，如鼻黏膜慢性炎症时被覆上皮和腺体增生，慢性肝炎中肝细胞增生。间质细胞增生包括巨噬细胞、内皮细胞和成纤维细胞增生。实质细胞和间质细胞的增生是相应的生长因子刺激的结果。炎症性增生具有限制炎症扩散和修复损伤组织的功能。

四、炎症的分类

1. 按照炎症持续时间不同分类　分为急性炎症和慢性炎症。急性炎症以发红、肿胀、疼痛等为主要征候，即以血管系统的反应为主所构成的炎症。急性炎症反应迅速，持续时间短，局部血管扩张，血液缓慢，血浆及中性粒细胞等血液成分渗出到组织内，以渗出性病变为主；有时也可以表现为变质性炎（如急性肝炎）和增生性病变（如伤寒）。慢性炎症持续时间较长，以淋巴细胞和单核细胞浸润为主，一般表现为增生性病变。

2. 按照炎症的基本病变性质分类　分为变质性炎、渗出性炎、增生性炎和特异性炎。炎症一般都包含变质、渗出和增生这3种病变，但是不同的炎症往往以一种病变为主，以变质为主时称为变质性炎；以渗出为主时称为渗出性炎；以增生为主时称为增生性炎。渗出性炎还可以根据渗出物的主要成分和病变特点分为浆液性炎、纤维素性炎、化脓性炎、出血性炎等。此外，还有一类特异性炎症，主要由结核、梅毒、麻风、淋巴肉芽肿等引起。

第二节　急　性　炎　症

急性炎症是机体对致炎因子的快速反应，通过把抗体、补体、纤维素等血浆蛋白和白细胞运送至炎症局部病灶，从而起到杀伤和清除致炎因子的作用。急性炎症持续时间较短，通常为数天，一般不超过1个月。

一、急性炎症的病理组织学特征

抵抗病原微生物的2种主要成分，即白细胞和抗体，均靠血液运输，因而在急性炎症中血流动力学改变、血管通透性增高和白细胞渗出这3种改变十分明显。结果造成富含蛋白质的渗出液、纤维蛋白及白细胞在损伤部位的血管外间隙积聚。

（一）血流动力学改变

组织受损伤后的微循环很快发生血流动力学变化，即血液的血管口径的改变，病变发展速度取决于损伤的严重程度。血流动力学的变化一般按下列顺序发生（图4-1）。

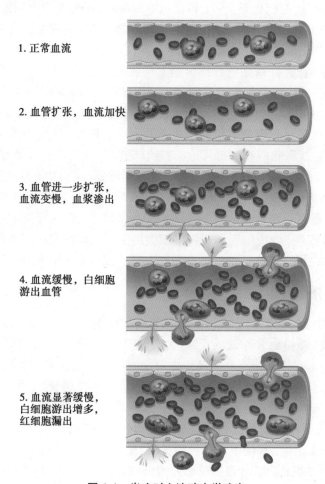

1. 正常血流

2. 血管扩张，血流加快

3. 血管进一步扩张，血流变慢，血浆渗出

4. 血流缓慢，白细胞游出血管

5. 血流显著缓慢，白细胞游出增多，红细胞漏出

图4-1 炎症时血流动力学改变

1. **细动脉短暂收缩** 损伤发生后立即发生短暂的细动脉收缩，持续仅数秒。其机制可能是神经源性的，但某些化学介质也能引起血管收缩。

2. **血管扩张和血流加速** 先累及细动脉，导致细动脉扩张，随后导致更多毛细血管床开放，局部血流加快、血流量增加和能量代谢增强，这是急性炎症早期血流动力学改变的标志，也是局部发红、发热的原因。血管扩张主要与神经轴突反射有关，还与体液中的组胺、一氧化氮（NO）、缓激肽和前列腺素等炎症介质作用于血管平滑肌有关。

3. **血流速度减慢** 血流速度减慢是微血管通透性升高的结果。富含蛋白质的液体向血管外渗出导致血管内红细胞浓集和血液黏稠度增加。最后扩张的小血管内挤满了红细胞，称为血流淤滞（stasis）。血流淤滞有利于白细胞靠近血管壁、黏附于血管内皮细胞表面并渗出到血管外。微血管血液中的白细胞，主要是中性粒细胞边集并与内皮细胞黏附，这一现象称为白细胞附壁。随后白细胞借阿米巴样运动游出血管进入组织间隙。血流动力学变化所经历的时间与刺激的种类和强度有关。极轻度刺激所引起的血流加快仅持续10～15min，然后逐渐恢复正常；轻度刺激下血流加快，可持续数小时，接着血流变慢，甚至淤滞；较重刺激下可在15～30min出现血流淤滞，而严重损伤常仅需数分钟就可出现血流淤滞。此外，局部血流动力学改变还与距离损伤因子远近有关，例如皮肤烧伤病灶的中心可能已发生了血流停滞，而周边部的血管尚处于扩张状态。

（二）血管通透性增高

炎性水肿除了在炎症的最早阶段是由于血管扩张、血流速度加快导致流体静力压升高、血浆超滤，使基本不含蛋白质的液体从毛细血管滤出所致外，富含蛋白质的渗出液的产生则主要是由血管通透性增加造成的。由于大量蛋白质从血浆到达血管外间质，使血浆胶体渗透压降低，而组织胶体渗透压升高，使更大量液体聚集在间质内，从而形成炎性水肿或浆膜腔炎性积液。微循环血管通透性的维护，主要依赖内皮细胞的完整性。在炎症过程中，下列机制可引起血管通透性的增加。

1. 内皮细胞收缩　在组胺、缓激肽和其他炎症介质与内皮细胞受体结合后，迅速引起内皮细胞收缩，致使内皮细胞间形成宽0.5～1.0μm的缝隙。由于这些炎症介质的半衰期较短，仅15～30min，故这种反应被称为速发短暂反应（immediate transient response）。此反应仅累及20～60μm口径的细静脉，而细动脉和毛细血管不受累。抗组胺药物能抑制此反应。

2. 内皮细胞损伤　如严重烧伤和化脓菌感染等严重刺激可直接造成内皮细胞损伤，使之坏死和脱落。血管通透性增加发生迅速，并在高水平上持续数小时到数天，直至受损血管内形成血栓，此过程被称作速发持续反应（immediate-sustained response）。细动脉、毛细血管和细静脉各级微循环血管均可受累。轻、中度热损伤、X线和紫外线损伤以及某些细菌毒素所引起的内皮细胞直接损伤等则发生较晚，常在2～12h之后，但可持续数小时到数天，称为迟发持续反应（delayed prolonged response）。此反应仅累及毛细血管和小静脉。在炎症的早期，白细胞附壁并与内皮细胞黏附，引起白细胞的激活，释放具有活性的氧代谢产物和蛋白水解酶。后者可引起内皮细胞的损伤或脱落，使血管通透性增加。

3. 内皮细胞穿胞作用增强　相互连接的囊泡构成的囊泡体存在于靠近内皮细胞连接处的细胞质内并形成穿胞通道，富含蛋白质的液体通过穿胞通道穿越内皮细胞的这一过程被称为穿胞作用（transcytosis）。这一过程使得血管通透性增加。

4. 新生毛细血管壁的高通透性　在修复过程中所形成的新生毛细血管芽，其内皮细胞连接发育不成熟，加上一些血管生成因子的作用，使得新生毛细血管具有高通透性。

上述4种机制在对某些刺激的反应过程中均发挥其作用。例如在热损伤的不同阶段，血管通透性增加所导致的液体外渗，可由化学介质造成的内皮细胞收缩、白细胞介导的内皮损伤、内皮的直接损伤和新生毛细血管壁的通透性引起。不同化介质可能相继被激活，从而导致持续反应。

（三）白细胞的渗出与吞噬作用

炎症反应的最重要功能是将炎症细胞输送到炎症局部，白细胞的渗出是炎症反应最重要的特征。中性粒细胞和单核细胞渗出可吞噬和降解细菌、免疫复合物和坏死组织碎片，构成炎症反应的主要防御环节。但白细胞也可通过释放酶、化学介质和毒性自由基等，引起组织损伤并可能延长炎症过程。白细胞的渗出过程是极其复杂的，经过附壁、黏着、游出和趋化作用等阶段到达炎症灶，在局部发挥重要的防御作用（图4-2）。

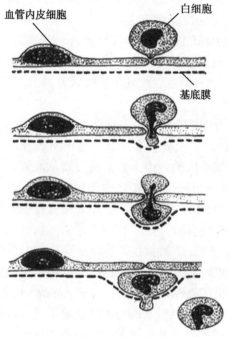

血管内皮细胞　　白细胞　　基底膜

图4-2　白细胞渗出过程
炎症灶中游出到血管外的白细胞。

1. 白细胞附壁　随着血管扩张、血管通透性增加和血流缓慢，白细胞离开轴流，并沿内皮滚动。此时，内皮细胞表面衬覆一层滚动的白细胞，犹如在人行道上前进的人群。最后白细胞黏附于血管内皮细胞。

2. 白细胞黏着　多种因素影响着内皮细胞与白细胞的黏着，诸如内皮细胞和白细胞表面负电荷被中和而相互排斥力下降，二价阳离子桥接内皮细胞与白细胞而促进黏着等，但这种黏着是内皮细胞和白细胞表面黏附分子（adhesion molecule）相互识别引起的。内皮细胞和炎症细胞通过表达新的黏附分子从而增加黏附分子的数量和增强彼此的亲合性。某些因子作用于内皮细胞，而另一些作用于白细胞，还有一些作用于两者，促进黏附分子的表达。

（1）白细胞表面黏附分子的表达：在补体C5a作用下白细胞增加3种整合蛋白类糖蛋白的表达。整合蛋白是由不同的α单位和β亚单位构成的异二聚体，具有广泛的生物功能。促进白细胞与内皮细胞黏着而表达于白细胞的整合蛋白包括淋巴细胞功能相关抗原-1（lymphocyte function associated antigen-1，LFA-1）、巨噬细胞抗原复合体-1（macrophage antigen complex，Mac-1）和P150/95（即CD11/CD18复合物）。C5a不仅可促进这3种整合蛋白的表达，还可改变其构象而增加与配体的亲合性。

（2）内皮细胞表面黏附分子的表达：在内皮细胞表面Mac-1和LFA-1的配体是细胞间黏附分子1（intercellular adhesion molecule 1，ICAM-1）。在IL-1和其他一些炎症介质的作用下，内皮细胞可增加细胞表面黏附分子的表达。高表达内皮细胞白细胞黏附分子1（endothelial leukocyte adhesion molecule 1，ELAM-1）可促进中性粒细胞的黏着；ICAM-1

促进中性粒细胞和淋巴细胞的黏着；血管细胞黏附分子（vascular cell adhesion molecule1，VCAM-1）促进淋巴细胞和单核细胞黏着。

（3）肿瘤坏死因子（TNF）：可促进内皮细胞和白细胞黏附分子的表达。

3. 白细胞游出 白细胞通过血管壁进入周围组织的过程称为游出（emigration）（见图4-2）。黏着于内皮细胞表面的白细胞沿内皮表面缓慢移动，在内皮细胞连接处伸出伪足，整个白细胞逐渐以阿米巴运动的方式从内皮细胞缝隙逸出，到达内皮细胞和基底膜之间，最终穿过基底膜到血管外。一个白细胞通常需2～12min才能完全通过血管壁。中性粒细胞、单核细胞、淋巴细胞、嗜酸性粒细胞和嗜碱性粒细胞都是以此种阿米巴运动方式游出的。血管壁严重受损时红细胞也可漏出，但这是个被动过程，是流体静压力把红细胞沿白细胞游出的途径或内皮细胞坏死崩解的裂口推出血管外。炎症不同阶段游出的白细胞不同。在急性炎症的早期，中性粒细胞首先游出。48h后组织内则以单核细胞浸润为主，因为中性粒细胞的寿命短，经24～48h中性粒细胞崩解消失，而单核细胞在组织内存活时间长；中性粒细胞停止游出后，单核细胞仍可持续游出。炎症不同阶段所激活的趋化因子不同。现已证实，中性粒细胞能释放单核细胞趋化因子，因此中性粒细胞游出后必然引起单核细胞的游出。此外，由于致炎因子不同，渗出的白细胞也不同。常见的葡萄球菌和链球菌感染，以中性粒细胞渗出为主；病毒感染以淋巴细胞为主；在一些变态反应中，则以嗜酸性粒细胞渗出为主。各类炎症细胞形态各不相同（图4-3）。

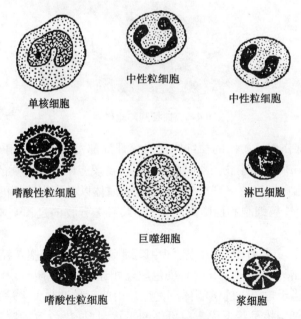

单核细胞　中性粒细胞　中性粒细胞

嗜酸性粒细胞　　淋巴细胞

巨噬细胞

嗜酸性粒细胞　　浆细胞

图4-3　各类炎症细胞

4. 白细胞趋化作用 趋化作用（chemotaxis）是指白细胞向着化学刺激物所在部位做定向移动，移动速度为5～20μm/min。这些化学刺激物称为趋化因子（图4-4）。研究发现，趋化因子的作用是有特异性的，有些趋化因子只吸引中性粒细胞，而另一些趋化因子则吸引单核细胞，或嗜酸性粒细胞等。此外，不同细胞对趋化因子的反应能力也不同。粒细胞和单核细胞对趋化因子的反应较显著。而淋巴细胞对趋化因子的反应则较弱。一些外源性和内源性化学物质具有趋化作用。常见外源性趋化因子主要是可溶性的细菌产物，特别是含有 N- 甲酰甲硫氨酸末端的多肽。内源性白细胞趋化因子包括补体系统成分（特别是 C5a）和花生四烯酸经脂质加氧酶途径的代谢产物（特别是白细胞三烯 B4）和细胞因子（IL-8）等。趋化因子与白细胞表面的特异性 G 蛋白耦联受体结合发挥作用。二者结合可激活 Rac/Rho/cdc42 家族的鸟苷三磷酸（guanosine triphosphate，GTP）酶和磷脂酶 C 等一系列激酶，进而使细胞内游离钙离子水平升高，细胞内组装可引起细胞运动的收缩成分，这些信号导致肌动蛋白聚合并分布在细胞运动的前缘，而肌球蛋白纤维分布在细胞后缘，白细胞通过延伸丝状伪足而拉动细胞向前运动，引起细胞移位。

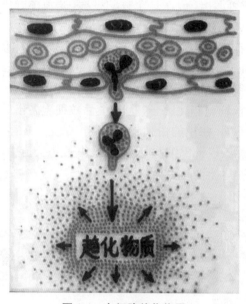

图 4-4 白细胞趋化作用

5. 白细胞的局部作用 游出的白细胞在炎症灶局部发挥吞噬作用（phagocytosis）和免疫作用，能有效地杀伤病原微生物，因而成为炎症防御反应中极其重要的一环。

（1）吞噬作用：指白细胞游出到炎症灶，吞噬病原体以及组织碎片的过程。完成此功能的吞噬细胞主要有中性粒细胞和巨噬细胞两种，其吞噬异物的过程基本相同，但其结构和化学成分则有所不同。

1）吞噬细胞种类：主要有中性粒细胞和巨噬细胞。中性粒细胞直径为 10～12μm，胞核呈杆状或分叶状，通常为 2～5 叶，叶间有染色质丝相连，核染色质呈块状，着色深。细胞质内富含中性颗粒，相当于电镜下的溶酶体。炎症灶内的巨噬细胞大多来自血液的单核细胞，直径为 14～17μm。细胞核呈肾形或弯曲折叠的不规则形，染色质颗粒纤细而疏松，故着色较浅。细胞质较丰富，内有大小、致密度和形态均不一致的溶酶体，富含酸性磷酸酶和氧化酶。巨噬细胞受外界刺激能被激活，表现为细胞体积增大，细胞表面皱襞增多，线粒体和溶酶体增多，其功能也相应增强。

2）吞噬的过程：包括识别和附着、吞入、杀伤和降解 3 个阶段。①识别和附着：在血清中存在着调理素（opsonin）——一类能增强吞噬细胞吞噬活性的血清蛋白质（主要是 IgG 和 C3b）。因此，在无血清存在的条件下，吞噬细胞很难识别并吞噬细菌。吞噬细胞通过其表面的 Fc 受体和 C3b（C3bi 或 Mac-1），能识别被抗体或补体包被的细菌，经抗体或补体与相应受体结合，细菌就被附着在吞噬细胞的表面。②吞入：细菌附着于吞噬细胞表面之后，吞噬细胞伸出伪足，随伪足延伸并互相吻合，形成由吞噬细胞包围吞噬物的泡状小体，称为吞噬体（phagosome）。吞噬体逐渐脱离细胞膜进入细胞内部，并与初级溶酶体融合，形成吞噬溶酶体（phagolysosome），溶酶体内容物倾注其中，细菌在吞噬溶酶体内被杀伤、降解。③杀伤和降解：进入吞噬溶酶体的细菌主要是被具有活性的氧化代谢产物杀伤的。吞噬过程使白细胞的耗氧量激增，可达正常消耗量的 2～20 倍，并激活白细胞氧化酶[还原型烟酰胺腺嘌呤二核苷酸磷酸（reduced nicotinamide adenine dinucleotide phosphate，NADPH）氧化酶]，后者使还原型辅酶Ⅱ（NADPH）氧化而产生超氧负离子（O_2^-）。大多数超氧负离子经自发性歧化作用转变为 H_2O_2，H_2O_2 进一步被还原呈高度活跃的羟自由基。但 H_2O_2 不足以杀灭细菌，在中性粒细胞的嗜天青颗粒中存在着髓过氧化物酶（myeloperoxidase，MPO），在有氯化物存在的条件下，该酶可将 H_2O_2 还原生成次氯酸（$HOCl^-$），$HOCl^-$ 是强氧化剂和杀菌因子。H_2O_2-MPO- 卤素系统是最有效的杀菌系统，其杀菌效能比单独 H_2O_2 强 50 倍，而且对细菌、真菌、支原体和病毒均有杀伤效应。活性氮（主要是 NO）也参与微生物杀伤，作用机制与活性氧相似。

白细胞颗粒中那些不依赖氧的物质也能杀伤病原体，包括增加细菌通透性蛋白、溶菌酶（水解细胞之细胞壁）、乳铁蛋白和一组新发现的富含精氨酸的阳离子蛋白质，后者能溶解细菌细胞壁，被称作杀菌或防御素。吞噬作用完成后，吞噬溶酶体内的 pH 降至 4～5，其内的酸性水解酶就可在此种合适的 pH 环境下发挥降解细菌的作用。

通过上述吞噬细胞的杀伤作用，大多数病原微生物被杀伤。但有些细菌，如结核分枝杆菌，在白细胞内处于静止状态，仍具有生命力和繁殖力；一旦机体抵抗力下降，这些病原体又能繁殖，并可随吞噬细胞的游走而在体内播散。生活在吞噬细胞内的细菌难以受到抗生素和机体防御机制的影响，故很难在机体内消灭。

（2）免疫反应：需淋巴细胞、浆细胞和巨噬细胞的协同作用。淋巴细胞大小不一，直径 6～16μm。胞核圆形或卵圆形，核的一侧常有小凹陷，核染色质呈致密块状，故着色深。细胞质少，可见少数不含过氧化物酶的嗜苯胺蓝颗粒。淋巴细胞又分为 T 细胞和 B 细胞。浆细胞形状特殊，呈一端稍粗的卵圆形，核呈圆形，位于细胞的较粗端一侧，染色质粗，沿核膜呈辐射状排列成车轮状。细胞质略嗜碱性，电镜下富含粗面内质网。其功能在于产生抗体。抗原进入机体后，巨噬细胞将其吞噬处理，再把抗原递呈给 T 和 B 细胞，使其致敏。免疫活化的淋巴细胞分别产生淋巴因子和抗体，发挥其杀伤病原微生物的作用。淋巴细胞和浆细胞浸润常见于慢性炎症，尤其是与细胞免疫有关的慢性肉芽肿性炎症，如结核、梅毒等。

（3）组织损伤：在某些情况下，白细胞激活后可向细胞外间隙释放其产物，这些产物包括溶酶体酶、氧源性代谢产物和花生四烯酸代谢产物（前列腺素和白细胞三烯）等。这些产物本身有强烈的介导内皮细胞和组织损伤的作用及加重原始炎症刺激因子的损伤效能。类风湿关节炎便是一个这种白细胞介导的组织损伤的例子。

6. 白细胞的功能缺陷　白细胞在机体的防御反应中起着极其重要的作用。先天性和获得性白细胞功能缺陷将导致炎症失控，造成患者的反复感染。

（1）黏附缺陷：典型的例子是白细胞黏附缺陷（leukocyte adhesion deficiency，LAD），是常染色体隐性遗传病。LAD-1 型是由于整合素 CD18 的 β_2 链生物合成缺陷，导致白细胞黏附、迁移、吞噬和氧化激增反应障碍，引起患者反复细菌感染和创伤愈合不良。LAD-2 型是由于岩藻糖代谢障碍使唾液酸化 Lewis X 缺乏，临床表现一般较 LAD-1 型轻，也表现为反复细菌感染。

（2）识别障碍：主要因调理素缺乏，见于丙种球蛋白缺乏症以及补体缺乏。

（3）吞噬溶酶体形成障碍：在患 Chediak-Higashi 综合征时，由于微管组装障碍，而影响溶酶体内容物倾入吞噬小体，影响白细胞的杀菌能力，以及细胞毒性 T 淋巴细胞不能正常分泌具有溶解作用的颗粒，引起严重的免疫缺陷和患者反复化脓性感染。

（4）杀伤作用缺陷：H_2O_2 产生障碍见于慢性肉芽肿病（chronic granulomatous disease，CGD），它是 X 连锁遗传性疾病，男性婴儿和儿童患病，是由于 NADPH 氧化酶缺乏，导致依赖活性氧杀伤机制的缺乏。

（5）骨髓白细胞生成障碍：造成白细胞数量下降，主要原因有再生障碍性贫血、肿瘤化疗和肿瘤广泛骨转移等。

二、炎症介质在炎症过程中的作用

急性炎症反应中的血管扩张、通透性升高和白细胞渗出的发生机制，是炎症发生的重要机制。有些致炎因子可直接损伤内皮，引起血管通透性升高，但许多致炎因子并不直接作用于局部组织，而主要通过内源性化学因子的作用导致炎症，故又称为化学介质或炎症介质（inflammatory mediator）。

（一）细胞释放的炎症介质

1. 血管活性胺　包括组胺（histamine）和 5- 羟色胺（5-hydroxytryptamine，5-HT），储存在细胞的分泌颗粒中，在急性炎症反应时最先释放。

组胺主要存在于肥大细胞和嗜碱性粒细胞的颗粒中，也存在于血小板内。引起肥大细胞释放组胺的刺激包括：①创伤或热等物理因子；②免疫反应，即抗原与结合于肥大细胞表面的 IgE 相互作用时，可使肥大细胞释放颗粒；③补体片段，如过敏毒素（anaphylatoxin）；④中性粒细胞溶酶体阳离子蛋白；⑤某些神经肽；⑥细胞因子，如 IL-1 和 IL-8 等。人体中组胺可使细动脉扩张、细静脉内皮细胞收缩，导致血管通透性升高。组胺可被组胺酶灭活。组胺还有对嗜酸性粒细胞的趋化作用。

5-HT 由血小板释放，胶原和抗原抗体复合物可刺激血小板发生释放反应，引起血管收缩。

2. 花生四烯酸代谢产物　前列腺素（prostaglandin，PG）、白细胞三烯（leukotriene，LT）和脂质素，均为花生四烯酸（arachidonic acid，AA）的代谢产物，参与炎症和凝血反应。AA 是二十碳不饱和脂肪酸，是在炎症刺激和炎症介质的作用下激活磷脂酶产生的，在炎症中，中性粒细胞的溶酶体是磷脂酶的重要来源。AA 经环加氧酶途径产生前列腺素和凝血素，通过脂质加氧酶途径生成白细胞三烯和脂质素。这些代谢产物导致发热、疼痛、血管扩张、通透性升高及白细胞渗出等炎症反应。抗炎药物如阿司匹林、吲哚美辛和类固醇激素则能抑制花生四烯酸代谢、减轻炎症反应。

3. 白细胞产物　被致炎因子激活后，中性粒细胞和单核细胞可释放氧自由基和溶酶体酶，促进炎症反应和破坏组织，成为炎症介质。

（1）活性氧代谢产物：其作用包括 3 个方面。①损伤血管内皮细胞导致血管通透性增加；②灭活抗蛋白酶（如可灭活 α_1 抗胰蛋白酶），导致蛋白酶活性增加，可破坏组织结构成分，如弹力纤维；③损伤红细胞或其他实质细胞。

（2）中性粒细胞溶酶体成分：因中性粒细胞的死亡、吞噬泡形成过程中的外溢及出胞作用，溶酶体成分可外释，介导急性炎症。其中，中性粒细胞蛋白酶（如弹力蛋白酶、胶原酶和组织蛋白酶）可介导组织损伤。

4. 细胞因子（cytokines） 主要由激活的淋巴细胞和单核细胞产生，可调节其他类型细胞的功能，在细胞免疫反应中起重要作用，在介导炎症反应中也有重要功能。IL-1 和 TNF 是介导炎症反映的两个重要细胞因子，主要由激活的巨噬细胞、肥大细胞和内皮细胞等产生。IL-1 和 TNF 的分泌可被内毒素、免疫复合物、物理性损伤等多种致炎因子刺激，可通过自分泌、旁分泌和全身作用等方式起作用。特别是它们可促进内皮细胞表达黏附分子，增进白细胞与之黏着。也可以引起急性炎症的发热。TNF 还能促进中性粒细胞的聚集和激活间质组织释放蛋白水解酶。

化学趋化因子（chemokines）是一类具有趋化作用的细胞因子，主要功能是刺激白细胞渗出以及调控白细胞在淋巴结和其他组织中的分布。

5. 血小板激活因子（platelet activating factor，PAF） 是另一种磷脂起源的炎症介质，由 IgE 致敏的嗜碱性粒细胞在结合抗原后产生。除了能激活血小板外，PAF 可增加血管的通透性、促进白细胞聚焦和黏着，以及趋化作用。此外，还具有影响全身血流动力学的功能。嗜碱性粒细胞、中性粒细胞、单核细胞和内皮细胞均能释放 PAF。PAF 可直接作用于靶细胞，还可刺激细胞合成其他炎症介质，特别是 PG 和白细胞三烯的合成。

6. 神经肽 神经肽（如 P 物质）是小分子蛋白，可传导疼痛，引起血管扩张和血管通透性增加。肺和胃肠道的神经纤维分泌较多的神经肽。

（二）血浆中的炎症介质

血浆中有 3 种相互关联的系统，即激肽、补体和凝血系统，为重要的炎症介质。

1. 激肽系统 激肽系统的激活最终产生缓激肽（bradykinin），可引起细动脉扩张、内皮细胞收缩、细静脉通透性增加，以及血管以外的平滑肌收缩。缓激肽很快被血浆和组织内的激肽酶灭活，其作用主要局限在血管通透性增加的早期。

2. 补体系统 补体系统由一系列蛋白质组成，可通过经典途径（抗原 - 抗体复合物）、替代途径（病原微生物表现分子，如内毒素或脂多糖）和凝集素途径激活，产生炎症介质 C3a 和 C5a，发挥扩张血管和增加血管通透性、趋化白细胞、杀伤细菌等生物学功能。补体可从以下 3 个方面影响急性炎症：① C3a 和 C5a（又称过敏毒素）增加血管的通透性，引起血管扩张，都是通过引起肥大细胞和单核细胞进一步释放炎症介质；C5a 还能激活花生四烯酸代谢的脂质加氧酶途径，使中性粒细胞和单核细胞进一步释放炎症介质。② C5a 引起中性粒细胞黏着于血管内皮细胞，并且是中性粒细胞和单核细胞的趋化因子。③ C3b 结合于细菌细胞壁时具有调理素作用，可增强中性粒细胞和单核细胞的吞噬活性，因为在这些吞噬细胞表面有 C3b 的受体。除了前述的激活途径外，C3 和 C5 还能被存在于炎症渗出物中的蛋白水解酶（包括纤维蛋白溶酶和溶酶体酶）激活。因此形成中性粒细胞游出环路，即补体对中性粒细胞有趋化作用，中性粒细胞释放的溶酶体又能激活补体。

3. 凝血系统 Ⅻ因子激活不仅能启动激肽系统，而且同时还能启动血液凝固和纤维蛋白溶解两个系统。凝血酶在使纤维蛋白原转化为纤维蛋白的过程中释放纤维蛋白多肽，后者可使血管通透性升高，又是白细胞的趋化因子。

纤维蛋白溶解系统可通过激肽系统引起炎症的血管变化。由内皮细胞、白细胞和其他组织产生的纤维蛋白溶酶原激活因子，能使纤维蛋白溶酶原转变成纤维蛋白溶酶，后者通过如下3种反应影响炎症的进程：①通过激活第Ⅻ因子启动缓激肽的生成过程；②裂解C3产生C3片段；③降解纤维蛋白产生其降解产物，进而使血管通透性增加。

炎症介质的作用有两点值得注意。第一，不同介质系统相互之间有着密切的联系，例如补体、激肽及凝血系统和纤维蛋白溶解系统的激活与其产物的密切关系。这些炎症介质的作用也是交织在一起的。第二，几乎所有介质均处于灵敏的调控和平衡体系中。一方面在细胞内处于严密隔离状态的介质，或在血浆和组织内处于前体状态的介质，都必须经过许多步骤才能被激活，在其转化过程中，限速机制控制着产生介质的生化反应速度。另一方面，介质一旦被激活和被释放，将迅速被灭活或被破坏。机体就是通过这种调控体系使体内介质处于动态平衡。

主要炎症介质作用总结见表4-2。

表4-2　主要炎症介质作用

功能	炎症介质
血管扩张	组胺、缓激肽、PGE_2、PGD_2、PGF_2、NO
血管壁通透性升高	组胺、C3a、C5a、LTC_4、LTE_4、P物质、氧自由基
趋化作用	C5a、LTB_4、细菌产物、IL-8、TNF
发热	IL-1、IL-6、TNF、PG
致痛	PGE_2、缓激肽
组织损伤	活性氧代谢产物、溶酶体酶、NO

注：PGE_2. 前列腺素 E_2（prostaglandin E_2）；PGD_2. 前列腺素 D_2（prostaglandin D_2）；PGF_2. 前列腺素 F_2（prostaglandin F_2）；LTC_4. 白细胞三烯 C_4（leukotriene C_4）；LTE_4. 白细胞三烯（leukotriene E_4）。

三、急性炎症的病理学分类

由于致炎因子不同、组织反应轻重程度不同和炎症的发生部位不同，急性炎症的病理形态也不同。根据渗出物的主要成分，急性炎症分为浆液性炎、纤维素性炎、化脓性炎和出血性炎。

（一）浆液性炎

浆液性炎（serous inflammation）以血清渗出为其特征，渗出的主要成分为浆液，其中混有少量白细胞和纤维素。浆液内含有3%～5%的蛋白质，主要是白蛋白。浆液性炎常发生于疏松结缔组织、浆膜和黏膜等处。浆液性渗出物弥漫地浸润于组织内，局部出现明显的炎性水肿，如毒蛇咬伤、皮肤二度烧伤时渗出液蓄积于表皮内，形成水疱。体腔的浆液性炎造成炎性积液，浆液不仅来自血管渗出，而且来自间皮细胞的分泌增加，如结核性胸膜炎、风湿性关节炎等。黏膜的浆液性炎又称浆液性卡他性炎，如见于感冒初期的鼻炎。卡他（catarrh）一词来自希腊语，是向下滴流的意思，一般用于黏膜的渗出性炎症，形容渗出液较多，沿黏膜表面向外排出。浆膜或黏膜浆液性炎时，间皮或上皮细胞可发生变性、坏死和脱落。

浆液性炎一般较轻，易消退。但有时因浆液渗出过多可导致严重后果，如胸膜腔和心包腔内有大量浆液时（图4-5），可影响呼吸和心功能。

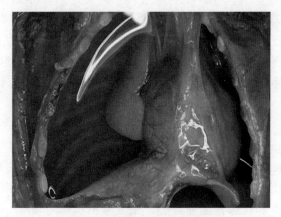

图 4-5　胸膜腔和心包腔积液

（二）纤维素性炎

　　纤维素性炎（fibrinous inflammation）以纤维蛋白原渗出并在炎症灶内形成纤维素为主。光镜下，苏木素-伊红染色可见大量红染的纤维素交织呈网状，间隙中有中性粒细胞及坏死细胞的碎屑。大片纤维素在镜下表现为片状、红染、质地均匀的物质（图 4-6）。纤维蛋白原的大量渗出，说明血管壁损伤较重，多由于某些细菌毒素（如白喉杆菌、痢疾杆菌和肺炎双球菌的毒素）或各种内源性或外源性毒物质（如尿毒症时的尿素和汞中毒）所引起。病变常发生于黏膜、浆膜和肺。在黏膜的纤维素性炎（如白喉、细菌性痢疾），纤维素、白细胞和坏死的黏膜上皮常混合在一起，形成灰白色的膜状物，称为假膜。因此，黏膜的纤维素性炎又称为假膜性炎。由于局部组织结构的特点不同，有的假膜牢固附着于黏膜面不易脱落（如咽白喉），有的假膜却与黏膜损伤部联系松散，容易脱落（如气管白喉），脱落的假膜可堵塞支气管而引起窒息。浆膜的纤维素性炎常见于胸膜腔和心包腔，如肺炎双球菌引起的纤维素性胸膜炎及风湿性心包炎。在心包的纤维素性炎时，由于心脏的搏动，使心外膜上的纤维素形成无数绒毛状物，覆盖于心表面，因而又有"绒毛心"之称（图 4-7）。此外，大叶性肺炎的红色和灰色肝样变期均有大量纤维蛋白原渗出。

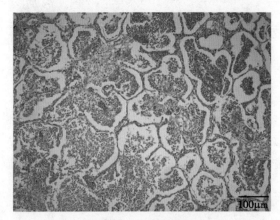

图 4-6　大叶性肺炎
肺泡腔内有大量的纤维素渗出及炎症细胞浸润。

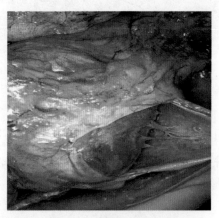

图 4-7　纤维素性心包炎

少量的纤维素可以被中性粒细胞释放的溶蛋白酶溶解吸收。但是,正常血清和组织中含有一定量的抗胰蛋白酶,这就在一定程度上对抗中性粒细胞溶蛋白酶的作用。因此,如果纤维素较多,加之中性粒细胞所释出的溶蛋白酶较少或组织内抗胰蛋白酶较多时,纤维素不可能被完全溶解吸收,结果发生机化而引起浆膜增厚和粘连,甚至浆膜腔闭锁,严重影响器官功能。

(三)化脓性炎

化脓性炎症(suppurative or purulent inflammation)以中性粒细胞大量渗出、伴有不同程度组织坏死和脓液形成为特征,多由葡萄球菌、链球菌、脑膜炎双球菌、大肠埃希菌等化脓菌引起,也可因某些化学物质(如松节油)和机体坏死组织所致。临床上常见的化脓性炎症有疖、痈、化脓性阑尾炎和化脓性脑膜炎等。脓性渗出物称为脓液(pus),是一种混浊的凝乳状液体,呈灰黄色或黄绿色。由葡萄球菌引起的脓液,其质浓稠,而由链球菌引起的脓液,则较稀薄。脓液中的中性粒细胞除少数仍可保持其吞噬能力外,大多数已发生变性和坏死,即变为脓细胞。脓液中除脓细胞外,还含有细菌、被溶解的坏死组织碎屑和少量浆液。根据化脓性炎症发生的原因和部位的不同,可将其分为下列3类。

1.表面化脓和积脓 表面化脓是指浆膜或黏膜组织的化脓性炎(图4-8、图4-9)。黏膜化脓性炎又称脓性卡他性炎。此时,中性粒细胞主要向黏膜表面渗出,深部组织没有明显的炎症细胞浸润,如化脓性尿道炎或化脓性支气管炎,渗出的脓液可通过尿道、气管而排出体外。当这种病变发生在浆膜或胆囊、输卵管的黏膜时,脓液则在浆膜腔或胆囊、输卵管腔内蓄积,称为积脓(empyema)。

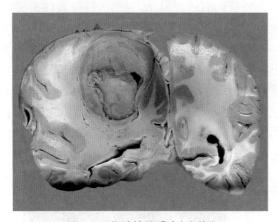 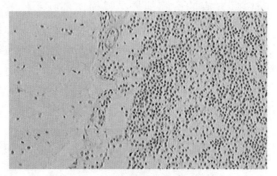

图4-8 化脓性脑膜炎(大体)　　　　图4-9 化脓性脑膜炎(镜下)
脑膜表面有脓液。　　　　　　　　有大量中性粒细胞渗出。

2.蜂窝织炎 疏松结缔组织中弥漫性化脓称为蜂窝织炎(cellulitis),常见于皮肤、肌肉和阑尾(图4-10)。蜂窝织炎主要由溶血性链球菌引起。链球菌能分泌透明质酸酶,降解疏松结缔组织基质的透明质酸;分泌链激酶溶解纤维素。因此,细菌易通过组织间隙和淋巴管蔓延扩散造成弥漫性浸润。

3.脓肿 为局限性化脓性炎症,主要特征为病变组织坏死、液化而出现的局限性脓液积聚,称为脓肿(abscess)(图4-11)。脓肿可发生在皮下或内脏,常由金黄色葡萄球菌引起。这些细菌能产生毒素使局部组织坏死,继而大量中性粒细胞浸润崩解释放出溶酶体酶将坏死组织液化，形成含有脓液的空腔。金黄色葡萄球菌还产生凝血酶，能使渗出的纤维蛋白原转变为纤维素，因而病变比较局限。金黄色葡萄球菌有层粘连蛋白受体，因而容易通过血管壁并引起转移性脓肿。小脓肿可以吸收消散，较大脓肿则由于脓液过多，吸收困难，需要切开排脓或穿刺抽脓，而后由肉芽组织修复，形成瘢痕。

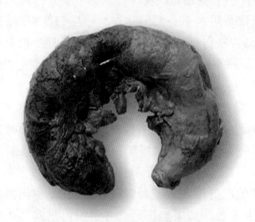

图 4-10 急性蜂窝织炎性阑尾炎
阑尾肿胀，失去光泽，阑尾腔内有脓性渗出物。

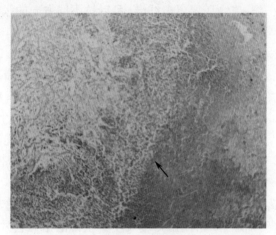

图 4-11 肺脓肿
脓肿灶内肺组织结构完全消失，病灶内可见大量坏死物和炎症细胞浸润。

疖是毛囊、皮脂腺及其附近组织所发生的脓肿。疖中心部分液化、变软后，脓肿就可以穿破。痈是多个疖的融集，在皮下脂肪、筋膜组织中形成的许多互相沟通的脓肿，必须及时切开引流排脓后，局部才能修复愈合。在皮肤或黏膜的化脓性炎时，由于皮肤或黏膜坏死、崩解脱落，可形成局部缺陷，即溃疡（ulcer）。深部脓肿如向体表或自然管道穿破，可形成窦道（sinus）或瘘管（fistula）。窦道是指只有一个开口的病理性盲管，瘘管是指连接于体外与有腔器官之间或两个有腔器官之间、有两个以上开口的病理性管道。例如肛门周围组织脓肿可向皮肤穿破，形成脓性窦道，也可既向皮肤穿破，又向肛管穿破，形成脓性瘘管。脓性窦道或脓性瘘管不断排出脓性渗出物，长期不愈。

（四）出血性炎

出血性炎（hemorrhagic inflammation）不是一种独立的炎症类型，只是当炎症灶内的血管壁损伤较重时，渗出物中才有大量红细胞，形成出血性炎症，常见于流行性出血热、钩端螺旋体病或鼠疫等。

上述各种类型炎症可单独发生，也可以两种不同类型炎症并存，如浆液纤维素性炎或纤维素性化脓性炎等。此外，在炎症发展过程中，一种类型炎症可转变为另一种类型，如从浆液性炎开始，可进一步发展成为纤维素性或化脓性炎。

四、运动与炎症

运动损伤分为急性损伤与慢性损伤，其中在运动时最常见的为急性运动损伤。炎症通常由急性损伤引起，长期不正确的运动会导致一些关节损伤。例如踝关节损伤时，踝关节出现肿胀，关节活动范围变小，疼痛，这是由于局部损伤后小血管被破坏，血浆、体液和红细胞进入组织间隙,这就会引起红肿。如果不重视休息和持续的肿胀,在已经受伤的情况下还强迫运动,可能造成伤口的进一步裂开,导致更严重肿胀。

（一）常见急性运动损伤

1. 韧带扭伤 韧带连接两端骨头,以增加关节的稳定度。韧带的组成属于致密结缔组织,富含胶原蛋白纤维,可以抗不同方向的张力,但主要还是抗衡平行大部分韧带纤维的正向力。因此韧带除了稳定关节外,另一个功能就是限制不必要的动作。一旦韧带断裂,则该关节会产生过多动作,会有不稳定的感觉。韧带扭伤(ligament sprain)是由于韧带承受过大外力拉扯而造成的纤维微小断裂或部分断裂,严重时则会完全断裂。常见的有踝关节扭伤、前十字韧带扭伤等。急性症状表现为红、肿、热、痛。

2. 肌肉和肌腱的拉伤 肌肉收缩产生的力量,借助筋膜和肌腱的传导来产生或控制动作。如果肌肉收缩强度过大或不正常的肌肉协调工作会产生肌肉拉伤或肌腱断裂,此时其纤维组织会出现微小断裂,严重时则会完全断裂。常见的肌肉肌腱拉伤有跟腱拉伤、股四头肌拉伤等。

3. 肌肉挫伤 肌肉直接被外力撞击,造成的肌纤维断裂或血管破裂的现象,称为肌肉挫伤。如果撞击力造成皮下组织的出血会发生淤血。如果挫伤后合并组织内出血形成血肿,可能会因组织形成纤维化或钙化而造成慢性疼痛或骨化性肌炎(myositis ossificans)。常见的肌肉挫伤有肱肌挫伤、胫骨挫伤、股四头肌挫伤等。

4. 骨折 骨折为骨骼受外力撞击或压迫时,产生裂痕、破裂、或折断等状况,严重时出现骨折断端移位。移位后出现肢体肿胀明显,附近肢体变形,触碰远端或活动附近关节出现剧烈疼痛。剧烈运动常造成的骨折有锁骨骨折、手舟骨骨折等。

5. 脱臼或脱位 关节脱臼为关节面错位或关节囊破裂造成骨头脱离原位置;而关节脱位则是指关节面错位,但关节囊本身并无破裂。前者为过度外力造成,后者则是因关节囊松脱所致。受伤时常出现关节剧痛,无法动作,且严重变形。不正确运动常造成肩关节脱臼、髌骨脱臼等。

6. 关节内损伤 关节内组织包括关节软骨、纤维软骨、滑液膜等,若因外力撞击、挤压或拉扯,常造成关节内组织的破裂,统称为关节内损伤。常见的关节内损伤有半月软骨破裂、关节血肿等。

7. 神经血管伤害 剧烈运动或运动姿势不当时神经、血管可能会因为外力拉扯、骨折造成的压迫等出现神经麻痹或缺血症状。常见的伤害有桡神经麻痹、臂丛神经伤害等。

（二）处理原则

传统治疗急性闭合性软组织运动损伤的指导思想是 PRICE 原则:保护(protection,P)、制动休息(rest,R)、冷疗(ice,I)、加压包扎(compression,C)和抬高患肢(elevation,E),但是未能体现早期介入康复治疗的重要性。而一些学者更加强调运动康复的早期介入和个性化治疗,明确提出 POLICE 处理原则:保护(protection,P)、最适负荷(optimal loading,OL)、冷疗(ice,I)、加压包扎(compression,C)和抬高患肢(elevation,E)。

运动损伤后不同时期内对损伤部位的应力保护、去负荷和关节制动等早期介入康复更有利于促进软组织的恢复。损伤后一段时期内,应避免过早的移动或运动,尽量减轻损伤部位的负荷。循序渐进性的力学刺激利于胶原组织的力学和形态学特质的恢复。

最适负荷是指一个平衡、递增负荷的康复训练计划来替代 PRICE 中的制动休息，是软组织愈合过程中负荷和去负荷之间的一个平衡，包含一系列徒手康复训练和康复训练中所有的机械力学干预手段，可以促进损伤部位的康复。

冷疗在损伤后 24～72h 内使用，是早期处理急性闭合性软组织损伤的关键措施。冷疗可收缩局部血管，减少出血和渗出，减轻炎症反应，降低神经传导速度和改变疼痛阈值，减轻肿胀，降低组织的代谢率，减少组织对氧和营养物质的需求量。冷疗包括传统的局部冰水浴、冰袋、冰按摩和局部喷制冷剂和新型冷疗的冷水浴，全身超低温冷疗技术。

绷带加压包扎可增加组织间隙的压力，减少损伤部位血流量，从而减少出血和肿胀；加压包扎可在冷疗中或冷疗后经行，从损伤部位的远端向近端包扎，松紧和压力适度，不宜过紧，以免引起疼痛；加压包扎时注意检查皮肤颜色、温度和损伤部位的感觉，避免包扎压迫神经或阻断血流，24h 后解除包扎。

抬高患肢仅适合肢体远端的损伤，在损伤发生 24～48h 内，尽量将患肢放置于高于心脏水平，利于减少损伤部位的血流量，加上静脉和淋巴回流，达到减轻肿胀和局部瘀血的目的。抬高患肢和加压包扎结合才可有效降低损伤部位的血流量。

（三）运动降低慢性炎症

一项研究表明，每天只要有 20min 的运动就能有效降低慢性炎症的发生率。当开始锻炼时肌肉细胞会释放白细胞介素 -6（IL-6），它在抵抗炎症中起着重要作用。IL-6 具有多种抗炎症的作用，包括降低肿瘤坏死因子 -α（tumor necrosis factor-α，TNF-α）蛋白质的水平（该蛋白质可引发炎症），抑制 IL -1β 蛋白质信号的传导作用（该蛋白质可引发炎症。）该研究表明，锻炼时间越长，IL-6 释放的越多。例如，经过 30min 的锻炼，IL-6 水平比安静时增加了 5 倍，在马拉松比赛后，IL-6 水平可能会增加 100 倍。IL-6 水平在完成锻炼时达到峰值，然后迅速下降至运动前的水平。因此，长期中小强度运动可通过上调 IL-6 水平，由细胞因子的级联效应引起 IL-Ira 和 s TNF-α 等抗炎细胞因子水平上调，进而引起 TNF-α、IL-1β 等促炎症因子水平下调，发挥抗炎效应。

有研究发现，有氧运动相较于抗阻运动可以有效改善代谢综合征患者的慢性炎症水平，主要表现为抑制血清 IL-6、C 反应蛋白（C-reactive protein，CRP）、IL-18 等炎症因子的表达。运动可以改善炎症水平可能是由于运动降低交感神经活动、增加迷走调制并提高动脉压力敏感性以及改善自主神经功能从而抑制炎症因子的产生。

第三节　慢 性 炎 症

致炎因子持续存在并且损伤组织是发生慢性炎症的根本原因。各种器官的慢性炎症除从急性炎症转化而来外，还可以其他方式发生。急性炎症反复发作，而发作间期无明显症状也是慢性炎症，如慢性胆囊炎、慢性肾盂肾炎等。慢性炎症还可潜隐缓慢地逐渐发生，临床上开始并无急性炎症表现，常见于细胞内感染（如结核分枝杆菌、病毒感染），这些病原体的毒力不强，但可引起免疫反应；或长期受不能降解却有潜在毒性物质的刺激（如硅沉着病）；或持续存在的、对抗自身组织的免疫反应即自身免疫性疾病（如类风湿关节炎）。根据慢性炎症的形态学特点，将其分为两大类：一般慢性炎症（又称非特异性慢性炎）和肉芽肿性炎（又称特异性慢性炎）。

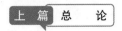

一、慢性炎症病因

任何能够引起组织损伤的因素都可以成为炎症的原因,致炎因子种类繁多,总结为以下几点:

1. 物理性因子 高热、低温、放射线及紫外线灯。

2. 化学性因子 包括外源性和内源性化学物质。外源性化学物质有强酸、强碱等腐蚀性物质及松节油、芥子气等。内源性化学毒物如坏死组织的分解产物及在某些病理条件下堆积于体内的代谢产物(如尿素)等。

3. 机械性因子 如切割、撞击、挤压等。

4. 生物性因子 细菌、病毒、立克次体、支原体、真菌、螺旋体和寄生虫等为炎症最常见的生物因子。它们通过在体内繁殖,产生、释放毒素直接导致细胞和组织损伤,而且还可通过其抗原性诱发免疫反应导致炎症。

5. 免疫反应 各型变态反应均能造成组织和细胞损伤而导致炎症:Ⅰ型变态反应如过敏性鼻炎、荨麻疹;Ⅱ型变态反应如抗基底膜性肾小球肾炎;Ⅲ型变态反应如免疫复合物性肾小球肾炎;Ⅳ型变态反应如结核、伤寒等。此外,还有某些自身免疫性疾病,如淋巴性甲状腺炎、溃疡性结肠炎等。

损伤因子作用于机体是否引起炎症,以及炎症反应的强弱不仅与损伤因子的性质和损伤的强度有关,并且还与机体对损伤因子的敏感性有关,如幼儿和老年人免疫功能低下,易患肺炎,病情也较严重;接种过预防疫苗的儿童,对该病原体常表现不感受性等。因此,炎症反应的发生和发展取决于损伤因子和机体反应性两方面的综合作用。

二、一般慢性炎症的病理变化特点

(一)一般慢性炎症特点

非特异性慢性炎症的主要特点是:①炎症灶内浸润的细胞主要为单核细胞、淋巴细胞和浆细胞,反映了机体对损伤的持续反应;②组织破坏:主要由炎症细胞的产物引起;③修复反应:常有较明显的成纤维细胞和血管内皮细胞的增生,以及被覆上皮和腺上皮等实质细胞的增生,以替代和修复损伤的组织。

慢性炎症的纤维结缔组织增生常伴有瘢痕的形成,可造成管道性脏器狭窄;在肺部或其他脏器可形成炎症假瘤,炎症假瘤本质上是炎症,由肉芽组织、炎细胞、增生的实质细胞和纤维结缔组织构成边界清楚的瘤样病变;在黏膜可形成炎性息肉,例如鼻息肉和子宫颈息肉。

(二)主要的慢性炎细胞

炎症灶内主要是巨噬细胞、淋巴细胞和浆细胞浸润。单核吞噬细胞的浸润对慢性炎症十分重要。单核细胞从血管游出后转化为巨噬细胞。巨噬细胞还可被激活。在炎症灶局部巨噬细胞的积聚有3方面的原因:①由于从炎症灶不断产生吸引单核细胞的趋化因子,如C5a、纤维蛋白多肽、阳离子蛋白质及胶原和纤维粘连蛋白的分解产物等。因此,从血液循环中渗出的单核细胞源源不断来到局部,这是局部巨噬细胞的主要来源。②游出的巨噬细胞在局部通过有丝分裂而增殖,但巨噬细胞局部增殖的起始动因还不清楚。③炎症灶内的巨噬细胞寿命长,并能长期停留在局部而不游走。单核细胞在细胞因子(如干扰素 -γ)、细菌内毒素和接触包被有纤维粘连蛋白界面等因子的作用下,可被激活。激活的单核细胞分泌多种生物活性产物,是造成慢性炎症中的组织破坏和纤维化的重要介质。中性粒细胞通常是急性炎症的标志,但在一些慢性炎症中,也可见到大量中性粒细胞浸润,并可形成脓液;此外,淋巴细胞浸润也并非总是慢性炎症的特征,在急性病毒感染如急性病毒性肝炎时,淋巴细胞则为炎症浸润的主要成分。单核细胞所产生的细胞因子可激活淋巴细胞,而激活的淋巴细胞可以产生炎症介质,也是造成慢性炎症持续的重要因素。嗜酸性粒细胞在IgE介导的免疫反应和寄生虫感染时十分常见,其颗粒中所含的主要碱性蛋白(major basic protein,MBP)对寄生虫有毒性,而且可引起哺乳类动物的上皮细胞溶解。

三、肉芽肿性炎

(一)慢性肉芽肿性炎的概念

以在炎症局部形成主要由巨噬细胞增生构成的境界清楚的结节状病灶为特征的慢性炎症,称为慢性肉芽肿性炎症(chronic granulomatous inflammation)。结节较小,直径一般为0.5~2mm。这是一种特殊类型的慢性炎症。不同的病因可以引起形态不同的肉芽肿,因此病理学可根据典型的肉芽肿形态特点做出病因诊断,如见到结核性肉芽肿(结核结节)的形态结构就能诊断结核病。如肉芽肿形态不典型,确定病因还需要辅以特殊检查,如抗酸染色、细菌培养、血清学检查和聚合酶链反应等。

(二)肉芽肿性炎的常见类型

1. 感染性肉芽肿　常见病因如下。①细菌感染:结核分枝杆菌和麻风杆菌分别引起结核病和麻风;②螺旋体感染:梅毒螺旋体引起梅毒;③真菌和寄生虫感染:组织胞浆菌、新型隐球菌和血吸虫感染等。

2. 异物性肉芽肿　引起皮肤异物肉芽肿性反应的物质种类甚多。广义异物包括金属碎片,非金属矿石、玻璃、植物性淀粉、化纤、棉丝物质,寄生性幼虫、真菌、物理性爆炸粉尘,难吸收的药物性油质或刺激性强烈的化学药剂或内源性角蛋白物、囊肿或畸胎瘤破裂后内容物、组织坏死钙化沉积物等,均可引起炎症肉芽肿反应。

3. 原因不明肉芽肿　如结节病肉芽肿。

(三)肉芽肿形成条件

1. 病原体(如结核分枝杆菌)或异物(矿物油)不能被消化,刺激长期存在,造成慢性炎症。

2. 刺激物所引起的细胞介导免疫反应在诱发慢性肉芽肿炎症中具有重要作用。T细胞产物——淋巴因子可增强单核细胞向多核巨细胞转化。巨噬细胞吞噬病原微生物后将抗原呈递给T淋巴细胞,并使其激活产生细胞因子IL-2和干扰素(interferon,IFN)-γ等。IL-2可进一步激活其他T淋巴细胞,IFN-γ可使巨噬细胞转变为上皮样细胞和多核巨细胞。

(四)肉芽肿的组成成分和形态特点

肉芽肿的组成以结核结节为例,从结节中心向外,肉芽肿的成分依次为:

1. 干酪样坏死　典型结核结节的中央为干酪样坏死,内含坏死的组织细胞和白细胞,还有结核分枝杆菌。结核结节中心的坏死可能是细胞介导免疫反应的结果。

2. 上皮样细胞　干酪样坏死灶周围可见大量胞体较大、境界不清的细胞称为上皮样细胞(epithelioid cell)。这些细胞的胞核呈圆形或卵圆形,染色质少,甚至可呈空泡状,核内可有1~2个核仁,细胞质丰富,染成浅红色。根据其形态与上皮细胞相似,故称上皮样细胞。

3. 多核巨细胞 在上皮样细胞之间散在多核巨细胞,结核结节中的多核巨细胞(multi-nucleated giant cell)又称为朗汉斯巨细胞。这种巨细胞体积很大,直径达40~50μm。胞核形态与上皮样细胞相似,数量可达数十个,甚至百余个,排列在细胞周边部呈马蹄形或环形,细胞质丰富。朗汉斯巨细胞系由上皮样细胞融合而成;上皮样细胞首先伸出细胞质突起,然后胞体相互靠近,最后经细胞质突起的融合使上皮样细胞融合在一起形成多核巨细胞。但融合的机制尚有待阐明。多核巨细胞还常见于不易被消化的较大的异物(如手术缝线、石棉纤维等)和代谢产物(如痛风的尿酸盐结晶)周围。许多巨噬细胞围绕在刺激物周围并互相融合,形成由多数巨噬细胞质膜包围刺激物的巨大吞噬体,胞核散在分布于巨细胞质中。这种多核巨细胞称为异物巨细胞(foreign body giant cell),多见于异物刺激引起的慢性肉芽肿性炎症(图4-12)。

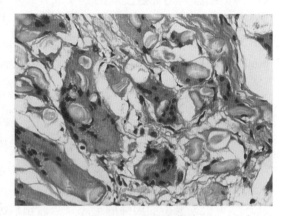

图4-12 异物肉芽肿
肉芽肿主要由多核巨细胞构成,细胞核排列紊乱。

多核巨细胞移动的速度十分缓慢(0.04~1μm/min),而且随细胞核数量增多,移动速度更慢。巨噬细胞融合成多核巨细胞后,其胞膜的Fc和C3b受体数量也大大减少。因此,多核巨细胞的功能与上皮样细胞相似,可能分泌一些杀伤生物性病原体的物质并参与组成隔离宿主组织与细菌的屏障结构。

上皮样细胞和多核巨细胞均来源于巨噬细胞。若慢性肉芽肿性炎症的发生与细胞介导免疫有关,则巨噬细胞在局部集中还与激活的T细胞分泌的淋巴因子——巨噬细胞趋化因子(macrophage chemotactic factor,MCF)及巨噬细胞抑制因子(macrophage inhibition factor,MIF)的作用有关。而且这些巨噬细胞还受巨噬细胞活化因子(macrophage activating factor,MAF)的作用,提高其吞噬活性。

4. 淋巴细胞 在上皮样细胞周围可见大量淋巴细胞浸润。

5. 成纤维细胞 结核结节周边有成纤维细胞及胶原纤维分布。

第四节 炎症的临床表现和结局

一、炎症的局部表现

炎症的局部表现以体表炎症时最为显著,常表现为红、肿、热、痛和功能障碍,其机制如下。

1. 红 是炎症病灶内充血所致,炎症初期由于动脉性充血,局部氧合血红蛋白增多,故呈鲜红色。随着炎症的发展,血流缓慢、淤血和停滞,局部组织含还原血红蛋白增多,故呈暗红色。

2. 肿　主要是渗出物，特别是炎性水肿所致。慢性炎症时，组织和细胞的增生也可引起局部肿胀。

3. 热　是动脉性充血及代谢增强所致，白细胞产生的白细胞介素 -1（IL-1）、肿瘤坏死因子（TNF）及前列腺素 E（PGE）等均可引起发热。

4. 痛　引起炎症局部疼痛的因素与多种因素有关。局部炎症病灶内钾离子、氢离子的积聚，尤其是炎症介质诸如前列腺素、5- 羟色胺、缓激肽等的刺激是引起疼痛的主要原因。炎症病灶内渗出物造成组织肿胀，张力增高，压迫神经末梢可引起疼痛，故疏松结缔组织发炎时疼痛相对较轻，而牙髓和骨膜的炎症往往引起剧痛。此外，发炎的器官肿大，使富含感觉神经末梢的被膜张力增加，神经末梢受牵拉而引起疼痛。

5. 功能障碍　如炎症灶内实质细胞变性、坏死、代谢功能异常，炎性渗出物造成的机械性阻塞、压迫等，都可能引起发炎器官的功能障碍。疼痛也可影响肢体的活动功能。

二、炎症的全身反应

炎症病变主要在局部，但局部病变与整体又互为影响。在比较严重的炎症性疾病，特别是病原微生物在体内蔓延扩散时，常出现明显的全身性反应。

1. 发热　病原微生物感染常引起发热（fever）。病原微生物及其产物均可作为发热激活物，作用于内源性致热原（endogenous pyrogen，EP）细胞，产生 EP，后者再作用于体温调节中枢，使其调定点上移，从而引起发热。

一定程度的体温升高，能使机体代谢增强，促进抗体的形成，增强吞噬细胞的吞噬功能和肝脏的屏障、解毒功能，从而提高机体的防御功能。但发热超过了一定程度或长期发热，可影响机体的代谢过程，引起多系统特别是中枢神经系统的功能紊乱。如果炎症病变十分严重，体温反而不升高，说明机体反应性差，抵抗力低下，是预后不良的征兆。

2. 白细胞增多　在急性炎症，尤其是细菌感染所致急性炎症时，末梢血白细胞计数可明显升高。在严重感染时，外周血液中常出现幼稚的中性粒细胞比例增加的现象，即临床上所称的“核左移”。这反映了患者对感染的抵抗力较强和感染程度较重。在某些炎症性疾病过程中，例如伤寒、病毒性疾病（流行性感冒、病毒性肝炎和严重急性呼吸综合征）、立克次体感染及某些自身免疫性疾病（如 SLE）等，血中白细胞往往不增加，有时反而减少。支气管哮喘和寄生虫感染时，血中嗜酸性粒细胞计数增高。

3. 单核吞噬细胞系统细胞增生　是机体防御反应的一种表现。在炎症尤其是病原微生物引起的炎症过程中，单核吞噬细胞系统的细胞常有不同程度的增生。常表现为局部淋巴结、肝、脾大。骨髓、肝、脾、淋巴结中的巨噬细胞增生，吞噬消化能力增强。淋巴组织中的 B、T 淋巴细胞也发生增生，同时释放淋巴因子和分泌抗体的功能增强。

4. 实质器官的病变　炎症较严重时，由于病原微生物及其毒素的作用，以及局部血液循环障碍、发热等因素的影响，心、肝、肾等器官的实质细胞可发生不同程度的变性、坏死和器官功能障碍。

三、炎症的意义

在炎症过程中，以血管系统为中心的一系列局部反应局限并消除损伤因子，同时也促进受损组织的愈合。液体的渗出可稀释毒素，吞噬搬运坏死组织以利于再生和修复，使致病因子局限在炎症部位而不蔓延全身。因此，炎症是以防御为主的天然的局部反应，一般而论，是对机体有利的。可以设想，如果没有炎症反应，细菌感染就无法控制，损伤永远也不能愈合，对机体将造成严重的危害。

但是在有些情况下，炎症又是潜在有害的。炎症反应是一些疾病的发病基础，严重的超敏反应炎症甚至可以威胁患者的生命。此外，特殊部位或器官所发生的炎症可造成严重后果，如脑的炎症可压迫生命中枢，声带炎症阻塞喉部导致窒息，严重的心肌炎可以影响心脏功能，此时，应使用抗炎症药物抑制炎症反应。

四、炎症的结局

在炎症过程中，如渗出和增生等抗损伤过程占优势，则炎症逐渐向痊愈方向发展；相反，如损伤性变化占优势，则炎症逐渐加重并可向全身扩散；若损伤和抗损伤变化暂时难分"胜负"，则炎症转变为慢性。

（一）痊愈

大多数炎症病变能够痊愈。

1. 完全痊愈　在炎症过程中，清除病因，溶解吸收少量的坏死物和渗出物，通过周围健康细胞的再生达到修复，最后完全恢复组织原来的结构和功能。

2. 不完全痊愈　如炎症灶的坏死范围较广，则由肉芽组织修复，留下瘢痕，不能完全恢复组织原有的结构和功能。

（二）迁延为慢性炎症

致炎因子不能在短期内清除或在机体内持续存在，而且还不断损伤组织，造成炎症过程迁延不愈，急性炎症转化为慢性炎症，病情时轻时重。

（三）蔓延扩散

在患者的抵抗力低下，或病原微生物毒力强、数量多的情况下，病原微生物可不断繁殖并直接沿组织间隙向周围组织、器官蔓延，或向全身扩散。

1. 局部蔓延　炎症局部的病原微生物可经组织间隙或器官的自然通道向周围组织和器官扩散，如肾结核可沿泌尿道下行播散，引起输尿管和膀胱结核。

2. 淋巴道扩散　急性炎症时，从血管渗出的含蛋白液体可通过淋巴液回流入血，借此可减轻或延缓水肿的发生。但在严重损伤的情况下，病原微生物可随淋巴液扩散，引起继发性淋巴管炎及所属淋巴结炎。例如足部感染时，下肢因淋巴管炎可出现红线，腹股沟淋巴结炎表现为局部肿大，并引起疼痛。淋巴道的这些变化有时可限制感染的扩散，但感染严重时，病原体可通过淋巴入血，引起血道扩散。

3. 血道扩散　炎症灶的病原微生物或某些毒性产物可侵入血液循环或被吸收入血，引起菌血症、毒血症、败血症和脓毒败血症等。

（1）菌血症：细菌由局部病灶入血，但全身并无中毒症状，从血液中可查到细菌，称为菌血症（bacteremia）。一些炎症性疾病的早期都有菌血症，如大叶性肺炎等。在菌血症阶段，肝、脾、骨髓的吞噬细胞可组成一道防线，以清除病原体。

（2）毒血症：细菌的毒素或毒性产物被吸收入血，为毒血症（toxemia）。临床上出现高热、寒战等中毒症状，同时伴有心、肝、肾等实质细胞的变性或坏死。严重时甚至出现中毒性休克。

（3）败血症：毒力强的细菌进入血中不仅未被清除而且还大量繁殖，并产生毒素，引起全身中毒症状和病理变化，称为败血症（septicemia）。患者除有严重的毒血症临床表现外，还常出现皮肤、黏膜的多发性出血以及脾和全身淋巴结肿大等。此时血液中常可培养出致病菌。

（4）脓毒败血症：化脓菌引起的败血症可进一步发展为脓毒败血症（pyemia）。此时除有败血症的表现外，同时还在一些器官（如肺、肾、肝等）形成多个脓肿。这些脓肿通常较小、较均匀散布在器官中。镜下，脓肿的中央及尚存的毛细血管或小血管中常见到细菌，说明脓肿是由栓塞与器官毛细血管的化脓菌所引起，故称之为栓塞性脓肿（embolic abscess）或转移性脓肿（metastatic abscess）。

第五章　水电解质代谢紊乱

水是机体的重要组成成分,人体几乎所有生命活动都需要水参与。机体内没有纯水,各种有机物和无机物以水为溶剂便构成了人体新陈代谢的基础,称为体液(body fluid)。体液中能够呈现离子导电性的物质称为电解质(electrolyte)。水、电解质、蛋白质等物质共同作用形成了体液的基本特征,包括毛细血管血压、胶体渗透压、晶体渗透压、组织静水压等。体液环境保持动态平衡,并受神经 - 内分泌系统的调节实现。饮食、疾病、运动等因素会导致细胞内外水的分布、电解质的成分以及酸碱度的改变,超过一定范围就会出现常说的水平衡紊乱、电解质紊乱和酸碱紊乱。一般情况下,各种紊乱之间联系紧密,相互影响。体液环境的紊乱会导致身体功能变化,运动中首先表现为运动能力的下降,严重者会危及生命。

第一节　水、电解质代谢平衡与运动

一、正常水、电解质代谢

(一)正常水的含量与分布

健康成年男性体液总量约占体重的 60%(女性约 50%)。细胞内液(intracellular fluid, ICF)约占体重的 40%,细胞外液(extracellular fluid, ECF)约占体重的 20%。细胞外液包括分布在心血管系统内的血浆和分布在细胞间隙中的组织间液(interstitial fluid, ISF),分别约占体重的 5% 和 15%,组织间液有极少部分分布于封闭的腔隙,如关节囊、颅腔、胸膜腔、腹膜腔,又称第三间隙液或跨细胞质(transcellular fluid)。还有少量的淋巴液和脑脊液。体液的含量与分布,与年龄、性别、胖瘦相关。新生儿的含水量达到体重的 77%,10~16 岁达到成人水平。正常人随着年龄的增加骨骼肌蛋白(含水量75%~80%)比例逐年减少,脂肪(含水量 10%~30%)比例增加,因此老年机体含水量逐渐降低,在水电解质代谢相关疾病过程中不耐受,而骨骼肌质量较大的运动员含水量更多,耐受能力较强,有的运动员一次运动可丢失 9L 汗液。

(二)水的主要功能

1. 物质代谢的载体　水是一切生化反应的场所,很多有机小分子或离子溶解于水中才能发挥作用。水同时参与能量代谢的水解、氧化、加氢等重要反应。

2. 调节体温　水的比热容较大,能吸收代谢过程中产生的大量热能,使体温不致升高太多;另一方面水可以将热量由深层运输至体表被汗液蒸发所消耗,1mL 水在 37℃下完全蒸发时,能吸收热能 0.58kcal(2.407kJ),因此水在维持产热和散热的平衡中起到重要作用。

3. 润滑作用　如唾液有助于食物吞咽、泪液有助于眼球的转动、滑液有助于关节活动、腹腔液和胸腔液能减少器官间的摩擦等。

4. 结合水的作用　水与蛋白质、黏多糖、磷脂等结合形成组织器官的功能结构基础。如血液的含水量为83%，大部分是游离水，流动性较强；心肌的含水量约79%，大部分以结合水的形态存在，因此结构坚实柔韧，易收缩和舒张，这就形成各部分形态和功能相适应的特点。

（三）正常体液的主要成分

体液的电解质成分主要包括 Na^+、K^+、Cl^-、Ca^{2+}、Mg^{2+}、HPO_4^- 以及有机酸和蛋白质等，分为有机电解质和无机电解质两类。细胞外液分为组织间液和血浆，主要离子（小分子）包括 Na^+、K^+、Ca^{2+}、Mg^{2+}、Cl^-、HCO_3^-、HPO_4^-、SO_4^{2-} 以及有机酸和蛋白质。两者的主要区别在于血浆有约7%的蛋白质，而组织间液仅有0.05%～0.35%。细胞内液中主要离子（小分子）包括 K^+、Na^+、Ca^{2+}、Mg^{2+}、HPO_4^{2-}、蛋白质、HCO_3^-、Cl^-、SO_4^{2-} 等。细胞内外阴离子、阳离子的总和以及内外总渗透压相等，正常状态下，细胞内、外离子电荷等量交换。例如，一定量的 Na^+ 流出细胞，则有等量的 K^+ 进入细胞。在水平衡紊乱、电解质紊乱和酸碱紊乱的情况下，水和电解质的分布紊乱是影响生命活动的重要因素。

（四）体液的特征

1. 电离电解质　在水溶液中或熔融状态下会产生自由离子，称为电离（ionization）。不同的电解质电离程度不同，如氯化钠完全溶解后在溶液中以等量的 Na^+ 和 Cl^- 存在，H_2CO_3 则少部分解离为 HCO_3^- 和 H^+，而葡萄糖则全部以分子形式存在。随着温度、酸碱度等因素的改变，电解质的解离程度也会有改变。体液中游离了大量的带电离子，这些离子通过吸收、排泄、转移等影响机体的稳态环境。

2. 血浆渗透压维持　体液总量和分布的平衡是保证机体基本功能的前提，机体通过渗透压感受器调节机体的水和电解质代谢，而渗透压就是指体液中电解质和蛋白微粒对水的吸引力。渗透压与单位体积溶液中粒子的数量成正比，与微粒大小无关。

（1）晶体渗透压：由晶体物质产生的渗透压，主要包括电解质、葡萄糖、尿素氮等。

（2）胶体渗透压：是由蛋白质产生的渗透压，包括不同分子量的蛋白质分子，主要指血浆胶体渗透压。

（五）体液和电解质的平衡与调节

1. 体液总量摄入和排出的平衡　体液中水和电解质的平衡是相互依存的，往往其中一个改变，另一方也会受影响而变化。消化道吸收、肾脏重吸收、体内代谢水是水的主要来源，水排出主要通过尿液、粪便、汗液和呼吸蒸发完成；正常情况下所有的电解质都需要从饮食中获取，电解质的排出主要通过尿液、粪便、汗液排出。

（1）消化道摄入：消化道是每天摄入水的主要部位，也是粪便排出水分和电解质的主要部位。消化道每天促进食物消化吸收会产生消化液约8.2L，这些液体发挥作用后会被重新吸收，如果在腹泻、呕吐等消化液大量丢失的情况下会导致消化液中水和电解质的丢失，继而发生紊乱。

（2）肾脏重吸收与排泄：肾脏是机体最重要的水电解质平衡的调节器官，它受下丘脑的神经和激素调节。细胞外液渗透压和容量的变化引起渗透压感受器和容量感受器的信号变化，下丘脑接收信号后调节垂体分泌激素从而调整肾脏的重吸收水量与电解质等物质，最终影响排出的尿量和电解质量。一般情况下，肾小球每天滤过 180～190L 液体，滤液中的尿素、钾、磷酸盐、碳酸盐、氨浓度远高于血浆，之后经近曲小管、髓袢、远曲小管、肾小管末端、集合管等部位后，大部分水、Na^+、Cl^- 被吸收，其余物质被不断浓缩后储存在膀胱中，积累到一定量排出体外。

正常的尿液含 95% 的水，不含葡萄糖和蛋白质，尿素为 2%，肌酐为 0.075%，尿酸为 0.05%，以及少量的 Na^+、K^+、NH^{3+}、Ca^{2+}、Mg^{2+}、Cl^-、PO_4^{3-}、SO_4^{2-}。电解质紊乱后，机体有可能出现尿量减少、尿中出现葡萄糖和蛋白质以及电解质成分的改变，例如摄入食盐过少后，会出现尿液中低 Na^+，甚至不含 Na^+ 的情况，直到摄入钠正常。机体通过控制电解质的重吸收量（排泄量）达到控制机体水电解质平衡的目的。

2. 血浆和组织间液的平衡　毛细血管和组织经过组织间液持续进行着相对稳定的物质交换（图 5-1）。血液的压力主要包括毛细血管静水压和血浆胶体渗透压。组织液的主要压力包括组织液胶体渗透压和组织液静水压。一般情况下，血液和组织液的总渗透压一致，液体交换保持平衡，二者平衡打破后，体液会出现净流动。例如，血管紧张导致血压升高，过量血液流经组织，而毛细血管静脉端和淋巴管来不及回收，则有可能出现组织局部水肿。

滤过压 =（毛细血管静水压 + 组织胶体渗透压）-（血浆胶体渗透压 + 组织液静水压）

滤过压大于零，毛细血管液体进入组织液，反之则流入血液。正常情况下滤过压大于零，多出的组织液会经淋巴管回流入血。

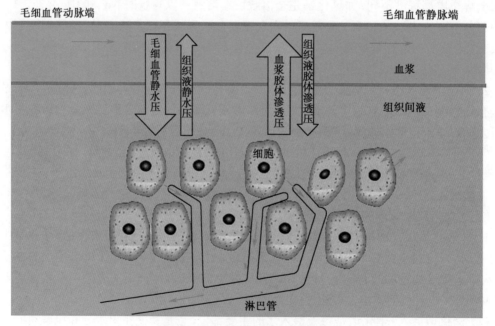

图 5-1　组织局部液体交换示意图

3. 细胞外液和细胞内液的平衡　细胞的生活环境就是细胞外液，细胞需要从细胞外液获取营养物质并将代谢废物排出到细胞外液，保持细胞内代谢环境的动态平衡。由于细胞膜是半透膜，水、二氧化碳（carbon dioxide, CO_2）、氧（oxygen, O_2）、尿素能自由通过，细胞内高浓度的营养物质和代谢产物也具有较好的通透性，但仅在细胞受到刺激时才会开放阳离子通道。

正常情况下,为维持细胞正常形态和功能,细胞外液和细胞内液的渗透压是相等的。细胞外渗透压 > 细胞内渗透压,细胞失水皱缩,细胞功能抑制;细胞外渗透压 < 细胞内渗透压,细胞吸水膨胀,影响组织、器官功能;正常情况下,当细胞外液电解质和水流失,则机体会通过调整细胞内外水和电解质的流动控制平衡。

细胞外(内)液总渗透压 = 细胞外(内)液渗透压浓度 × 细胞外(内)液容量

4. 渗透压和细胞外液调节机制　机体对自身的水和电解质丢失具有自动调节能力,是通过调节细胞内外水的容量,继而影响渗透压的大小(图 5-2),主要包括以下调节途径。

(1)刺激口渴中枢,调控饮水量:血浆晶体渗透压升高、血容量等因素会刺激口渴中枢,导致饮水增加,反之则减少。一般血浆晶体渗透压 295mOsm/(kg·H₂O) 为口渴刺激阈值,当其升高 2%～3% 时,才会产生渴觉,一般情况下,身体丢失 1.5～2.0L 的水分后才会口渴,所以运动员感到口渴时已经非常缺水了。

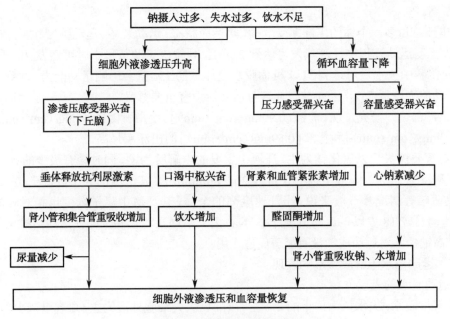

图 5-2　细胞外液调节机制

(2)抗利尿激素(antidiuretic hormone,ADH)调控肾脏重吸收水分:ADH 产生于下丘脑,储存于垂体,作用于肾小管的末端。当细胞内外晶体渗透压、循环血量、动脉压发生改变都可能影响 ADH 释放。运动导致机体脱水,血浆渗透压升高,引起渗透压感受器兴奋,刺激垂体分泌较多的 ADH,ADH 促使肾小管和集合管部位重吸收水增多,同时排出一些 Na⁺ 等电解质,因此运动中或运动后导致尿液颜色较深,尿液颜色越浅说明机体含水量越正常。血浆晶体渗透压调节 ADH 的关系:当 <285mOsm/L 时,ADH 完全被抑制;而其 >285mOsm/L 时,ADH 的分泌量与渗透压的升高呈正相关。血浆晶体渗透压升高 2%～3% 才对口渴有刺激作用,而升高 1%ADH 就会分泌增加。因此当人感觉口渴前,机体已经在增加肾小球滤过液的重吸收,尿液已经被浓缩。

(3)肾素 - 血管紧张素 - 醛固酮系统(renin-angiotensin-aldosterone system,RAAS):肾素

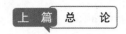

(renin)是一种水解酶,它能够分解血管紧张素为血管紧张素Ⅰ(angiotensinⅠ,AGⅠ),AGⅠ转换为AGⅡ(angiotensinⅡ,AGⅡ)和AGⅢ(angiotensinⅢ,AGⅢ)。AGⅡ和AGⅢ能使血管收缩,血压升高,刺激肾上腺分泌醛固酮(aldosterone,ALD),刺激ADH释放,刺激口渴中枢。因此,肾素-血管紧张素-醛固酮系统在调节细胞外液容量的过程中有重要作用。

二、运动中水电解质紊乱的病因

(一)运动中水电解质代谢特点

1. 出汗率高 人体代谢的能量有20%～40%可以转化为机械能,其余60%～80%转化为热能,而在体育运动中产生的热能可达到正常状态的20倍。如果机体不能有效降温,则会面临中暑、热衰竭等问题,严重者会死亡。假如一个人慢跑1h,消耗800kcal热量,其中75%(600kcal)以热能形式散失。皮肤每蒸发1L汗液散失620kcal能量,则每小时至少需要蒸发接近1L的汗液,在湿热、紫外线强度高的环境下则会蒸发更多的汗液。一般男性较女性出汗率高。

2. 出汗总量多 个体的出汗率受气候、热适应状态、运动装备、运动强度和持续时间等影响。大强度运动过程中汗液蒸发可达到2～7L,马拉松运动员每小时可蒸发2L汗液,一次马拉松比赛中失水量可达到5L。机体脱水达体重的1%就会影响运动能力,达到体重的2.5%,运动能力降低56%,因此及时补液对运动能力有重要意义。

3. 出汗部位 研究发现,前额[0.99mg/(cm²·min)]、手指背侧[0.62mg/(cm²·min)]、上背部[0.59mg/(cm²·min)]和背部[0.59mg/(cm²·min)]的出汗率最高。

4. 电解质流失 以氯化钠为主,汗液中主要的电解质为钠,同时含有极少的钾、钙、镁氯化物、碳酸氢盐等。汗液中钠的含量为20～80mmol/L,其浓度的大小取决于摄入量、排汗量、热适应等情况。一般来说,出汗速度高的个体,其汗液中离子浓度也相对较高。18岁以上运动员较18岁以下运动员出汗率、Na^+丢失率均显著较高。即使运动员排出的钠较多,但是高钠摄入对运动成绩没有显著促进作用。

(二)运动与水电解质紊乱的表现

1. 运动脱水的表现

(1)轻度脱水:失水量为体重的2%左右时,以丢失细胞外液为主,血容量减少,出现口渴、尿少、尿钾丢失。

(2)中度脱水:失水量达体重的4%左右时,细胞内、外液的丢失程度相当,生理上心率加快、体温升高、血压下降,继而引起烦躁不安、精神不集中、软弱无力、声音嘶哑、皮肤黏膜干燥、尿量减少、严重口渴等症状。

(3)重度脱水:失水量达体重的6%～10%时,主要丢失细胞内液,可出现皮肤弹性降低、呼吸加快、肌肉抽搐,甚至昏迷,严重威胁生命;血容量减少在10%以内,血压尚可维持;血容量减少在10%～25%,则可出现体位性低血压;血容量进一步减少,卧位时血压不能维持正常,出现休克、循环衰竭、少尿、无尿,以致肾衰竭。

2. 脱水时的运动表现 运动员脱水时,最大摄氧量减少和维持最大摄氧量的时间明显缩短。但脱水对运动能力的影响与运动员的适应状态有关。一般训练水平的运动员,当失水量为体重的2%～3%时,即可影响循环系统的功能和体温调节能力,运动能力和最大摄氧量也受到明显影响,如运动能力就会下降。然而对高水平已有适应能力的运动员,当失水量达体重的 5% 时对运动能力也可无显著的影响。运动员长期处于热环境中运动可产生一定适应性,耐力训练可使细胞内液及血浆容量增加。因此一定的高温、高湿环境训练可以使机体对热的反射性调节功能逐步完善,各生理功能达到新水平的一系列热适应,即热习服(heat acclimatization)。

3．肾素-血管紧张素-醛固酮系统 也参与运动中水电解质的调节。调节机制见图 5-2。

(三)运动中水电解质紊乱的原因和机制

1．水大量丢失 运动中人体几乎所有散热都通过汗液蒸发来完成,细胞代谢产生的热量通过体液对流进入血液,血液循环到皮肤毛细血管,此时皮肤表面蒸发汗液降低皮肤温度,因此血液被冷却。一般情况下,外界环境越热,丢失的水分越多,如夏季进行马拉松比赛时运动员水分丢失是常见运动意外事故。

2．水的摄入不足 运动中水的丢失导致流到皮肤的血液减少,进而导致汗液的减少,而水的摄入不足加剧了血容量的降低。

3．电解质丢失 汗液中含有多种电解质,但是以 Na^+ 和 Cl^- 为主,虽然汗液中的电解质含量较血浆低很多,但是在持续运动使大量汗液丢失的情况下,仍然会影响机体的电解质平衡。运动丢失的电解质往往会导致高渗性脱水,口渴感增强。细胞外液和血容量降低导致渗透压感受器兴奋,促使垂体释放 ADH,进而促进肾小管和集合管重吸收水分增加,尿量明显减少。

4．电解质补充不足 机体的钠代谢具有延迟性,机体初期缺钠时仍然会排出部分钠,当机体进行剧烈运动时电解质大量流失,机体的自我调节系统很难及时维持血钠的稳定。因此,在出现钠代谢紊乱前,适量补充电解质和水是非常必要的,能更快地维持血钠浓度。

(四)运动中水电解质代谢紊乱的处理

1．提前预防运动中水电解质紊乱 水电解质代谢紊乱具有较大的个体差异,且在不同的运动环境中水和电解质的丢失比例也不同,因此根据自己的代谢特点有计划地补充水和电解质,可以让身体处于良好的水合状态。

补液计划的制订:①称量运动前的净体重(g);②记录运动时间(min);③擦干身上汗液,称量运动后的净体重(g);④丢失的水分＝运动前的净体重－运动后的净体重;⑤补液速度＝(运动前的净体重－运动后的净体重)/运动时间;⑥建议补液频率为 10～20min,补液量＝补液速度×补液间隔。

2．补液 在身体水分含量较低的情况下,运动员不可能体现最佳的运动表现和能力水平,必须制订个性化的方案,在训练时维持最佳的水分含量。但是很多时候,运动员不能及时获得液体补充,即使运动中有机会补液,一般在感到口渴前也不会饮水。补液计划的有效执行是保持运动能力的关键,因为感到口渴时身体已经丢失 1%～2% 的体液,运动能力已经下降,继续运动时补液的速度几乎不可能赶上丢失的速度。

3．适当降温 运动中汗液蒸发能带走约 75% 的热量,及时补充体液是降温的最好方式。如果不补充液体,血容量将逐步下降,出汗速度随之下降,体温会以 0.6℃/5min 的速度快速上升,而人体能承受的温度上限为 43.3℃,在这之前机体已经出现热衰竭、热痉挛、中暑等症状。另外,在干燥炎热的环境中运动,向身体和头部适量洒水有助于机体降温。穿速干且透气的运动装和运动鞋也是加快降温的有效手段。

4．补充电解质 虽然很多高水平运动员比赛中几乎不会额外摄入电解质,但是针对大

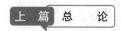

部分人群的研究显示,补充电解质能够维持运动能力,延缓疲劳的发生。补充电解质的量没有一个确切值,一般为 40～60mmol/L,或者补充使用过的商业化盐片或运动饮料。一般情况下补水、补碳水化合物和电解质同时进行,因为碳水化合物有利于氯化钠快速吸收并循环到需要的部位。建议补充 6%～7% 浓度的碳水化合物液体,因为碳水化合物和电解质浓度略低于血浆浓度有利于其快速吸收。

5.调整运动强度 运动中的电解质紊乱出现得比较晚,一般在丢失 1.5～2L 时才会有生理感觉,因此一旦出现口渴、乏力、痉挛等症状要及时降低强度,防止严重电解质紊乱的发生。

(五)运动中水电解质紊乱的分类

1.脱水(dehydration) 指人体由于饮水不足或病变消耗大量水分,未能及时补充,导致细胞外液减少而引起新陈代谢障碍的一组临床综合征,一般脱水时丢失的都是细胞外液,而细胞外液主要的离子为 Na^+,因此脱水常伴随钠的丢失。临床上常根据血清钠浓度的高低将脱水分为等渗性脱水、低渗性脱水和高渗性脱水 3 种类型(表 5-1)。

表 5-1 脱水类型比较

比较项目	等渗性脱水	低渗性脱水	高渗性脱水
病因	失水 = 失钠	失水 < 失钠	失水 > 失钠
血清钠浓度	>130mmol/L, <145mmol/L	<130mmol/L	>145mmol/L
血浆渗透压	>280mmol/L, <328mmol/L	<280mmol/L	>328mmol/L
口渴感觉	有	无	明显
肌肉痉挛	有	有	无
皮肤弹性	中度差	极差	轻微差
体温	正常或稍低	正常或稍低	升高
血压	降低	降低,严重者休克	正常,严重者下降
尿量	减少	正常,严重者减少	很少
尿钠	减少	明显减少	正常
细胞外液量	丢失中	丢失多	丢失少

2.水中毒(water intoxication) 又称为低渗性水过多,是指进入机体的水量超过机体的排水量,细胞外液量增加,血浆和组织间液的电解质和蛋白质等溶质被稀释,血浆渗透压降低,水分向细胞内转移。由于水容量的扩张,溶质的稀释和细胞内水肿,表现为稀释性低钠血症(Na^+ 浓度 <135mmol/L),详细介绍见本章第二节高容量性低钠血症部分。

3.水肿(edema) 是指组织间液的异常增多,临床上表现有凹陷性水肿,严重时可有腹水、胸腔积液、心包积液。水肿的概念与水中毒不同,前者主要是指组织间液的异常增多,以局限性组织间液增多为主要临床表现;后者则指总体液,特别是细胞内液的全身弥漫性增多,以低渗血症为主要临床表现。

(1)原因和机制

1)毛细血管、组织间液、细胞内液、淋巴液间的平衡失调:促进液体从毛细血管进入组织间液的毛细血管血压和组织液静水压之差，即有效流体静压，影响组织液生成；促进液体从组织间液进入毛细血管的血浆胶体渗透压和组织胶体渗透压之差，即有效胶体渗透压，它与淋巴回流影响组织液回流。

$$有效流体静压 = 毛细血管血压 - 组织液静水压$$
$$有效胶体渗透压 = 血浆胶体渗透压 - 组织胶体渗透压$$

以上单个或多个因素发生变化均可能导致水在组织间潴留，发生水肿。

毛细血管流体静压升高（血压）：在有效胶体渗透压不变或减少、淋巴回流不变或减少的情况下，易导致液体潴留在组织，多见于充血性心力衰竭、血栓导致的毛细血管流体静压增高。

血浆胶体渗透压降低：血浆蛋白含量减少导致血浆胶体渗透压降低，有效滤过压增大，液体流向组织间，组织液来不及回流则发生组织水肿，常见于蛋白质合成障碍、蛋白质流失等原因。

微血管管壁通透性增加：毛细血管对蛋白质限制进出，一旦血管壁通透性改变，蛋白进入组织液，有效胶体渗透压下降，液体无法正常回流，导致水潴留，常见于炎症反应、烧伤、冻伤、化学伤害以及蚊虫叮咬等。

淋巴回流障碍：正常状态下，每小时有120mL液体经淋巴系统进入血液循环，一旦淋巴回流障碍，液体便会潴留组织，常见于恶性肿瘤、淋巴结摘除、丝虫病等。

2）机体与外界液体交换失衡：机体摄入的水经过消化道的吸收进入循环中，肾小球每天滤过的原尿有170～180L，但是当原尿流经近曲小管时主动吸收60%～70%，流经远曲小管和集合管时又重吸收剩余的大部分，仅有0.5%～1%被排出体外，包括部分电解质和废物。当这个过程受到破坏，有可能出现组织水肿。

肾小球滤过率下降，重吸收水增加，尿液减少，常见于肾小球肾炎，充血性心力衰竭和肾病综合征引起的循环血流量减少。

原发性近曲小管重吸收增多，常见于心房钠尿肽（atrial natriuretic peptide，ANP）分泌减少、肾小球滤过分数增加等因素。

肾脏激素调节异常，包括醛固酮或ADH分泌促进肾小管和集合管重吸收钠、水增加，或者醛固酮体内无法灭活，在体内持续发挥作用。

3）运动引起的荨麻疹（urticaria）：剧烈运动可导致荨麻疹，是由于皮肤、黏膜血管反应性扩张及渗透性增加而产生的一种局限性水肿反应，具体为皮肤和黏膜局部微血管扩张和微血管壁通透性增加，导致液体潴留，表现为皮肤较松弛的部位突然发生局限性水肿，如眼睑、口唇、外生殖器等。

（2）对机体的影响及症状：①组织水肿使细胞和毛细血管的距离加大，增大了营养物质到达细胞的距离，且部分组织间液压力增大，导致毛细血管被挤压，营养物质无法被利用。②水肿影响多个器官功能。例如，脑水肿引起颅内压升高，出现头痛、呕吐加重、躁动不安，嗜睡甚至昏迷；下肢淋巴回流引起水肿，出现肢体肿胀，皮肤增厚、粗糙，坚如象皮，故又称"象皮肿"。

（3）防治原则：水肿因素较多，没有明确的治疗方法，一般首先找到水肿病因，治疗原发病。

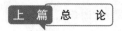

第二节　钠代谢障碍

一、正常钠代谢

（一）钠的分布与含量

正常人体含钠量为 40～50mmol/kg（0.92～1.15g），其中 44% 在细胞外液，47% 在骨骼中，骨骼中约 1/3 的钠盐可交换用来维持钠盐平衡。正常血清钠浓度为 135～145mmol/L，细胞内液相对较低，神经细胞和横纹肌细胞内钠含量最低，仅为 10mmol/L。细胞膜上具有腺苷三磷酸（ATP）活性的大分子蛋白可以将细胞膜内的 Na^+ 转移到细胞膜外，将膜外的 K^+ 转移到膜内，以此维持细胞膜内外 Na^+、K^+ 的平衡，称为钠钾泵（sodium-potassium pump），简称钠泵。每消耗 1 分子 ATP，可以将 3 个 Na^+ 从细胞内泵到细胞外，而将 2 个 K^+ 和 1 个 H^+ 由细胞外泵到细胞内。当细胞内外离子浓度变化可竞争性改变进入细胞 K^+ 和 H^+ 的比例，导致 H^+ 进出细胞比例改变，进而引起酸中毒或碱中毒。

（二）钠的生理作用

1. 构成细胞外渗透压的主要离子　血浆中的晶体渗透压取决于血浆中 Na^+、K^+、葡萄糖、尿素等物质。Na^+ 渗透压占血浆渗透压的 90%，因此 Na^+ 渗透压几乎可以代表血浆晶体渗透压。

2. 组成体液　缓冲系统体液中缓冲酸碱平衡的主要是碳酸氢盐，而在碳酸氢盐中主要的阳离子就是 Na^+。

3. 肌肉动作电位的基础　Na^+、K^+、HCO_3^-、Ca^{2+}、Mg^{2+}、H^+ 等共同维持神经肌肉的兴奋性，其中神经肌肉的兴奋性与前 3 个离子浓度之和与后 3 个离子浓度之和的比成正比（∝：成正比）。骨骼肌受到刺激后，细胞外液的 Na^+ 进入细胞形成动作电位，引起肌肉收缩并传导到下一个细胞。血浆 Na^+ 浓度越高，其进入细胞的速度越快，去极化速度加快，兴奋幅度加强，传导性加强。

$$神经肌肉兴奋性 \propto \frac{[Na^+]+[K^+]+[HCO_3^-]}{[Ca^{2+}]+[Mg^{2+}]+[H^+]}$$

公式中"分母"起抑制作用，"分子"起兴奋作用，各离子的数量关系最终体现在神经肌肉兴奋性上。

4. 维持心肌兴奋　心肌的兴奋性受如下离子的影响，Na^+、Ca^{2+}、HCO_3^- 起兴奋作用，K^+、Mg^{2+}、H^+ 起抑制作用。

$$心肌兴奋性 \propto \frac{[Na^+]+[Ca^{2+}]+[HCO_3^-]}{[K^+]+[Mg^{2+}]+[H^+]}$$

Na^+ 浓度的增加使自身进入心肌细胞的速度加快，从而使心肌的刺激阈值降低，心肌兴奋性提高。

（三）钠的摄入与排出

1. 钠的来源　机体钠的主要来源包括饮食和消化液（各种消化液含钠量见表 5-2）的重吸收。《中国居民膳食指南（2022）》推荐每天摄入食盐不超过 6.0g，《美国居民膳食指南》推荐每天摄入食盐不超过 5.84g，这是针对普通人群而言。运动员在高温高湿或大强度运动时钠的丢失会高于每天摄入量，因此运动员的钠盐摄入量可个性化增加。

2. 钠的排出　机体多余的钠主要通过肾脏排出，少部分通过汗腺和肠道排出。①肾脏排出的钠主要是 $NaCl$，其次为 $NaHCO_3$、Na_2HPO_4 等。肾脏的滤液在近曲小管重吸收 $60\%\sim70\%$，髓袢的粗部吸收 20%，远端肾小管吸收 12%。远端肾小管是调节机体钠的主要部位。汗液中的钠含量为 $20\sim80mmol/L$，其影响因素较多，个体差异较大。消化液含有部分钠，几乎所有的钠都会被再次吸收。

表 5-2　各种消化液含钠量

消化液	含钠量 /(mmol·L^{-1})	分泌量 /(mL·d^{-1})	含钠总量 /mmol
唾液	9	1 500	13.5
胃液	$10\sim115$	2 500	$25\sim287$
胰液	$115\sim150$	700	$80.5\sim105$
胆液	$130\sim160$	500	$65\sim80$
小肠液	$85\sim150$	3 000	$255\sim450$

（四）钠代谢的调节

1. 肾脏的调节　肾脏对钠代谢的调节作用非常显著，机体钠过多时可排出数十克，机体摄入钠过少时，由于机体的钠代谢具有延迟性，缺钠初期时仍然会排出部分 Na^+，然后一段时间内几乎不排出 Na^+，直至钠摄入正常一段时间后。因此，在运动中即使肾脏调节能力很强，但是血液中的钠和水也来不及补偿循环中丢失的钠，补充 Na^+ 是有效的缓解钠紊乱的手段。肾小球每天滤过的钠有 2.5mol（约 57g），但是近曲小管始终以等渗液的形式重吸收 67%，称为肾小球 - 肾小管平衡，简称球 - 管平衡。

2. 肾素 - 血管紧张素 - 醛固酮系统　肾素是一种水解酶，能够分解产生自肝脏的血管紧张素原，从而形成 AGⅠ，AGⅠ刺激肾上腺髓质使其分泌肾上腺素，肾上腺素促进血管收缩，血压升高，最终降低肾素分泌。AGⅠ在血管紧张素转换酶（angiotension converting enzyme，ACE）的作用下，形成 AGⅡ。AGⅡ在氨基肽酶（aminopeptidase）的作用下，转变为 AGⅢ。AGⅡ及 AGⅢ皆有很强的生物活性。AGⅡ的作用：①使血管平滑肌收缩、致血压升高，减少肾素分泌；②刺激肾上腺皮质球状带，促进醛固酮的合成及分泌，促进肾小管和集合管对钠、水的重吸收；③刺激 ADH 分泌，促进肾小管和集合管对钠、水的重吸收，使尿量减少；④刺激口渴中枢，引起口渴。AGⅢ在血中的含量仅为 AGⅡ的 20%。

3. 其他因素对钠的调节作用　ADH 可影响髓袢的粗部对钠的重吸收，同时也促进集合管对水的重吸收。心房钠尿肽、糖皮质激素、甲状腺素、甲状旁腺素都对钠具有一定调节作用。

二、低钠血症

血浆中 Na^+ 浓度低于正常水平，称为低钠血症（hyponatremia），血浆 Na^+ 浓度 <135mmol/L，血浆渗透压 <290mmol/L，钠总量不变或增多。低钠血症仅表示血清 Na^+ 浓度低于正常水平，不一定真正合并机体总钠含量的下降。根据发病的急缓，可分为急性低钠血症和慢性低钠血症，前者是指 48h 内，血清 Na^+ 浓度降至正常水平以下，否则为慢性低钠血症。马拉

松运动员低钠血症的发病率为3%～28%，三项全能中发病率为23%～38%，单级超马拉松的发病率为4%～51%，其中大多数人症状轻微或无症状。恶心、头晕、全身乏力、嗜睡和抽筋等症状在马拉松比赛中和比赛后普遍存在。

（一）低容量性低钠血症

低容量性低钠血症（hypovolemic hyponatremia）又称缺钠性低钠血症，临床可以分为急性低容量性低钠血症和慢性低容量性低钠血症，两者原因、病理生理以及临床表现相似，但后者多发病速度较慢、程度较轻，多见于各种慢性消耗性疾病，或急性疾病出现慢性化的过程中，或长期利尿的患者。

1. 原因和机制

（1）消化液急性丢失：如呕吐、腹泻、手术后引流等，消化液中的Na^+浓度接近血浆，因此大量消化液的丢失后机体代偿较慢，补充不及时，易发生低钠血症（图5-3）。

（2）长时间运动或重体力活动引起大量排汗后，若仅大量补充水，血液被稀释，易引起低钠血症。值得注意的是，部分运动员（马拉松）在比赛前即有低钠血症的情况。

（3）肾脏病变引起排钠、排水增多。

（4）糖尿病等慢性消耗性疾病：血糖过高超过肾小管吸收能力，肾小管液中的葡萄糖形成高渗透压，影响肾小管的水、钠再吸收，故排出大量水和钠，加之水分和钠补充不足，易引起低钠血症。

（5）过量引流积水：多种疾病可导致胸腔和腹腔积水，过量积水释放后，补充不及则易发生低钠血症。

（6）药物使用：如经常使用非甾体抗炎药（nonsteroidal anti-inflammatory drug, NSAIDs），包括阿司匹林、布洛芬等可利尿药物。

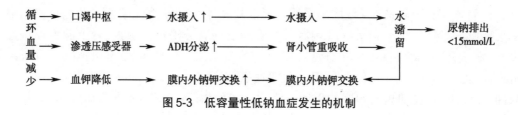

图5-3 低容量性低钠血症发生的机制

2. 对机体的影响及症状

（1）影响渗透压和血容量：细胞外液渗透压降低，下丘脑渗透压感受器将信号传导到垂体，ADH分泌减少，肾排水增多，细胞外渗透压逐步恢复，但是也进一步导致血容量的下降，血液静水压下降，同时胶体渗透压相对升高，因此细胞外液进入血管，细胞外液明显减少。之后，细胞外液的减少引起肾脏排水减少，血钠浓度再次下降，细胞吸水。如果没有及时补充钠或过量补充低渗水，则血容量持续下降，影响多器官的血液供应，严重时出现脑水肿的相关症状和心律失常。循环系统症状主要表现为血容量改变引起的起立性昏倒和直立性低血压。

（2）影响神经肌肉传导：细胞膜内外存在内负外正的电位差，Na^+的丢失减弱了它们之间的电位差，当细胞受到刺激时细胞膜内外两侧的电位极性发生短暂倒转，电位差减小后导致离子内外转移速度降低，继而影响兴奋传导的效率。神经系统主要表现为易疲倦、表情淡漠、食欲缺乏、无神、头痛、视物模糊等。

（3）影响骨骼：人体约 1/3 Na^+ 储存在骨基质中，当血液中 Na^+ 浓度降低时，大量的 Na^+ 可以在短时间内释放进入血液循环维持机体内环境的稳定，Na^+ 释放入血的同时会加速骨钙的流失，特别是慢性低容量性低钠血症可能会引起骨质流失。

（4）影响其他电解质：钠以化合物的形式流失，因此 Na^+ 流失同时对应的阴离子，如 Cl^-、HCO_3^- 离子等也按比例流失，可能同时出现低氯血症、低 HCO_3^- 血症以及酸中毒等。

（5）其他：长时间高强度运动导致钠离子紊乱可能会引发骨骼肌一系列电解质异常、组织缺氧、毛细血管通透性增加等，导致运动性横纹肌溶解症。一般血清 Na^+ 浓度 <125mmol/L 时可出现明显症状，<110mmol/L 时危及生命。

3．防治原则

（1）补水和补钠兼顾：对于轻度和中度急性低容量性低钠血症，需要根据现阶段血浆钠、水平补充失去的钠量；对于重度急性低容量性低钠血症，则必须同时给予淡盐水和胶体溶液。

（2）循环功能稳定的患者，应该逐步补充水和钠，防止循环稳定性被破坏。

（3）机体缺乏钠后的平衡过程需要一定时间。短时间缺钠受肾脏、骨骼钠释放过程影响，血浆钠水平可趋于正常。若出现血浆钠明显降低，则说明可能处于重度缺钠状态。

（4）低钠血症常伴随低钾血症，因此所有低钠血症患者都应该首先补充钾，在血钾水平 <4.2mmol/L 时必须补充 K^+，防止补充钠后钠泵活性增强，促进 K^+ 和 H^+ 向细胞内转移，结果导致低钾血症进一步加强。另外，血镁水平在正常值水平的低限时就应该补充。

（5）慢性低容量性低钠血症患者机体实际丢失的钠量更大，故补充量大约为常规补充量的 2 倍，补充速度较急性稍缓。

（二）高容量性低钠血症

高容量性低钠血症（hypervolemic hyponatremia）又称稀释性低钠血症，是指机体含钠量正常或增高，细胞外液增多引起的低钠血症，可分为慢性高容量性低钠血症（chronic hypervolemic hyponatremia）和急性高容量性低钠血症（acute hypervolemic hyponatremia）。两者的病因、病理生理、临床表现和治疗皆相似，都是由于过量摄入水，无法正常排出体外造成的。慢性高容量性低钠血症常见于慢性呼吸衰竭、慢性心功能不全或肝硬化腹水患者，由于机体的长期适应，水肿等临床症状较轻，治疗时需严格限制饮水，同时缓慢补充 Na^+ 和 K^+，否则容易导致复合型紊乱。急性高容量性低钠血症又称水中毒。运动中常出现的高容量性低钠血症一般在大量补液后发生。

1．原因和机制　主要原因是过多的水潴留在体内，细胞内、外液均增加，引起器官的功能障碍。

（1）摄入水过多：多见于运动后大量摄入纯净水（低渗水），或精神性饮水增加，肠道无盐水灌肠导致的消化道吸收水过多等。研究发现，运动中过量补水导致低钠血症的发病概率较低。

（2）水排出减少：常见于心力衰竭引起的排水减少，发病率为 5%～30%；肝硬化引起的醛固酮、抗利尿激素灭活减弱，持续作用于肾脏排水减少；慢性肾衰竭患者肾单位逐渐丢失，肾小球滤过率下降，肾小管和集合管的重吸收增多，肾脏排水减少，发生水钠潴留。

2．对机体的影响及症状

（1）循环系统：细胞外液量明显增加，血液稀释，多伴有肺水肿和肢体水肿。

（2）中枢神经系统：细胞外液体的增多，引起颅内压升高，往往会引起中枢神经系统的症状，包括头昏眼花、恶心、虚弱无力、心率加快、意识障碍、昏迷等症状。

（3）慢性高容量性低钠血症：轻度仅出现体重增加或随着血浆渗透压的下降呈现不同的临床表现，包括疲倦、恶心、食欲减退、皮下组织水肿等症状；中度出现头痛、嗜睡、神志不清等精神问题；重度会出现抽搐和昏迷。

3. 防治原则

（1）预防为主，急性高容量性低钠血症多由于补液、补钠或治疗不当引起，应该在治疗前充分预防。

（2）饮水量要小于排出量。

（3）可补充 3%～5% 的 NaCl 溶液，并结合钾的补充。

（4）严重患者采用药物治疗。

（三）转移性低钠血症

转移性低钠血症是原发性疾病引起的细胞内 K^+ 外移和细胞外 Na^+ 内移，常见于低钾血症、碱中毒、高钾性肌肉麻痹等。治疗方式一般促进 K^+ 向细胞内转移。

（四）无症状性低钠血症

无症状性低钠血症常见于正常妊娠和慢性消耗性疾病，主要症状为持续一段时间的轻微低钠血症，无其他低钠血症的表现，一般不需要治疗，一段时间后会恢复。

（五）假性低钠血症

假性低钠血症是指血浆中一些固体物质增加，如血脂 > 10g/L、总蛋白量 > 100g/L。单位血浆中水的含量减少，而 Na^+ 仅能溶解于水，结果导致血浆 Na^+ 浓度相对下降，若去除这些固体物质，则 Na^+ 浓度恢复正常。假性低钠血症常见于高脂血症、高球蛋白血症、注射高张葡萄糖溶液以及滴注甘露醇溶液。该型低钠血症不需要治疗。

三、高钠血症

高钠血症是指血清钠浓度 > 145mmol/L，机体总钠水平可增高、正常或减少。高钠血症可分为高容量性高钠血症、低容量性高钠血症和转移性高钠血症。一项针对超级马拉松的研究发现，高钠血症的发病率可能比低钠血症高 3 倍，可能原因是口渴反射减弱，饮水不足导致。

（一）高容量性高钠血症

高容量性高钠血症指血清钠浓度升高，机体钠含量增多，伴细胞外液容量增加的病理生理状态。

1. 原因和机制

（1）医源性原因：补充钠盐较多，肾脏排出钠盐较少，常见于治疗代谢性酸中毒时应用碳酸氢钠过多；在治疗低钠血症时使用生理盐水浓度过高，或输入过多。

（2）内分泌改变：应激刺激、下丘脑和垂体激素分泌异常以及肾上腺疾病引起的醛固酮、肾上腺皮质醇等激素分泌异常。醛固酮作用于肾小管，使钠潴留，排钾增加。库欣综合征（Cushing syndrome，CS）典型症状有高钠血症。

2. 对机体的影响及症状

（1）神经系统：急性高钠血症主要表现为神经系统异常，脑细胞脱水引起的神志恍惚、乏力、头痛、易兴奋，严重时出现震颤、昏迷，甚至死亡。

（2）循环系统：血压明显升高，中心静脉压升高、心率快，可能发生肺水肿。

（3）对儿童影响：儿童对急性高钠血症比较敏感，血清钠＞158mmol/L 时，可发生抽搐。中度高钠血症常出现恶心、呕吐、发热、呼吸困难等。

3. 防治原则

（1）避免钠的输入或摄入，同时使用利尿剂和补充水分。注意单纯补充水分，会使血容量升高，易引发心功能不全和肺水肿。

（2）慢性高钠血症患者血清钠浓度降低速度不宜过快，以每小时 1～2mmol/L 为宜，否则容易导致脑细胞的损伤和功能障碍，因此需经常复查血电解质浓度。

（二）低容量性高钠血症

低容量性高钠血症（hypovolemic hypernatremia）又称浓缩性高钠血症，指水、钠摄入减少或丢失增多，或两者同时存在，且水的丢失量多于钠的丢失量，引起细胞外液中钠浓度升高的病理生理状态。

1. 原因和机制

（1）摄入水不足：各种原因导致的正常饮水不足，以及脑外伤、脑卒中等致渴感中枢迟钝或渗透压感受器不敏感引起的饮水不足。

（2）肾脏失水过多：①中枢性尿崩症、肾性尿崩症；②糖尿病酮症酸中毒、非酮症高渗性昏迷、高钙血症等；③长期鼻饲高蛋白流质等所致的溶质性利尿（鼻饲综合征）；④使用高渗葡萄糖溶液等渗透性利尿剂、甘露醇山梨醇、尿素等脱水药物或非溶质性利尿药；⑤呕吐、腹泻、胰腺炎、腹膜炎导致尿钠减少。

（3）经皮肤和呼吸失水：①环境高温、剧烈运动、高热等大量出汗；②重度烧伤开放性治疗丢失大量低渗液；③哮喘持续状态、过度换气、气管切开等使肺呼出的水分增多 2～3 倍。

（4）水的分布改变：剧烈运动或惊厥等使细胞内小分子物质增多，渗透压增高，水转入细胞内。

2. 对机体的影响及症状　一般情况下，发生高钠血症表示水的丢失量已经较大。临床上表现为循环血量减少，往往出现低血压、心率快、中心静脉压低、尿液少等症状，有可能发生氮质血症（azotemia）和高尿酸尿症（hyperuricosuria）。

（1）轻度失水：失水多于失钠，细胞外液量减少，渗透压升高。当失水量达体重的 2%～3% 时，渴感中枢兴奋，刺激抗利尿激素释放，水重吸收增加，尿量减少，尿比重增高。如伴有多饮，一般不造成细胞外液容量不足和渗透压异常；如伴渴感减退，可发生高渗性失水。

（2）中度失水：当失水量达体重的 4%～6% 时，醛固酮分泌增加和血浆渗透压升高，有效循环容量不足，细胞内失水，此时出现口渴严重，咽下困难，声音嘶哑，心率加快，皮肤干燥、乏力、头晕、烦躁等症状。

（3）重度失水：当失水量达 7%～14% 时，脑细胞失水严重，出现神经系统症状如躁狂、谵妄、定向力失常、幻觉、晕厥和脱水热。当失水量超过 15% 时，可出现高渗性昏迷、低血容量性休克、尿闭及急性肾衰竭。

3. 防治原则

（1）预防为主，减少医源性因素，同时积极治疗原发病。

（2）补液以补水为主，补钠为辅，如不能饮用可鼻饲或静脉输入，可同时补充 5% 的葡萄糖和 0.9% 的氯化钠溶液。可适当补充钾和碱,防止并发症。

（3）慢性浓缩性高钠血症补钠速度应该稍缓,因为其更容易同时伴随钠的真实丢失,在缺水状况改善后,也应该根据复查结果适当补充氯化钠。

第三节 钾代谢障碍

K^+ 是细胞内数量最多的阳离子,直接参与细胞内的代谢活动,对细胞间的兴奋传导具有重要作用。因此,研究 K^+ 的平衡与紊乱对维持细胞内外的生命活动具有重要意义。

一、正常钾代谢

（一）钾的含量与分布

正常成年男性体内钾总含量为 $50\sim55mmol/kg$,女性为 $45\sim50mmol/kg$。正常血清钾浓度为 $3.5\sim5.5mmol/L$,细胞间液为 $3.0\sim5.0mmol/L$。

钾主要存在于细胞内液,约占 98%,只有 2% 的钾在细胞外液。细胞种类不同,含钾量也有一定差异,其中在神经、肌肉细胞含量最高,为 $140\sim150mmol/L$。细胞内、外液中的钾浓度之所以有如此大的差别,主要由于 Na^+-K^+-ATP 酶的作用。Na^+-K^+-ATP 酶又称钠钾泵（简称钠泵）,能够在消耗能量的情况下逆浓度梯度把细胞内的 Na^+ 移出膜外,同时把细胞外的 K^+ 移入膜内,形成和保持膜内高钾和膜外高钠的不均衡离子分布的蛋白质结构。

（二）钾的主要作用

1. 维持细胞新陈代谢 钾在糖原合成、糖的氧化以及蛋白质合成的过程中作为激动剂,同时还参与 ATP 的合成。

2. 调节渗透压与酸碱平衡 细胞内的钾大部分与糖原、蛋白质、磷酸根结合,少部分游离。因此,K^+ 对细胞内的晶体渗透压影响相较于 Na^+ 影响细胞外液较小。细胞外液的 K^+ 含量也很低,对其渗透压贡献也较低。但是,K^+、Na^+、H^+ 等离子的紊乱常同时发生,因此 K^+ 在调节渗透压与酸碱平衡中具有一定意义。

3. 保持神经肌肉的应激性 细胞静息状态为外正内负（相对）,当神经肌肉受到外界刺激,大量细胞外 Na^+ 内流,细胞内 K^+ 外流,局部形成内正外负的电位差,形成局部电流。K^+ 的浓度是影响细胞内外的电位差的因素之一。

4. 心脏的正常功能 K^+ 对心肌细胞兴奋传导过程中的复极化具有影响,同时 K^+ 细胞内外浓度的变化会导致心律失常。

（三）钾的摄入与排出

正常情况下,钾主要来源于食物和消化液的再吸收,各种食物均含有数量不等的 K^+。正常饮食极少发生低钾血症,运动员推荐钾摄入量为 $4.7g/d$。有研究发现,每天摄入 $4.7g$ 钾有助于控制血压,但是超过 $18g/d$ 就会出现钾中毒,并且可能导致心搏骤停。慢性肾病和糖尿病患者因高钾血症死亡的风险较高,不建议摄入钾补充剂。

钾的主要排出方式为尿液、粪便、汗液,其中以尿液为主。正常情况下,每天从尿液排出的钾为 $3g\sim4g$,钾摄入过多时排出量可达到 $19.6g$;摄入过低时,仅排出 $0.39g$。钾的排出量受到钾的摄入量、远端肾小管钠浓度、血浆醛固酮和皮质醇浓度等因素影响。研究发现,钾由汗液的排出量与汗液流量成反比,这可能是钾离子流失的调节机制调节所致。

（四）钾平衡的调节

机体通过以下途径维持血浆钾的平衡：①通过细胞膜钠泵，改变 K^+ 在细胞内外液的分布；②通过细胞内外的 H^+-K^+ 交换，影响细胞内外液 K^+ 的分布；③通过肾小管上皮细胞内外跨膜电位的改变影响其排钾量；④通过调控醛固酮水平和远端小管液流速，调节肾排钾量；⑤通过结肠排钾及汗液排出。

1. 醛固酮调节　正常情况下，醛固酮对维持血钾在体内外的平衡起重要作用。当血清钾浓度高时，直接刺激肾上腺皮质分泌醛固酮，使肾脏排钾增加。当血清 K^+ 浓度较正常升高 0.1～0.2mmol/L 时，即可刺激醛固酮的分泌，使肾小管分泌 K^+ 增多。当血清 K^+ 浓度降低时，醛固酮分泌减少，肾脏排钾也减少。醛固酮作用于肾脏远曲小管和集合管，促使钾的分泌，其机制是增加远曲小管和集合管上皮细胞膜管腔侧 Na^+ 及 K^+ 通道开放的数量，同时也使远曲小管和集合管上皮细胞基底部钠泵的活性增强。其结果是 Na^+ 从远曲小管和集合管管腔进入细胞内的量增加，而细胞基底膜钠泵将进入细胞内的 Na^+ 泵到间质液，进入血液循环，又将间质液中的 K^+ 泵到细胞内。当 K^+ 进入远曲小管和集合管的上皮细胞后，由于管腔内的负电荷增加，有利于 K^+ 的排出。因此，醛固酮的作用主要是通过调节排钾量的多少来保持体内钾的平衡。

2. 糖皮质激素　主要是皮质醇，其对保钠、排钾有一定作用，且作用机制与醛固酮相似，但作用强度较弱，人工合成的糖皮质激素保钠、排钾的作用更弱。

二、低钾血症

血清钾浓度低于 3.5mmol/L，称为低钾血症（hypokalemia）。但是，低钾血症并不一定代表体内的钾总量减少，如稀释性低钾血症和高容量性低钠血症患者机体钠含量正常（或升高）。低钾血症可分为缺钾性低钾血症、转移性低钾血症、稀释性低钾血症。

（一）缺钾性低钾血症

缺钾性低钾血症表现为机体血钾水平低，往往伴随细胞内钾和总钾水平降低。

1. 原因和机制

(1) 钾摄入不足：每天摄入量 <3g，持续 2 周以上。

(2) 钾排出过多：包括呕吐、腹泻等引起消化液丢失，进而导致血容量降低，引起醛固酮分泌增加，肾排钾增多。

1) 经肾丢失：主要包括以下因素。①肾脏疾病：急性肾衰竭多尿期、肾小管酸中毒、失钾性肾病、尿路梗阻解除后利尿等；②内分泌疾病：原发性或继发性醛固酮增多症、库欣综合征、异位促肾上腺皮质激素（adrenocorticotrophin，ACTH）综合征等；③服用利尿药：如呋塞米、依他尼酸、布美他尼、氢氯噻嗪、美托拉宗、乙酰唑胺等排钾性利尿药，或甘露醇、山梨醇、高渗葡萄糖溶液等渗透性利尿药；④补钠过多致肾小管钠 - 钾交换加强，钾排出增多；⑤碱中毒或酸中毒恢复期；⑥使用某些抗生素，如青霉素、庆大霉素、羧苄西林、多黏菌素 B 等。

2) 经皮肤丢失：汗液含钾量为 5～10mmol/L，人每天都有少量钾随汗液蒸发流失，通常是 500mg/d。运动和热暴露会导致钾随汗液流失超过 1 000mg/d，但是随着机体的适应，钾的排出量会逐步恢复到正常水平。

(3) 其他因素：如食物中毒阻碍 K^+ 流动、低镁血症、巴特综合征（Bartter syndrome）、棉酚中毒等。肾病晚期，粪便中的钾含量也会显著增加。

（4）剧烈运动（如赛艇运动）可能导致明显的高钾血症，但在随后的恢复期可出现一过性低钾血症。剧烈运动时，K^+ 从收缩的细胞中流出，导致动脉 K^+ 水平达到峰值。运动后，释放到血浆中的 K^+ 迅速重新积聚到骨骼肌中，导致在恢复的最初数分钟内 K^+ 显著下降，甚至会下降到低血钾水平。

2. 对机体的影响及症状

（1）骨骼肌表现：一般，血清钾 <3.0mmol/L 时，易出现疲乏、软弱、乏力；血清钾 <2.5mmol/L 时，全身性肌无力，肢体软瘫，腱反射减弱或消失，甚而膈肌、呼吸肌麻痹，呼吸和吞咽困难，重者可窒息。病程较长者常伴肌纤维溶解、坏死、萎缩和神经退变等。

（2）消化系统表现：恶心、呕吐、厌食、腹胀、便秘、肠蠕动减弱或消失、肠麻痹等，重者肠黏膜下组织水肿。

（3）中枢神经系统：萎靡不振、反应迟钝、定向力障碍、嗜睡或昏迷。

（4）循环系统表现：早期心肌应激性增强，心动过速，室性期前收缩；重者呈低钾性心肌病、心肌坏死、纤维化。心电图异常，出现多源性期前收缩或室性心动过速，更严重者可因心室扑动、心室颤动、心搏骤停或休克而猝死。

（5）泌尿系统表现：长期或严重失钾可致肾小管上皮细胞变性坏死，尿浓缩功能下降出现口渴多饮和夜尿多，进而发生失钾性肾病，出现蛋白尿和管型尿等。

（6）酸碱平衡紊乱：钾缺乏时细胞内也缺钾，细胞外 Na^+ 和 H^+ 进入细胞内，肾远端小管 K^+ 与 Na^+ 交换减少而 H^+ 与 Na^+ 交换增多，故导致代谢性碱中毒、细胞内酸中毒及反常性酸性尿。

3. 防治原则

（1）预防为主，去除致病因素：诱发低钾血症的基础疾病较多，如肾素瘤、原发性醛固酮增多症，因此应首先去除致病因素，在正常饮食下机体钾水平会逐步恢复。

（2）明确补钾的种类与量：常用的补钾药物见表 5-3。根据当前血清钾含量和正常钾含量，计算丢失量（丢失量＋继续丢失量＋生理需求量＝总补充量），分两天补充，分别为2/3 和1/3。补充钾一般选择氯化钠溶液，轻度患者可采取口服或静脉注射方式，补钾量为 3.9g/d。中度患者补钾量为 11.7g/d；重度患者可同时给予氯化钾和谷氨酸钾，补钾量为 19.5g/d，并且实时监测心电图是否异常。绝对不可用 15% 氯化钾或 31.5% 谷氨酸钾直接静脉推注法；补钾应先快后慢，最快 0.75g/h；补钾后约 15h 才能达到平衡。

表 5-3　常用补钾剂

药物	每克钾含量	常用浓度	用量
氯化钾	13mmol	10%～15%	10mL
枸橼酸钾	8mmol	10%	10mL
醋酸钾	6mmol	10%	10mL
L-门冬氨酸钾镁	0.3/mL	4.25%（门冬氨酸钾） 4.00%（门冬氨酸镁）	20～60mL

（3）服用药物：服用保钾利尿的药物螺内酯、氨苯蝶啶、血管紧张素转换酶抑制剂等。

（4）其他：无尿一般不补钾，除非血清钾明显降低，无尿一天，血清钾可升高 0.3mmol/L；

观察是否有低氯血症和低镁血症,如有需同时补充;补钾时若将钾放在5%～10%的葡萄糖溶液中,由于糖原异生作用会结合钾,反而会降低血钾,引起严重心律失常。

(二)转移性低钾血症

转移性低钾血症主要是指细胞外液的钾转移至细胞内,导致的低血钾。常见于以下情况。

1. 原发性钠泵功能增强 导致 K^+ 进入细胞,Na^+ 外流,H^+ 内流减少,出现高钠血症和酸中毒,酸中毒导致 Cl^- 浓度代偿性升高。

治疗:①避免各种导致 K^+ 转移或排泄增加的因素,如不用高渗葡萄糖溶液,选择5%的葡萄糖溶液,补液速度较快时,应选择蒸馏水;②由于 Na^+ 浓度的升高可促进 K^+ 的转移和排出,加重低钾血症,故需避免同时补充各种形式的氯化钠溶液,因生理盐水常在不经意间使用,应特别注意;③因 Cl^- 浓度代偿性升高,也应避免过多 Cl^- 的摄入,因此氯化钾不宜补充过多,应同时补充谷氨酸钾。由于该类低钾血症发生速度非常快,在治疗过程中钾的转移多仍在进行,因此发生呼吸肌无力、呼吸衰竭以及心律失常的机会较多。

2. 代谢性或呼吸性碱中毒或酸中毒的恢复期 一般血 pH 每升高0.1,血钾浓度约下降0.1mmol/L。

3. 使用大量葡萄糖液 特别是同时应用胰岛素时,不仅使细胞外 K^+ 进入细胞,同时 K^+ 也参与糖原合成。

4. 周期性疾病 如家族性低血钾性周期性瘫痪、毒性弥漫性甲状腺肿。

5. 急性应激状态,可致肾上腺素分泌增多,促进钾进入细胞内。

6. 棉籽油或氯化中毒,使用叶酸、维生素 B_1 治疗贫血的过程中造成钾离子进入细胞数量大于出细胞数量。

7. 反复输入冷存洗涤过的红细胞,因冷存过程中可丢失50%左右钾,进入人体后细胞外钾迅速进入细胞内。

8. 低温疗法使钾进入细胞内。

(三)稀释性低钾血症

细胞外液水潴留,血钾和血钠相对降低,机体总钾和钠正常,多见于水摄入过量和水中毒。治疗应首先确定水潴留的原因,严格控制水的摄入量,在补充钾和钠的基础上利尿。

三、高钾血症

高钾血症(hyperkalemia)指血清钾浓度大于5.5mmol/L,机体总钾量增多、正常、减少均有可能,可分为钾过多性高钾血症、转移性高钾血症、浓缩性高钾血症以及假性高钾血症。

(一)钾过多性高钾血症

1. 原因和机制

(1)钾摄入过多:短时间饮食中钾过多、服用含钾药物、静脉补钾过快、输入大量库存血(钾浓度和库存时间成正比)和放射照射血(发生溶血反应)等,加之少尿易发生钾过多性高钾血症。

(2)肾脏钾排出减少

1)肾功能不全:包括肾小球滤过率低、肾小管分泌钾障碍、高分解代谢时细胞内 K^+ 释放进血、酸中毒导致 K^+ 外移以及肾脏调节能力较小等原因。

2)循环血量下降:低血压或其他原因导致的血流量下降会使肾脏血流量下降,尿液中钾和其他代谢产物减少，出现高钾血症和肾前性氮质血症。

3）肾上腺皮质激素减少：导致保钠排钾功能减弱，多余 K^+ 无法正常排出。

4）醛固酮水平下降或肾素 - 血管紧张素 - 醛固酮系统功能减退：导致保钠排钾功能减弱，多余 K^+ 无法正常排出。

5）药物影响：部分药物可对抗醛固酮、血管紧张素转换酶、肾素合成等激素和作用，应用不当可造成高钠血症。

（3）细胞内转移到细胞外

1）细胞内 K^+ 含量较高，溶血、挤压综合征（crush syndrome）等情况导致细胞破坏，细胞内 K^+ 释放导致高钾血症。

2）酸中毒：细胞外液 H^+ 浓度升高，细胞内外 H^+ 和 K^+ 对流以维持电荷平衡。肾小管上皮细胞内、外也发生此种离子转移使 H^+-Na^+ 交换加强，而 K^+-Na^+ 交换减弱，尿钾排出减少。

3）高血糖合并胰岛素不足：见于糖尿病，主要原因是胰岛素缺乏妨碍了钾进入细胞内及高血糖形成血浆高渗透压，血浆渗透压增高引起细胞内脱水，同时细胞内钾浓度相对增高，为钾通过细胞膜钾通道的被动外移提供了浓度梯度。

4）某些药物的使用：β 受体阻滞剂、洋地黄类药物中毒等通过干扰钠泵活性而妨碍细胞摄钾；氯化琥珀胆碱可增大骨骼肌膜对 K^+ 通透性，使细胞内钾外溢，导致血钾升高。

5）缺氧：缺氧时细胞 ATP 生成不足，细胞膜上钠泵运转障碍，使 Na^+ 在细胞内潴留，而细胞外 K^+ 不进入细胞内。

6）高钾性周期性瘫痪：是一种常染色体显性遗传性疾病，发作时细胞内钾外移而引起血钾升高。

2. 对机体的影响及症状

（1）对神经肌肉的影响：细胞外液 K^+ 浓度升高，使得细胞内外电位差绝对值减小，兴奋性阈值降低，肌肉易发生感觉异常、颤动或肌痛；血钾浓度继续升高，导致电位差继续减小，兴奋电位传导减慢、幅度减小，Ca^{2+} 向细胞内转移减少，肌肉收缩无力，甚至瘫痪。高钾血症的肌无力一般也从下肢开始，特别是股四头肌表现为行走困难、站立不稳；随着高钾血症的加重，肌无力加重，并累及躯干和上肢肌肉。呼吸肌在极个别情况下也可出现无力，甚至发生呼吸衰竭。

（2）对循环系统影响

1）抑制心肌：明显的血钾升高使心肌收缩力量减弱，心脏扩大，心音低弱，心脏停于舒张期。

2）心律失常：窦性心动过缓、传导阻滞、异位心律失常，如心室期前收缩和心室颤动。心电图是诊断高钾血症的重要参考指标。

3）血管收缩：出现面色苍白、肢体湿冷、初期血压升高。

（3）对酸碱平衡影响

1）高钾血症时，细胞膜钠泵活性增强，细胞内、外离子主动转运增加（被动弥散相对减少），钾 - 钠交换比例超过氢 - 钠交换，即钾内流，H^+ 滞留细胞外液，出现高钠血症、细胞外液酸中毒，细胞内 Na^+ 浓度降低和碱中毒。

2）肾小管上皮细胞钠泵活性增强，细胞内 K^+ 浓度升高，钾 - 钠交换增多，氢 - 钠交换减少，尿液 K^+ 增加，H^+ 减少，尿液呈碱性，加重细胞外液酸中毒。

（4）中枢神经系统：抑制神经系统兴奋性，表现为表情淡漠、反应迟钝、嗜睡、昏迷等。

（5）消化系统：恶心、呕吐、腹痛、严重者出现肠麻痹等症状。

3. 防治

（1）高钾血症通常有明确的诱因，首先要去除原发病避免诱发因素。

（2）Ca^{2+}、Na^+ 对抗 K^+ 对心脏的影响

1）钙盐的应用：高钾血症使心肌细胞静息电位负值缩小，与电位距离缩短，兴奋性提高。静脉应用 Ca^{2+} 可抑制 Na^+ 内流，使静息电位与阈电位的差距加大，从而恢复心肌正常的兴奋性。

2）钠盐的应用：高钾血症使 Na^+ 通道开放数量减少，传导速度减慢，而静脉输入钠盐可激活钠泵，提高血浆渗透压，稀释血钾，提高兴奋传导速度，可以用 3% 的高渗氯化溶液 100～150mL 静脉滴注，但用高渗碳酸氢钠或乳酸钠效果更好。

（3）促进 K^+ 进入细胞：葡萄糖和胰岛素静脉输入促进糖原合成，消耗钾，同时也激活钠泵使 K^+ 内流，提高血液 pH（输入碳酸氢钠溶液），促使钾进入细胞内。

（4）促进 K^+ 排出：口服或灌肠阳离子交换树脂、应用呋塞米等排钾利尿药、输入钠可促进 K^+ 的排出，严重时可透析去除多余的钾。

（5）控制 K^+ 的摄入：停止高钾饮食（加工食品钾含量更高）、含钾药物；营养充足保持正氮平衡和控制感染，减少组织分解产生过量钾；避免输入库存血，库存血有大量红细胞破裂，游离的 K^+ 较多。

（6）扩大血容量，稀释血钾：应用高渗盐水可增加血容量，但是易引发高氯性酸中毒，对少尿和无尿患者可引发水肿。尿量正常可使用等渗盐水。

（7）运动：研究发现，对于慢性肾病患者，可以通过每周 3～5 次的中等强度锻炼降低其高钾血症的发病概率，其中的部分原因是促进消化道排出过多的钾。另外运动还可以通过降低胰岛素抵抗来改善慢性肾病患者的体内钾平衡。

（二）转移性高钾血症

转移性高钾血症常由细胞内钾释放或转移到细胞外所致，少尿或无尿可诱发或加重病情，但机体总钾量可增多、正常或减少。常见于以下情况。

1. 组织破坏　细胞内钾进入细胞外液，如重度溶血性贫血，大面积烧伤、创伤，肿瘤接受大剂量化疗、血液透析、横纹肌溶解症等。

2. 细胞膜转运功能障碍　代谢性酸中毒时钾转移到细胞外，H^+ 进入细胞内，血 pH 降低，血清钾升高；严重失水、休克致组织缺氧；剧烈运动、破伤风；高钾性周期性瘫痪；使用琥珀胆碱、精氨酸等药物。

（三）浓缩性高钾血症

重度失水、失血、休克等导致有效循环血容量减少，血液浓缩而钾浓度相对升高，多同时伴有肾前性少尿及排钾减少；休克、酸中毒、缺氧等使钾从细胞内进入细胞外液。运动中出现高钾血症，可能与高渗性脱水同时发生。

（四）假性高钾血症

假性高钾血症是指测得的血清钾浓度增高而实际上血浆钾浓度并未增高的情况。临床上可见于试管内溶血、静脉穿刺技术不良、白细胞增多或血小板增多等导致细胞内钾外流，但更多见于静脉穿刺造成的红细胞机械性损伤。

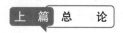

第四节　钙磷代谢障碍

钙磷是组成机体的常量矿物质,钙约占身体总质量的1.75%,磷约占1.10%。钙磷在机体中有着不同的功能,但是钙磷代谢又互相耦联,凡是影响钙代谢的器官和激素也能影响磷代谢,因此本节将钙磷合并叙述。

一、正常钙磷代谢

(一)钙磷的吸收与排泄

1. 钙磷的吸收　机体的钙磷均从食物中获取,成年人推荐摄入钙为1g/d,运动员可能需要摄入1.3~1.5g/d。成年人每天推荐摄入磷为0.8g,运动员每天推荐摄入1.25~1.5g,儿童孕妇需求量增加。

食物中的钙转变为游离钙才能被吸收,且酸性环境吸收多。钙的吸收部位主要在十二指肠和空肠,少部分在回肠和结肠,吸收率为30%,肠腔中的钙先依浓度差被动地透过细胞膜进入细胞,随后经钙泵(Ca^{2+}-ATP酶)主动转运到血液。磷在空肠吸收较多,吸收率达70%,磷和钠一起被吸收进入黏膜细胞,又随钠的泵出进入细胞外液。由于消化道内2价离子竞争性吸收,因此过量的摄入钙能竞争性引起铁、镁、锌、磷等元素吸收减少。维生素D(vitamin D)可以促进钙磷的吸收,但是一项针对体操运动员的研究发现,紫外线照射(日光浴)比补充维生素D的作用更明显,可能因为紫外线提高了钙的吸收效率。

2. 钙磷的排泄　每天正常饮食摄入的钙有较大的差异,约80%由粪便排出,20%左右随尿液排泄。上述过程受饮食中钙含量、活性维生素D水平、年龄、总钙平衡等情况影响。肾脏可将非结合钙从肾小球滤过,肾小球滤过液中约97%的钙可以在近端、远端肾小管重吸收,排出体外的仅占3%。

磷的排泄主要通过肾脏,约占总排出量的70%,30%经粪便排出,其主要形式为磷酸钙。正常成人磷的摄入量与排泄量基本相等。肾小球滤过液中85%~95%的磷主要在近曲小管重吸收。

(二)钙磷的分布

体内约99%钙和86%磷以羟磷灰石形式存在于骨和牙齿,其余呈溶解状态分布于体液和软组织中。体内钙磷的分布主要分为细胞内和细胞外,细胞外钙浓度高于细胞内游离钙浓度约1万倍,而细胞外磷则远低于细胞内。

1. 正常成人血钙为2.25~2.75mmol/L,血清游离钙浓度为1.12~1.23mmol/L,儿童稍高。血钙可分为非扩散钙(nondiffusible calcium)和可扩散钙(diffusible calcium)。非扩散钙是指与血浆蛋白(主要为白蛋白)结合的钙,即钙结合蛋白(calcium binding protein,CaBP),约占血浆总钙的40%,不易透过毛细血管壁。可扩散钙主要为游离Ca^{2+}(占45%)及少量与柠檬酸、碳酸根等形成不解钙(占15%)。发挥生理作用的主要为游离Ca^{2+}。CaBP与游离Ca^{2+}可互相转化,并呈动态平衡关系。此平衡受血浆pH影响,血液偏酸时,游离Ca^{2+}升高;血液偏碱时,CaBP增多,游离Ca^{2+}下降。碱中毒时常伴有抽搐现象,与血浆游离钙降低有关。

2. 细胞内的钙主要有3种形式,即线粒体和肌质网的储存钙、质膜上的结合钙以及细胞质中的游离钙。Ca^{2+} 主要通过细胞膜上的钙泵调控 Ca^{2+} 的排出,线粒体内膜同样有钙泵控制 Ca^{2+} 进出,线粒体中的 Ca^{2+} 是细胞质中的 $10\sim15$ 倍。

3. 健康人体内磷的总含量为 $400\sim900g$。①约 85% 的磷在骨骼内,是骨骼的主要成分——羟磷灰石结晶的重要组成,骨磷作为储备库,可以缓冲血浆和细胞内磷的变化。②细胞外液仅有 1% 左右。③其余 14%～15% 的磷存在于软组织中:血液中的磷以有机磷和无机磷两种形式存在。有机磷酸酯和磷脂存在于血细胞和血浆中,含量大。血磷通常是指血浆中的无机磷,正常人为 $1.1\sim1.3mmol/L$,婴儿为 $1.0\sim2.3mmol/L$,血浆无机磷酸盐的 80%～85% 以磷酸氢根式存在,仅 15% 的磷酸盐与蛋白质结合,故血浆蛋白水平对血磷影响不大。血浆磷的浓度不如血浆钙稳定。④无机磷在细胞内含量很少,为细胞内的主要阴离子,因其大部分用来形成 ATP,故对细胞的生理功能十分重要。

血浆中钙、磷浓度关系密切。正常时,两者质量体积比(mg/dL)的乘积 $[Ca]\times[P]$ 为 $30\sim40$。如 >40,则钙磷以骨盐形式沉积于骨组织;若 <35,则骨骼钙化障碍,甚至发生骨盐溶解。

(三)钙磷的生理功能

1. 钙磷共同参与的生理功能

(1)骨骼的基本成分:钙是骨骼最多的金属元素,磷(PO_4^{3-})为主要的阴离子。骨骼中的钙磷,以无定形磷酸钙及结晶形的羟磷灰石组成并不断与细胞外界的离子进行交换。骨质中的钙与血浆中的钙每天约 500mg 进行交换。

(2)参与凝血:钙磷参与凝血过程,血浆 Ca^{2+} 作为凝血因子Ⅳ,可在激活凝血因子Ⅱ、Ⅸ、Ⅹ等过程中发挥作用;部分血小板凝血因子的主要成分是磷脂,它们是凝血反应的基础。

2. 钙的其他生理功能

(1)神经肌肉兴奋的基础:Na^+、K^+、HCO_3^-、Ca^{2+}、Mg^{2+}、H^+ 等共同维持神经肌肉的兴奋性,其中神经肌肉的兴奋性与前 3 个离子浓度之和与后 3 个离子浓度之和成正比。

(2)参与肌肉的兴奋收缩耦联:肌细胞兴奋传导是以膜的电变化为特征的,而肌细胞的收缩过程以肌纤维的机械移动为基础,Ca^{2+} 是它们之间肌细胞兴奋 - 收缩耦联的媒介。肌细胞动作电位会引起肌质网释放 Ca^{2+},Ca^{2+} 引起肌钙蛋白、肌球蛋白等的结构改变,经过 ATP 分解放能,粗细肌丝相对滑动,引起骨骼肌收缩;电刺激终止时 Ca^{2+} 释放也终止,相关蛋白恢复,粗细肌丝回到原位置,骨骼肌舒张。在心肌细胞中 Ca^{2+} 作用与骨骼肌基本相同,但是心肌的兴奋性与离子关系较骨骼肌不同。

(3)参与心肌的电生理:心肌的动作电位明显较神经和骨骼肌细胞不同,其复极化过程较长且复杂,并可发生心律失常。

(4)激活剂:高血钙可以刺激甲状旁腺激素、胃泌素分泌增加;Ca^{2+} 也可以激活一些酶,如淀粉酶、脂酶、胰蛋白酶、碱性磷酸酶等;激活补体。

(5)多种信使功能:很多细胞膜上具有钙通道或钙敏感受体,细胞外 Ca^{2+} 的变化可以调控细胞的生命活动,如离子稳态和细胞分化、增殖和凋亡等。

3. 磷的其他生理功能

(1)调控生物大分子的活性:酶蛋白及多种功能性蛋白质的磷酸与去磷酸化是机体调控机制中最普遍而重要的调节方式,与细胞的分化、增殖的调控有密切的关系。

(2)参与机体能量代谢的核心反应:$ATP \rightleftharpoons ADP + Pi \rightleftharpoons AMP + Pi$。ADP 和磷酸基团吸收

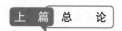

代谢产生的能量，形成 ATP，ATP 维持生命活动。ADP 也可以继续水解释放能量。

（3）生命重要物质的组分：磷是构成核酸、磷脂磷蛋白等遗传物质，生物膜结构，重要蛋白质（各种酶类等）等基本组分的必需元素。

（4）其他：磷酸盐是血液缓冲体系的重要组成成分，细胞内的磷酸盐参与许多酶促反应，如磷酸基转移反应、加磷酸分解反应等。

（四）钙磷代谢的调节

1. 维生素 D 的调节作用　维生素 D[1,25(OH)$_2$D$_3$] 可以从食物中获取，机体也可以合成。内生性维生素 D 底物是胆固醇，胆固醇脱氢后在紫外线照射下生成维生素 D$_3$，维生素 D$_3$ 在肝脏中经 25- 羟化酶催化下生成 25(OH)D$_3$，之后与血浆中球蛋白结合后转运到肾小管细胞的线粒体中经 1α- 羟化酶作用，生成 1,25-(OH)$_2$D$_3$，成为维生素 D 的活性形式，分泌入血液循环发挥作用。

（1）维生素 D 促进肠黏膜细胞吸收钙：维生素 D 进入肠黏膜细胞与相应受体蛋白结合后，部分转入细胞核内，影响 DNA 的转录过程，促进钙结合蛋白的合成。还可促进刷状缘中需 Ca^{2+} 的 ATP 酶的合成，使 ATP 分解供能、增强 Ca^{2+} 的主动吸收。维生素 D 同时通过增加肠黏膜的通透性促进肠腔中钙、磷吸收入血。

（2）维生素 D 对骨的作用：维生素 D 和甲状旁腺激素（parathyroid hormone，PTH）有协同作用，两者可增加钙转运和骨钙动员，使血钙升高。

未分化间叶细胞 $\xrightarrow[\text{CT 起抑制作用}]{\text{维生素 D、PTH- 促进作用}}$ 破骨细胞 $\xrightarrow[\text{PTH 抑制}]{\text{CT 促进}}$ 成骨细胞 $\longrightarrow$ 骨细胞

维生素 D 缺乏引起的矿化不足是由于低血钙和低血磷共同引起。后者则是继发性甲状旁腺功能亢进引起肾排磷增多的结果。

（3）维生素 D 对肾的作用：维生素 D 还能促进肾小管上皮细胞重吸收钙和磷，同时抑制 1α- 羟化酶控制其本身的合成，刺激 24- 羟化酶活性，使 1,25(OH)$_2$D$_3$ 生成增加。

2. 甲状旁腺激素的调节　PTH 为甲状旁腺所分泌的单链 84 肽。血清 Ca^{2+} 在 3.75～5.2mmol/L 的范围内，PTH 的分泌与血钙浓度呈反比关系。维生素 D 对 PTH 的分泌有抑制作用，降钙素（calcitonin，CT）及低血镁对 pH 的分泌有兴奋作用。

PTH 的生理功能是维持血钙水平，此功能是通过对靶器官 - 肾、骨的影响而实现的。PTH 增加肾远曲小管对钙的重吸收，抑制近曲小管吸收磷，结果使尿钙排出减少，尿磷排出增加；血钙升高，血磷降低；pH 促进骨盐溶解，释放出钙和磷，并间接通过维生素 D 促进小肠重吸收钙和磷。

（1）血钙对甲状旁腺的作用：钙浓度降低使已合成的 PTH 释放，这一过程在数秒内发挥作用；同时可刺激 PTH 合成，这一过程需 1～2d。长期的低血钙会使甲状旁腺细胞体积增大、数量增多，发生肥大和增生。随着血钙浓度的降低，PTH 的分泌量会逐步提高，当血钙浓度达到 2mmol/L 时，PTH 的分泌量达到最大值，之后不再增加。

有研究发现，进行自行车运动前或运动中摄入适量的钙补剂可以显著降低该运动引起的甲状旁腺激素的预期增加，因此运动前或运动中补钙可能会减轻长时间非负重运动对骨骼健康造成的负面作用。

（2）甲状旁腺激素对骨的作用：PTH 促进间叶细胞向破骨细胞转化，由于破骨细胞缺乏

PTH 受体，PTH 对破骨细胞的作用是间接的，过高的 PTH 水平引起骨吸收超过骨形成。

（3）甲状旁腺激素对肾脏的作用：PTH 能降低近端肾小管对磷的吸收，增强 1α- 羟化酶的活性，促进维生素 D 的合成，由此增加肾小管对钙的重吸收。

（4）甲状旁腺激素对肠的作用：PTH 可促进小肠黏膜细胞吸收钙，其机制是 PTH 使尿磷排出增加，而发生低磷血症。PTH 及低磷血症均可增加肾小管上皮细胞 1α- 羟化酶的活性，而维生素 D 产生增加，促使肠黏膜细胞吸收钙。

3. 降钙素　是由甲状腺的 C 细胞、甲状旁腺和胸腺分泌的一种多肽，以甲状腺的 C 细胞分泌为主。降钙素血中正常含量，男性为 0～14pg/mL，女性为 0～28pg/mL。降钙素的分泌受血 Ca^{2+} 水平调节，当血清钙达 2.25mmol/L（9mg/dL）以上时，降钙素的分泌呈直线型上升。降钙素反应较快，1h 即达高峰。但其调节作用时间短暂，很快被 PTH 的调节作用所代替。在正常情况下，当血钙增高时，降钙素可将其很快降到正常。

降钙素可以抑制破骨细胞的生成及其功能。大量的降钙素可在短时间内使破骨细胞的活动性降低 75%，并可阻止骨盐的溶解及基质的分解，促使破骨细胞变为成骨细胞。给降钙素后 1h，即可出现成骨细胞的活性增强，有拮抗 PTH 的作用，使钙沉着在骨中，结果使血钙及血磷降低。降钙素可直接作用于肾近端小管，抑制钙及磷的重吸收，使尿排钙排磷增加，由于排钙增加，可使血钙降低。降钙素也可抑制胃泌素、生长激素的分泌。

二、钙代谢障碍

（一）低钙血症

低钙血症（hypocalcemia）是指血钙低于 2.25mmol/L 或血清 Ca^{2+} 低于 1mmol/L。

1. 原因和机制

（1）甲状旁腺功能减退：①甲状旁腺激素受到如下影响导致分泌减少：特发性（自身免疫性）甲状旁腺激素释放障碍；甲状旁腺基因突变；外科切除或损伤；肝豆状核变性（Wilson disease）；功能性甲状旁腺激素释放障碍；低镁血症；术后暂时性甲状旁腺激素释放障碍。②甲状旁腺激素功能障碍，即 PTH 无生物活性常由基因异常导致。③靶细胞缺陷。血液中 PTH 浓度正常，但是靶细胞对其没有应答，导致低血钙发生。

（2）甲状旁腺激素功能正常或增高，这个过程往往通过维生素 D 影响血钙（图 5-4）：①肝功能障碍，肝功能异常导致 25- 羟化酶功能异常，不能使维生素 D_3 转化为 25-$(OH)_2D_3$；②肠吸收不良，由于小肠对脂肪无法正常吸收，直接从粪便排出，影响脂溶性维生素 D 的吸收，继而使钙在肠道的吸收减少；③肾功能障碍，常导致 1α- 羟化酶功能异常，不能使 1 羟转变为 2 羟；④维生素 D 缺乏或抵抗；⑤利尿剂使髓袢对钙的重吸收被抑制，排出增多；⑥钙在体内转移，常见于严重急性胰腺炎，脂肪坏死形成的脂肪酸结合钙，形成钙皂，导致血钙降低。

（3）运动：剧烈运动可能导致身体的过度通气，从而导致体内的碱偏多形成呼吸性碱中毒，进而导致血清钙离子迅速降低。另外，若运动人群缺乏维生素 D，可导致钙吸收减少，严重时出现低钙血症。一般来说，正常人群运动时不会出现低钙血症，但是运动可使有基础疾病（如甲状旁腺功能异常）人群发生低钙血症的概率增加。

（4）其他：有研究发现，高脂高糖饮食会使矿物质代谢及其主要调节剂受到干扰，导致高磷血症和低钙血症。

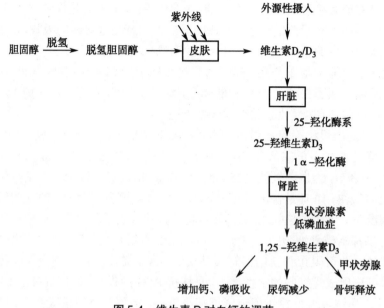

图 5-4 维生素 D 对血钙的调节

2. 对机体的影响

（1）神经肌肉应激、兴奋性增强：因低钙血症使神经肌肉的应激性增加、刺激阈降低、调节功能下降，因而对一个刺激可发生重复的反跳，使神经组织有持续性活动。在临床上表现为感觉及运动神经纤维自发的活动，从而出现神经及肌肉的症状及体征，如口唇及指尖异常、抽搐，精神上无力、焦虑、抑郁、躁动、失眠等。

（2）对骨骼的影响：长时间低钙血症易造成佝偻病、软骨病、纤维性骨炎、纤维囊性骨盐炎。

（3）对心肌的影响：血清钙低于正常水平可见明显的心电图异常，包括 QT 间期及 ST 段延长，T 波低平或倒置。严重时引起心力衰竭或心搏骤停。

（4）消化系统：胃酸减少，消化不良，常出现恶心、呕吐、腹泻、便秘、吞咽困难等。

（5）外胚层组织营养变性：表现为皮肤粗糙、色素沉着、毛发脱落、牙齿发育不全、指甲及趾甲变脆等；50% 病例有白内障，常为双侧性，且发病年龄早。

（6）低血钙危象：血钙明显降低至 0.88mmol/L 以下时，患者出现骨骼肌抽搐、呼吸困难、心律失常等症状，甚至心肌痉挛猝死。

3. 防治原则

（1）治疗原发病。

（2）重症和急性患者急性静脉输入，结合口服钙剂。

（3）防止纠正过度，出现并发症，如碱中毒。

（二）高钙血症

高钙血症（hypercalcemia）是指血清 Ca^{2+} 浓度升高即全血钙浓度大于 2.75mmol/L 或血清 Ca^{2+} 大于 1.25mmol/L。

1. 原因与机制

（1）原发性甲状旁腺功能亢进：低钙血症刺激甲状旁腺 PTH 分泌过多，促进破骨细胞活性，破骨超过成骨，钙自骨释放入血，使血钙升高。

（2）恶性肿瘤：以乳腺癌、骨肿瘤、肺癌、胃癌、卵巢瘤、多发性骨髓瘤、急性淋巴细胞白血病等较为多见，其中乳腺癌约 1/3 可发生高钙血症。恶性肿瘤骨转移引起骨质破坏、脱钙而致高血钙。非骨骼转移的恶性肿瘤及非甲状旁腺肿瘤引起的高钙血症，其机制可能是由于肿瘤分泌甲状旁腺激素样多肽而致血钙升高。

（3）维生素 D 中毒或合成过多：肠黏膜吸收过量钙多见于维生素 D 中毒所致的高血钙。当维生素 D 过多时，一方面肠膜吸收钙增加，血钙增高；另一方面使骨组织破骨活跃，骨钙外流，血钙增高。高血钙抑制 PTH 分泌，肾小管再吸收磷增加，血磷增高。

（4）甲状腺功能亢进、肾上腺皮质功能减退。

（5）其他：遗传性低尿钙症、结节病、脱水、激素紊乱导致排钙的减少，肠道吸收钙增加。

2．对机体的影响及症状

（1）对神经肌肉的影响：高钙血症可使肌肉无力、腱反射减弱，下肢尤为明显，严重患者可出现精神障碍、木僵和昏迷。

（2）对心肌的影响：Ca^{2+} 对心肌细胞 Na^+ 内流具有竞争性抑制作用，称为膜屏障作用。高血钙膜屏障作用增强，心肌兴奋性和传导性降低。Ca^{2+} 内流加速，以致动作电位平台期缩短，复极加速。心电图表现为 QT 间期缩短，房室传导阻滞。

（3）对消化系统影响：高血钙症间接引起胃酸分泌过多，易发生消化性溃疡；高血钙使胰腺分泌胰酶增加，易引发蛋白性梗阻，胰腺炎的发病率增加。高血钙引起胃肠道收缩、痉挛，引发恶心、呕吐、腹痛、便秘等症状。

（4）对心血管系统影响：高血钙使小动脉收缩，而引发高血压。

（5）中枢神经系统影响：高钙血症使神经、肌肉兴奋性降低，表现为精神方面表情淡漠、精神错乱、抑郁、反应迟钝、记忆力差等。

（6）对骨钙系统影响：常出现骨痛、病理性骨折及骨畸形、骨质疏松等。

（7）对其他电解质影响：高钙血症容易引起血浆中阳离子竞争性排出增加或抑制重吸收，引起低钾血症、低钠血症、低磷血症、低镁血症等。另外，循环 Ca^{2+} 增加会导致酸中毒。

（8）对血液影响：Ca^{2+} 能激活凝血因子，因此 Ca^{2+} 浓度增加可能引发血栓。

（9）对肾脏的损害：肾对血钙升高较敏感，Ca^{2+} 主要损伤肾小管，表现为肾小管水肿、坏死，基底膜钙化。早期表现为浓缩功能障碍，晚期可见肾小管纤维化、肾钙化、肾结石，可发展为肾衰竭。

（10）高钙血症危象：主要表现为多饮、多尿、严重脱水、循环衰竭、氮质血症等，严重时出现肾衰竭和循环衰竭。

（11）其他多处异位钙化灶的形成：血管壁、关节、肾、软骨、胰腺、胆道、骨膜等，引起相应器官功能损害。

3．防治

（1）治疗原发病。

（2）增加血容量，促进钙的排出。高钙血症一般伴随脱水，补充等渗盐水可以增加血容量，继而促进钙的排出。

（3）药物抑制骨吸收，如抑制破骨细胞破骨。

三、磷代谢障碍

（一）低磷血症

血清无机磷浓度低于 0.75mmol/L（儿童低于 1.4mmol/L），称为低磷血症（hypophosphatemia）。

1. 原因和机制

（1）小肠磷吸收减少：饥饿、呕吐、维生素 D 不足，吸收不良综合征以及服用能结合磷酸的氢氧化铝凝胶阻碍磷的吸收。

（2）尿磷排泄增加：急性乙醇中毒，摄入能与磷结合的药物，甲状旁腺功能亢进症（原发性、继发性），肾小管性酸中毒，范科尼综合征（Fanconi syndrome），维生素 D 抵抗性佝偻病，糖皮质激素和利尿剂的使用均会导致尿磷排泄增加。

（3）磷向细胞内转移：例如，细胞内生物合成增加，糖代谢加强，磷被消耗，血浆中的磷转移到细胞内；使用激素药物（如胰岛素和雄性激素）促进合成代谢；恢复禁食综合征（refeeding syndrome，RFS）、碱中毒也会使磷向细胞内转移。

2. 对机体的影响及症状　低磷血症通常无特异症状，对各个系统均有影响。

（1）对供能系统影响：低磷血症主要引起 ATP、磷酸肌酸（creatine phosphate，CP）等高能磷酸键的合成不足，继而影响能量供应。

（2）对血液影响：低磷血症影响红细胞、白细胞以及血小板的功能。

（3）对循环系统影响：低磷血症降低心脏的收缩能力，心脏每搏输出量减少，造成心力衰竭。

（4）对消化系统影响：恶心、呕吐、食欲缺乏等。

（5）对泌尿系统影响：低磷血症时，尿中磷减少，钙和镁增加，HCO_3^- 排出增加，易发生高氯性代谢酸中毒。

（6）对中枢神经系统影响：缺氧引起的肢体麻木、精神异常、抽搐甚至昏迷。

（7）对骨骼肌影响：肌肉疼痛、萎缩、收缩变慢。

（8）对骨骼影响：破骨细胞活动加强、骨吸收增加，导致佝偻病及软骨病。

3. 防治原则

（1）治疗原发病，预防为主。

（2）及时诊断，防止医源性因素。

（二）高磷血症

高磷血症（hyperphosphatemia）是血清无机磷大于 1.6mmol/L（儿童大于 1.90mmol/L）。正常情况肾的排出能力很强，高磷血症多是病理性的。

1. 原因和机制

（1）肾功能不全：肾小球滤过率低于正常值的 16% 时，肾排磷减少，血磷上升。继发性 PTH 分泌增多，骨盐释放增加。高磷血症抑制维生素 D 的合成，可能导致低钙血症，加重血磷升高。

（2）甲状旁腺功能减退（原发性、继发性和假性）：PTH 分泌减少，对排磷的促进作用减弱，尿中磷减少，维生素 D 活性降低，导致血钙降低加重高磷血症。

（3）维生素 D 过多中毒：促进小肠及肾对磷的重吸收。

（4）磷流向细胞外：急性酸中毒、骨骼肌溶解、高热、恶性肿瘤（化疗），淋巴性白血病、肿瘤溶解综合征等。

（5）其他：甲状腺功能亢进，甲状腺激素分泌增多，促进溶骨，血磷增高；生长激素分泌过多，促进维生素 D 的产生，继而引起磷的重吸收增多。

2. 对机体的影响

（1）急性高磷血症常伴有低钙血症，出现低钙血症的症状。

（2）高磷血症可抑制肾脏 1α- 羟化酶和骨的重吸收，其临床表现与高磷血症诱导的低钙血症和异位钙化有关。

（3）血磷水平的缓慢升高，引起甲状旁腺功能亢进，血钙升高，高血钙合并高血磷易引发转移性钙化。

3. 防治原则

（1）治疗原发病，减少医源性因素。

（2）控制磷摄入，降低肠吸收，必要时使用透析疗法。

（3）增加补水量，促进磷排出。

（4）急性高血磷可输入葡萄糖生理盐水和胰岛素，促进血磷转移到细胞内。

第五节　酸 碱 平 衡

人体不同部位进行的新陈代谢活动具有各自适宜的酸碱度（表 5-4），并且在各个部分相对独立并维持本部分的酸碱平衡，但是它们之间又有着相同的调节机制。机体调节体内酸碱物质的含量与比例，维持 pH 稳定的过程，称为酸碱平衡。酸碱平衡对维持机体的代谢活动、维持电解质平衡具有积极作用。运动中伴随着体内电解质的改变、缺氧、乳酸积累、二氧化碳分压上升等情况，这些因素的改变会综合影响机体的酸碱紊乱，一般情况下运动强度越大酸碱紊乱的可能性越大。

表 5-4　不同部位液体的 pH

体液	pH	体液	pH
血浆	7.35～7.45	脑脊液	7.31～7.34
唾液	6.30～7.10	乳	6.60～6.90
胰液	7.80～8.00	泪	7.40 左右
胃液	1.00～3.00	动脉血	7.35～7.45
小肠液	7.60 左右	尿液	5.00～6.00

一、正常酸碱平衡

（一）酸和碱的概念

狭义上讲，H^+ 为酸，OH^- 为碱。广义上讲能够产生 H^+ 的物质是酸，能结合 H^+ 的物质是碱。酸碱状态一般用 pH 表示，pH 与 H^+ 数量并非线性关系。正常血液的 pH 是 7.35～7.45，对应的 H^+=45～35mmol/L。

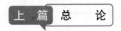

（二）体液的酸性和碱性物质

1. 酸性物质　碳酸（H_2CO_3）、磷酸二氢钠（NaH_2PO_4）、磷酸二氢钾（KH_2PO_4）、蛋白质、与 H^+ 结合的血红蛋白（Hb）、乳酸、酮酸类物质、硫酸等。

2. 碱性物质　碳酸氢钠（$NaHCO_3$）、碳酸氢钾（$KHCO_3$）、磷酸氢二钠（Na_2HPO_4）、磷酸氢二钾（K_2HPO_4）、蛋白质的钠盐、蛋白质的钾盐、与钾盐结合的血红蛋白（KHb）。

3. 酸性物质的来源　H_2CO_3 是供能物质氧化分解的 CO_2 溶解在体液中，与水结合生成 H_2CO_3，H_2CO_3 又解离为 H^+ 和 HCO_3^-，CO_2、H_2CO_3、H^+、HCO_3^- 是可以互相转化的，H_2CO_3 一般转化成 CO_2 从呼吸排出，故称挥发性酸；正常成人在安静状态下每天产生 $300\sim400L$ 的 CO_2，运动时 CO_2 的生成量显著增加。

尿酸是食物代谢分解的产物，磷酸是含磷有机物水解的产物，硫酸是含硫有机物水解产生，以及能量代谢产生的乳酸、丙酮酸、酮体等，这些酸不能转变成气体从肺排出，大都随尿液排出，称为非挥发性酸或固定酸。食物中含有一定的酸性物质。

4. 碱性物质的来源　氨基酸代谢后能产生氨，氨溶于体液呈碱性，氨是缓冲机体酸性的重要物质。摄入的食物导致碳酸氢根离子增加，一般称其为碱性食物。

5. 运动时体内酸性物质的来源　运动时体内酸性物质来自能量生成的各个阶段，包括 ATP 水解、葡萄糖酵解的磷酸化过程、丙酮酸还原为乳酸、三羧酸循环的脱氢反应、脂肪酸的生成以及代谢终产物二氧化碳进入循环等。其中乳酸的生成是机体 H^+ 的主要来源，占代谢性酸的 95%。400m 赛跑后，肌肉乳酸含量可增加至 19.72mmol/kg 湿肌重，安静状态下为 2mmol/kg 湿肌重。不同运动项目静息和运动后肌肉 pH 见表 5-5。

$$ATP \rightarrow ADP + Pi + nH^+ + 能量$$
$$葡萄糖 + Pi \rightarrow 6\text{-}磷酸葡萄糖 + nH^+$$
$$甘油 + Pi \rightarrow 1\text{-}磷酸甘油 + nH^+$$
$$糖原 \rightarrow 乳酸 + nH^+$$

表 5-5　不同运动项目静息和运动后肌肉 pH

状态	肌肉 pH
安静状态	7.0（6.9～7.2）
10s 自行车冲刺后即刻（负荷 75g/kg 体重）	6.94
20s 自行车冲刺后即刻（负荷 75g/kg 体重）	6.82
30～60s 跑步机冲刺	6.7（6.6～6.9）
1.5～11min 极量运动	6.5（6.3～6.9）
>60min 亚极量运动	7.0（6.95～7.05）
30～40s 的全力间歇运动	6.46
>45s 的静力性运动	6.5（6.4～6.9）

（三）机体的酸碱调节

1. 血液的调节作用　一个酸总是和一个碱形成一个共轭体系，组成共轭酸碱对的两种物质合称为缓冲对（buffer pair）。血液中主要包括血浆缓冲对和红细胞缓冲对。血液的可变缓冲对有碳酸钠 / 碳酸和不变缓冲对磷酸氢二钠 / 磷酸二氢钠、蛋白质钠盐 / 蛋白。红细胞中的可变缓冲对有碳酸氢钾／碳酸、血红蛋白钾盐／血红蛋白、氧合血红蛋白钾盐／氧合血红蛋白；不变缓冲对有磷酸氢二钾／磷酸二氢钾。其中碳酸氢根／碳酸缓冲对是主要的缓冲对，占血浆缓冲物质的90%，血液缓冲物质的35%。上述系统可分为，碳酸氢盐缓冲系统、磷酸盐缓冲系统和蛋白质缓冲系统。

（1）碳酸氢盐缓冲系统：血液缓冲系统中，碳酸氢盐缓冲系统最为重要，这是因为该系统具有以下特点。①缓冲能力强，是含量最多的缓冲系统，含量占全血缓冲总量的1/2以上。②可进行开放性调节，碳酸能转变为CO_2，将血液的缓冲调节与呼吸调节联系在一起，碳酸氢盐能通过肾调控，由此与肾脏调节联为一体。因此，碳酸氢盐缓冲系统的缓冲能力远超出其化学反应本身所能达到的程度。③可以缓冲所有的固定酸，但碳酸氢盐缓冲系统不能缓冲挥发酸。体内挥发酸的缓冲主要靠非碳酸氢盐缓冲系统。

（2）磷酸盐缓冲系统：磷酸盐缓冲系统存在于细胞内外液中，主要在细胞内液及肾小管中发挥缓冲作用，包括血浆的NaH_2PO_4/Na_2HPO_4和细胞内的KH_2PO_4/K_2HPO_4，含量占全血缓冲系统的5%左右。

（3）蛋白质缓冲系统：蛋白质缓冲系统存在于血浆及红细胞内，只有当其他缓冲系统都被调动后，其作用才显示出来。血浆蛋白作为阴离子而存在，可以通过释放或结合H^+而起缓冲作用，含量约占全血缓冲系统的7%。而血红蛋白和氧合血红蛋白缓冲系统含量约占全血缓冲系统的35%，主要在缓冲挥发酸中发挥作用。

2. 肺的调节作用　呼吸中枢受到中枢化学感受器和外周化学感受器的刺激，通过改变CO_2排出量来调控血液中碳酸的浓度。

（1）呼吸运动的中枢调节：在脑脊液和局部细胞外液，H^+的增加刺激中枢化学感受器，使呼吸中枢兴奋，呼吸加深加快，但是在脑细胞中，由于H^+无法穿过血脑屏障，而CO_2可以穿过，所以在大脑是循环中的CO_2使H^+浓度升高。若脑脊液中CO_2过高，呼吸中枢受到抑制，产生CO_2麻醉。

（2）呼吸运动的外周调节：外周化学感受器较中枢敏感性差，主要是感受低氧，反射性引起呼吸中枢兴奋，呼吸加快。

3. 组织细胞的调节作用　组织细胞对酸碱的缓冲作用主要是通过细胞内外的离子交换和细胞内缓冲系统的缓冲来实现的，包括H^+、K^+、Na^+、Cl^-、HCO_3^-等离子的双向交换和细胞内的蛋白缓冲系统以及磷酸缓冲系统等。血液中的H^+增加，会弥散入细胞内（细胞内K^+流出），被缓冲系统缓冲。红细胞、骨骼肌细胞以及骨细胞均有该作用，同时骨骼在特殊情况下还可以通过释放碳酸盐和磷酸盐缓冲H^+。细胞缓冲酸碱的能力比血液和脑脊液强。

4. 肾的调节作用

（1）排泄多余酸性和碱性物质：肾脏主要通过排出多余的酸碱控制机体的pH。一般情况下，尿液呈酸性（pH 6.0左右），因为尿液中的固定酸比碱多。

（2）分泌氢，回收钠：血浆偏酸时，肾小管细胞内的水和CO_2在碳酸酐酶的催化下生成碳酸，碳酸解离出H^+和HCO_3^-，H^+进入肾小管管腔，Na^+进入小管细胞，Na^+结合HCO_3^-，生成碳酸氢钠进入血液。进入肾小管管腔的H^+结合碳酸氢钠生成碳酸，碳酸分解为CO_2和水，继续进入循环。

（3）磷酸盐酸化：正常人血浆中Na_2HPO_4与NaH_2PO_4的浓度比为4:1，近曲小管滤液中磷酸盐比例与血浆相同，主要为碱性磷酸盐。当原尿流经远曲小管和集合管时，由于上皮细胞不断向管腔内分泌 H^+，尿液 pH 降低。H^+ 与滤液中的 Na^+ 交换，将碱性 Na_2HPO_4 转变成酸性 NaH_2PO_4，并随尿液排出体外。回吸收的 Na^+ 与远曲小管上皮细胞内的 HCO_3^-，生成新的 Na_2HCO_3，回收入血。

（4）分泌氨：肾小管上皮细胞还可以分泌 NH_3。当体内酸过多时，肾小管上皮细胞内的谷氨酰胺酶活性增强，可催化细胞内的谷氨酰胺分解生成 NH_3。此外，NH_3 还可以来自肾小管细胞内氨基酸的脱氨基作用。NH_3 为脂溶性，生成后弥散入肾小管腔，与肾小管上皮细胞分泌的 H^+ 结合成 NH_4^+，NH_4^+ 可置换小管液中的 Na^+，并进一步与小管液中的负离子（主要是 Cl^-）结合生成氯化铵随尿液排出体外，而置换回来的 Na^+ 与 HCO_3^- 重新吸收入血，维持血浆 Na_2HCO_3 的相对恒定，故肾小管 NH_3 的分泌具有"排酸保碱"作用。

二、酸碱平衡紊乱

机体对酸碱负荷具有很强的缓冲能力和有效的调节功能，通过缓冲系统以及肺和肾的调节作用，维持体液酸碱度的相对稳定。但是强烈的酸碱物质变化会引起酸碱负荷过量或调节机制障碍，导致体液酸碱度稳定性被破坏，形成内环境酸碱平衡紊乱。运动导致的酸碱紊乱常发生在大强度运动的力竭阶段，主要以骨骼肌释放的酸性物质为主，骨骼肌释放的 H^+ 94% 来自乳酸，少量来自丙酮酸、苹果酸等。运动导致的酸碱平衡紊乱是运动能力下降的重要原因。

（一）呼吸性酸中毒

主要指血液中的 CO_2 分压升高，pH 降低。

1. 原因和机制　呼吸性酸中毒主要发生于肺通气障碍的患者，包括呼吸肌无力和气道阻塞引起的通气动力小于阻力，CO_2 潴留在血液中；严重肺损伤导致的肺部换气障碍；吸入过量 CO_2 气体；根据发病的急缓可分为急性呼吸酸中毒和慢性呼吸酸中毒。运动中的耗氧量增加，呼吸系统功能较低也会引发呼吸酸中毒。

2. 对机体的影响及症状

（1）神经系统：CO_2 水平的升高，会抑制中枢神经系统的兴奋性，轻者出现嗜睡、烦躁、失眠等症状，严重者出现昏迷。CO_2 会导致血管扩张，血流量增加，颅内压升高，易出现脑水肿，表现为头痛、视神经盘水肿和球结膜水肿。

（2）循环系统：CO_2 分压升高会引起心脏收缩能力加强、加快，内脏血管收缩，皮肤血管扩张。CO_2 分压大于 50mmHg 时血压升高，皮肤潮红；CO_2 分压继续升高，pH 下降，出现抑制作用，血压下降。

（3）呼吸系统：呼吸系统中枢兴奋，呼吸加深加快，排出 CO_2。CO_2 浓度过高，则会抑制呼吸。

（4）肾脏：CO_2 分压升高会引起肾脏血管扩张，血流量增加，尿量增加，但是过高的 CO_2 分压会使肾血管收缩，尿量减少。

（5）消化系统：严重呼吸性酸中毒可导致肝功能损害，转氨酶升高；应激性溃疡和上消化道出血，但这多在合并严重缺氧和循环功能障碍的情况下出现。

3. 防治原则

（1）处理原发病和诱发因素。

（2）保持呼吸道畅通，吸氧。

（3）适当给予呼吸兴奋剂。

（二）呼吸性碱中毒

呼吸性碱中毒是指肺通气过度引起的 CO_2 分压降低、pH 升高。呼吸性碱中毒也可以分为急性呼吸性碱中毒和慢性呼吸性碱中毒。

1. 原因和机制

（1）医源性通气调节不当，导致的肺通气过度。

（2）肺组织病变，呼吸系统代偿性加强，导致通气量增加。

（3）机体代谢增强、高热，如败血症、严重创伤使通气量增加，CO_2 分压下降。

（4）呼吸中枢异常，肝昏迷、神经中枢病变等刺激导致呼吸中枢持续兴奋，通气量增加，CO_2 分压下降。

（5）其他：疼痛、应激引起的呼吸中枢兴奋；精神不稳定，抑郁和癔症等精神障碍患者也会因情绪引起的过度通气，进而产生呼吸性碱中毒。

2. 对机体的影响及症状　急性呼吸性碱中毒表现为呼吸深快或浅快，神经肌肉兴奋性增高，具体表现为手足麻木、肌肉震颤，或恢复后出现低钾血症症状，易造成组织缺氧，出现癫痫发作，器官不可逆转损害。

3. 防治原则

（1）防治原发病，防止持续性的过度通气。

（2）高热应该降温，呼吸机应用不当时应该调整氧气浓度、速度等参数。

（3）急性呼吸性碱中毒可吸入 5% 的 CO_2 或反复屏气，促进 CO_2 停留；或者用塑料袋套住口鼻，使其反复吸入呼出的 CO_2，维持血浆碳酸浓度。

（三）代谢性酸中毒

代谢性酸中毒是原发性固定酸的增多，或碱离子的原发性减少，引起 pH 下降。

1. 原因和机制

（1）酸性物质产生过多：①多见于组织或器官病变，引起的缺血缺氧，导致局部无氧代谢增加，乳酸代谢增加；②糖尿病或饥饿时，体内的脂肪被大量消耗，形成过多的酮体，发生酮症酸中毒；③剧烈运动时导致的乳酸和酮体积累。

（2）酸性物质排出少：多见于肾脏病变、血容量降低的患者，引起肾小管排酸障碍或远曲小管泌氢能力下降排出过多的 HCO_3^-。

（3）碱性物质少：腹泻、肠道瘘管、肠道引流引起消化液的大量丢失，消化液中大量碳酸氢盐流失，引起代谢性酸中毒。

（4）其他：外源性摄入酸过多、服用药物、高钾血症等原因也会导致代谢性酸中毒。

2. 对机体的影响及症状

（1）代谢性酸中毒一般有原发疾病或诱发因素，包括原发性疾病引起的组织缺氧、代谢障碍、排酸减少以及碱性物质丢失等，代谢性酸中毒明显特征为呼吸加深、加快。

（2）代谢性酸中毒对心血管系统的影响：①代谢性酸中毒时，细胞外的 H^+ 向细胞内溢散，细胞内 K^+ 溢出，导致高钾血症，同时酸中毒使肾小管上皮细胞泌 H^+ 增加排出 K^+ 减少，加重高钾血症。高钾血症造成心律失常，严重时导致死亡。② H^+ 增多影响心肌内 Ca^{2+} 的转运、释放和结合，继而影响兴奋收缩耦联，收缩力下降。③ H^+ 增多时，也可降低心肌和外周血管对儿茶酚胺的反应性，使血管扩张，血压下降。尤其是毛细血管前括约肌最为明显，使血管容量不断扩大，回心血量减少，血压下降，所以休克时，首先要纠正酸中毒，才能减轻血流动力学的障碍，不然会导致休克加重。

（3）代谢性酸中毒对中枢神经系统的影响：代谢性酸中毒能抑制能量代谢过程中相关酶活性，导致能量减少，组织由于缺氧表现为意识障碍、乏力、知觉迟钝、嗜睡、昏迷等。在脑组织中，γ-氨基丁酸增多，抑制中枢神经系统功能。

（4）代谢性酸中毒对骨骼、肌肉的影响：慢性肾衰竭伴随酸中毒时，骨骼会不断释放骨矿盐缓冲 H^+，导致儿童患纤维性骨炎和肾性佝偻病、成年人患软骨病。代谢性酸中毒会抑制神经系统功能，进而造成骨骼肌无力、反应迟钝等。pH 下降到一定程度也会影响心肌的收缩，进而影响运动表现，这也是运动疲劳理论——"疲劳链学说"理论基础之一。

3. 防治原则

（1）去除原发病，减少酸中毒的诱因，如糖尿病、腹泻、用药不当等。

（2）补充碱：轻症患者可以口服碳酸氢钠片补充碳酸氢根，重症患者补充碱性药物纠正。

（3）防止水和电解质紊乱，如低钾血症和低钙血症的发生。

（四）代谢性碱中毒

代谢性碱中毒是指细胞外液碱（以 HCO_3^- 为主）增多和 H^+ 丢失引起的 pH 升高。可分为两类：①盐水反应性碱中毒：主要见于呕吐、胃液吸引及应用利尿剂时，由于伴随细胞外液减少、有效循环血量不足，也常有低钾和低氯存在，而影响肾排出 HCO_3^- 的能力，使碱中毒得以维持，给予等张或半张的盐水来扩充细胞外液，补充 Cl^- 能促进过多的 HCO_3^- 经肾排出使碱中毒得到纠正。②盐水抵抗性碱中毒：常见于全身性水肿、原发性醛固醇增多症，严重低钾血症及库欣综合征等，维持因素是盐皮质激素的直接作用和低 K^+，这种碱中毒患者给予盐水没有治疗效果。

1. 原因和机制

（1）酸性物质流失：①胃黏膜细胞能等量分泌 H^+ 和 HCO_3^-，H^+ 留在胃中，HCO_3^- 离子回流入血，因此胃液酸性较高，一旦出现呕吐、胃肠减压的情况，大量的 H^+ 丢失，下游分泌的 HCO_3^- 得不到中和，被吸收进血，导致碱中毒；②原发性或其他原因导致的醛固酮分泌增多，使远曲小管分泌 H^+、K^+ 和重吸收的 Na^+ 增多，产生碱中毒。

（2）碱性物质过量：HCO_3^- 摄入或输入过多，使 pH 升高。

（3）低钾血症：呕吐或其他因素诱发的低钾血症，细胞内外 K^+ 和 Na^+ 交换减弱，H^+ 和 Na^+ 交换增强，H^+ 进入细胞内，血清碳酸氢根浓度升高。

（4）肝衰竭：肝衰竭时，血氨过高，尿素合成障碍导致代谢性碱中毒。

2. 对机体的影响及症状

（1）代谢性碱中毒对中枢神经系统的影响：pH 升高中枢神经系统的抑制作用被减弱、血红蛋白氧离曲线左移导致组织缺氧，出现烦躁不安、精神错乱、意识障碍等症状。

（2）代谢性碱中毒对神经肌肉的影响：血 pH 升高，导致 Ca^{2+} 减少，神经肌肉应激性增强，出现面部和手足抽搐。若同时复合低钾血症时，因肌肉无力或麻痹，可不出现抽搐。

（3）低钾血症：血 pH 升高，导致细胞内 H^+ 外流，K^+ 内流，同时肾小管上皮细胞在 H^+ 减少时 H^+-Na^+ 交换减弱，K^+-Na^+ 交换增强，K^+ 从尿液排出，因此易引发低钾血症。

3. 防治原则

（1）纠正电解质紊乱，补充 K^+、Cl^-：如生理盐水可扩充血容量、促进 HCO_3^- 排出；补充氯化钠,改善低钾血症。

(2)严重者可静脉注射 0.1mmol/L 盐酸。

(五)混合型酸碱平衡紊乱

存在两种或两种以上单纯型酸碱失衡,即发生了混合型酸碱平衡紊乱,如混合型代谢性酸中毒[高阴离子间隙(anion gap,AG;即血浆中未测定的阴离子与未测定的阳离子浓度间的差值,对代谢性酸中毒的病因及类型的鉴别诊断有一定价值)性加正常 AG 性]、高 AG 代谢性酸中毒合并代谢性碱中毒,三重酸碱失衡(triple acid-base disorders;即一种呼吸失衡,同时有 AG 增大的代酸和代碱)。

1. 呼吸性酸中毒合并代谢性酸中毒

(1)原因和机制:常见于严重的通气障碍引起呼吸性酸中毒,同时因持续缺氧而发生代谢性酸中毒,为临床上常见的一种混合型酸碱平衡紊乱类型。例如:心跳和呼吸骤停、慢性阻塞性疾病合并心力衰竭或休克;糖尿病酮症酸中毒患者因肺部感染引起呼吸衰竭。

(2)对机体的影响及症状:由于肾脏不能代偿呼吸性酸中毒导致的动脉血二氧化碳分压(partial pressure of carbon dioxide in arterial blood,$PaCO_2$)增高,以及呼吸不能代偿 HCO_3^- 的减少,所以 pH 下降明显。继而导致血 K^+ 增高,血 Cl^- 下降(正常或升高),血 Na^+ 正常或下降,AG 升高。进而机体出现以呼吸性酸中毒为主的一系列症状。

(3)防治原则以预防为主。

2. 代谢性碱中毒合并呼吸性碱中毒

(1)原因和机制:常见高热伴呕吐患者,高热可引起通气过度出现呼吸性碱中毒,又因呕吐,大量胃液丢失而出现代谢性碱中毒;肝衰竭、败血症和严重创伤的患者分别因高血氨、细菌毒素和疼痛刺激呼吸中枢而发生通气过度,加上利尿剂应用不当或呕吐而发生代谢性碱中毒。

(2)对机体的影响及症状:因呼吸性和代谢性因素指标均向碱性方面变化,$PaCO_2$ 降低,血浆 HCO_3^- 浓度升高,两者之间看不到相互代偿的关系,病情呈严重失代偿,预后较差。pH 明显升高,血浆 K^+ 浓度降低。

(3)防治原则以治疗原发病为主。

3. 呼吸性酸中毒合并代谢性碱中毒

(1)原因和机制:常见于慢性阻塞性肺疾病的患者引起慢性呼吸性酸中毒,如因呕吐或因心力衰竭而应用大量排钾利尿剂,都可引起 Cl^- 和 K^+ 的丧失而发生代谢性碱中毒。

(2)对机体的影响和症状:$PaCO_2$ 和血浆 HCO_3^- 浓度均升高而且升高的程度均已超出彼此正常代偿范围,pH 变动不大,略偏高或偏低,也可以在正常范围。

(3)防治原则为治疗原发病,辅助治疗补充 Cl^- 和 K^+。

4. 代谢性酸中毒合并呼吸性碱中毒

(1)原因和机制:可见于糖尿病、肾衰竭或感染性休克及心肺疾病等危重患者伴有发热或机械通气过度时;慢性肝病、高血氨并发肾衰竭时;水杨酸或乳酸盐中毒、有机酸(水杨酸、酮体、乳酸)生成增多,水杨酸盐刺激呼吸中枢可发生典型的代酸合并呼碱的混合型酸碱平衡紊乱。

(2)对机体的影响及症状:HCO_3^- 和 PCO_2 均降低,两者不能相互代偿,均小于代偿的最低值,pH 变动不大,甚至在正常范围。

5. 代谢性酸中毒合并代谢性碱中毒

（1）原因和机制：常见于尿毒症或糖尿病患者因频繁呕吐而大量丢失 H^+ 和 Cl^-；严重胃肠炎时呕吐加严重腹泻并伴有低钾和脱水的患者。

（2）对机体的影响及症状：由于导致血浆 HCO_3^- 升高和降低的原因同时存在，彼此相互抵消，常使血浆 HCO_3^- 及血液 pH 在正常范围，$PaCO_2$ 也常在正常范围或略高略低变动。对 AG 增高性的代谢性酸中毒合并代谢性碱中毒时，测量 AG 值对诊断该型有重要意义，若为单纯型代谢性酸中毒，AG 增大部分应与 HCO_3^- 减少部分相等。但 AG 正常型代谢性酸中毒合并代谢性碱中毒则无法用 AG 及血气分析来诊断，需结合病史全面分析。

6. 呼吸性酸中毒合并 AG 增高性代谢性酸中毒和代谢性碱中毒

（1）原因和机制：可见于Ⅱ型呼吸衰竭患者合并呕吐或利尿剂应用不当时。Ⅱ型呼吸衰竭患者，可因 CO_2 潴留发生呼吸性酸中毒；可因动脉血氧分压（partial pressure of oxygen in arterial blood，PaO_2）降低，乳酸增多，引起 AG 增高的代谢性酸中毒。而呕吐或利尿剂应用不当可致代谢性碱中毒。

（2）对机体的影响及症状：$PaCO_2$ 明显增高，AG > 16mmoL，HCO_3^- 一般也升高，Cl^- 明显降低。

7. 呼吸性碱中毒合并 AG 增高性代谢性酸中毒和代谢性碱中毒

（1）原因和机制：肾衰竭患者在某些情况下，合并发生呕吐和发热时，有可能出现这种情况。

（2）对机体的影响及症状：$PaCO_2$ 降低，AC > 16mmol/L，HCO_3^- 可高可低，一般低于正常。

三、酸碱紊乱与电解质紊乱

（一）酸碱紊乱与电解质紊乱的关系

1. Cl^- 转移　细胞膜内、外离子浓度可以不平衡而产生电位差，但两个区域内的正、负电荷数一般是相等的，从而保持电中性，称为电中性定律。酸碱物质也是电解质，也必须遵守电中性原理：任何一种性质离子的上升必须伴随另一种性质离子的上升或同种性质其他离子的下降。一般情况下机体的 Cl^- 与 HCO_3^- 同时转移，发生在血液红细胞和肾小管，以此调节 HCO_3^- 和 Cl^- 的含量。

2. 钾 - 钠交换和氢 - 钠交换　一般情况下 3 个 Na^+ 转移至细胞外伴随 2 个 K^+ 和 1 个 H^+ 转移入细胞内，该过程消耗能量，称为钠泵。尿中的 K^+ 主要是由远曲小管和集合管分泌，一般当有 Na^+ 的主动吸收时，才会有 K^+ 的分泌，两者的转运方向相反，称为 K^+-Na^+ 交换。H^+-Na^+ 交换和 K^+-Na^+ 交换有相互抑制现象。当机体发生酸中毒时，小管分泌浓度增加，H^+-Na^+ 交换加强，K^+-Na^+ 交换抑制，造成血中 K^+ 浓度增高。

3. 酸碱度变化和电解质离子转移往往同时发生。一般来说，机体内酸碱度和电解质浓度不是绝对恒定，而是处于相对平衡状态的。不会发生单一离子浓度大幅度变化，往往多种离子变化和症状同时发生，如缺氧导致能量不足，钠泵障碍，引起代谢性酸中毒、高钾血症和低钠血症等。

（二）酸碱紊乱导致电解质紊乱

主要原因是机体酸碱离子变化导致能量代谢、离子交换、肾脏排泄等功能障碍，继而引起一系列症状。

1. 呼吸性酸碱紊乱导致电解质紊乱　呼吸性酸碱紊乱导致的电解质紊乱主要包括高钾血症、低钾血症、低氯血症、高氯血症、高钠血症、低钠血症、顽固性低钠血症、低镁血症、低钙血症、低磷血症。

2. 代谢性酸碱紊乱导致电解质紊乱　代谢性酸中毒导致的电解质紊乱主要包括：高钾血症、高磷血症、高钙血症、高氯血症；代谢性碱中毒导致的电解质紊乱包括：低钾血症、低镁血症、低磷血症。

（三）电解质紊乱导致酸碱紊乱

1. 低钾性碱中毒　正常情况下，3 个细胞内的 Na^+ 和 2 个细胞外的 K^+、1 个 H^+ 对流保持电中性。一旦细胞外液 K^+ 减少，Na^+ 和 H^+ 交换增强，同时总交换量减少，导致细胞外碱中毒。

2. 低钾血症导致呼吸性酸中毒　严重低钾血症可导致呼吸肌无力和呼吸性酸中毒，特别是肺部功能障碍的患者，更易引发呼吸衰竭。

3. 高钾性酸中毒　高钾血症导致 K^+ 与 Na^+ 交换加强，H^+ 被留在细胞外液，以及细胞内 Na^+ 外流，导致酸中毒和轻度高钠。

4. 高钾血症导致呼吸性酸中毒　高钾血症导致的呼吸肌无力和呼吸性酸中毒，常见于高钾性周期性瘫痪。

5. 低氯性碱中毒　红细胞内外 Cl^- 和 HCO_3^- 的等量交换是保证电中性和保证 CO_2 正常运输的基础，血液中 Cl^- 原发性下降导致红细胞内 HCO_3^- 转移至红细胞外，导致细胞外碱中毒和细胞内的酸中毒。

第六章 缺 氧

缺氧（hypoxia）是指因组织的氧气供应不足或用氧障碍，而导致组织的代谢、功能和形态结构发生异常变化的病理过程。缺氧是临床各种疾病中极常见的一类病理过程，脑、心脏等生命重要器官缺氧也是导致机体死亡的重要原因。另外，由于动脉血氧含量明显降低导致组织供氧不足，又称为低氧血症（hypoxemia）。缺氧是慢性阻塞性肺疾病、急性呼吸窘迫综合征（acute respiratory distress syndrome，ARDS）、心肌梗死、缺血性脑卒中、休克、氰化物中毒、一氧化碳（carbon monoxide，CO）中毒等多种疾病共有的病理过程，也是高原、高空、坑道等特殊环境中存在的现象，是许多疾病引起死亡的最重要原因。

第一节 常用的血氧指标和意义

缺氧指的是缺少内源氧，内源氧是指与细胞结合的氧气。机体对氧的摄取和利用是一个复杂的生物学过程。一般来讲，判断组织获得和利用氧的状态要检测组织的供氧量和耗氧量2个方面因素。测定血氧参数对了解机体氧的获得和消耗是必要的。临床上可通过血气分析测定血氧指标，反映组织的供氧和用氧情况。

$$组织的供氧量 = 动脉血氧含量 \times 组织血流量$$
$$组织耗氧量 = （动脉血氧含量 - 静脉血氧含量）\times 组织血流量$$

常用的血氧指标有血氧分压、血氧容量、血氧含量和血氧饱和度。

一、血氧分压

血氧分压（partial pressure of oxygen，PO_2）为物理溶解于血液的氧所产生的张力。动脉血氧分压（PaO_2）约为 13.3kPa（100mmHg），其高低主要取决于吸入气体的氧分压和肺的通气与弥散功能。静脉血氧分压（partial pressure of oxygen in venous blood，PvO_2）约为 5.32kPa（40mmHg），PvO_2 反映内呼吸功能的状态即组织、细胞对氧的摄取和利用状态。

二、血氧容量

血氧容量指的是氧分压为 19.95kPa（150mmHg）、二氧化碳分压为 5.32kPa（40mmHg）和温度为 38℃条件下，100mL 血液中血红蛋白（Hb）所能结合的最大氧量。血氧容量高低取决于血液中 Hb 的含量及其与 O_2 结合的能力，反映血液携氧的能力。1g Hb 充分氧合时可结合 1.34mL 氧，正常成年人 Hb 为 15g/dL，血氧容量约为 20mL/dL。

三、血氧含量

血氧含量是指 100mL 血液的实际带氧量，包括血浆中物理溶解的氧和与 Hb 化学结合的氧。当 PO_2 为 13.3kPa（100mmHg）时，100mL 血浆中呈物理溶解状态的氧约为 0.3mL，化学结合氧约为 19mL，因此物理溶解的氧量可忽略不计。正常动脉血氧含量（oxygen content in arterial blood，CaO_2）约为 19.3mL/dL；静脉血氧含量（oxygen content in venous blood，CvO_2）为 14mL/dL。动脉 - 混合静脉血氧含量差（arterio-mixed venous oxygen content difference，$Ca-CvO_2$）简称动静脉血氧含量差，反映组织的摄氧能力，正常时约为 5mL/dL。

四、血红蛋白氧饱和度

血红蛋白氧饱和度简称血氧饱和度，实质血液中氧合 Hb 占总 Hb 的百分数，即血红蛋白氧饱和度 =（氧含量 – 物理溶解的氧量）/ 氧容量 ×100%，约等于血氧含量和血氧容量的比值。正常动脉血氧饱和度为 95%～98%；静脉血氧饱和度为 70%～75%。血红蛋白氧饱和度主要取决于 PO_2，两者之间的关系曲线呈 S 形，称为氧合 Hb 解离曲线，简称氧离曲线（图 6-1）。血红蛋白氧饱和度还与血液 pH、温度、CO_2 分压，以及红细胞内 2,3- 二磷酸甘油酸（2,3-diphosphoglyceric acid，2,3-DPG）含量有关。

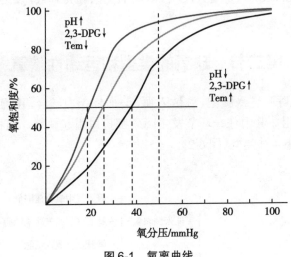

图 6-1　氧离曲线

（一）氧离曲线的特点及功能意义

1. 氧离曲线的上段　相当于 PO_2 7.98～13.3kPa（60～100mmHg），即 PO_2 较高的水平，可以认为是 Hb 与 O_2 结合的部分。这段曲线较平坦，表明 PO_2 的变化对 Hb 氧饱和度影响不大。例如，PO_2 为 13.3kPa（100mmHg）时（相当于动脉血 PO_2），Hb 氧饱和度为 97.4%，血氧含量约为 19.4mL/dL；如将吸入气 PO_2 提高到 19.95kPa（150mmHg），Hb 氧饱和度为 100%，只增加了 2.6%，这就解释了为何每分钟肺泡通气量（V）/ 每分钟肺血流量（Q）不匹配时，肺泡通气量的增加几乎无助于 O_2 的摄取；反之，如使 PO_2 下降到 9.31kPa（70mmHg），Hb 氧饱和度为 94%，也不过只降低了 3.4%。因此，即使吸入气或肺泡气 PO_2 有所下降，如在高原、高空或患某些呼吸系统疾病时，只要 PO_2 不低于 7.98kPa（60mmHg），Hb 氧饱和度仍能保持在 90% 以上,血液仍可携带足够量的 O_2,不致发生明显的低氧血症。

2. 氧离曲线的中段 该段曲线较陡,相当于 PO_2 5.32~7.98kPa(40~60mmHg),是氧合血红蛋白(oxyhemoglobin,HbO_2)释放 O_2 的部分。PO_2 5.32kPa(40mmHg),相当于混合静脉血的 PO_2,此时 Hb 氧饱和度约为 75%,血氧含量约 14.4mL/dL,即每 100mL 血液流过组织时释放了 5mL O_2。血液流经组织液时释放出的 O_2 容积所占动脉血氧含量的百分数称为 O_2 的利用系数,安静时为 25% 左右。以心输出量 5L 计算,安静状态下人体每分钟耗 O_2 量约为 250mL。

3. 氧离曲线的下段 相当于 PO_2 2~5.32kPa(15~40mmHg),也是 HbO_2 与 O_2 解离的部分,是曲线坡度最陡的一段,意即 PO_2 稍降,HbO_2 就可大大下降。在组织活动加强时,PO_2 可降至 2kPa(15mmHg),HbO_2 进一步解离,Hb 氧饱和度降至更低的水平,血氧含量仅约 4.4mL/dL,这样每 100mL 血液能供给组织 15mL O_2,O_2 的利用系数提高到 75%,是安静时的 3 倍。可见,该段曲线代表 O_2 储备。

（二）影响氧离曲线的因素

当血液 pH 下降、温度升高、CO_2 分压升高或红细胞内 2,3-DPG 增多时,Hb 与氧的亲和力降低,氧离曲线右移;反之,氧离曲线左移,表示 Hb 与氧的亲和力增高。

此外,Hb 与氧的亲和力可以用 P_{50} 来反映,它是指血红蛋白氧饱和度为 50% 时的血氧分压,正常为 26~27mmHg。P_{50} 增大反映 Hb 与氧的亲和力降低,反之与 Hb 与氧的亲和力增高。

第二节 缺氧的类型和运动性缺氧

大气中的氧通过呼吸进入肺泡,弥散入血,与血红蛋白结合,由血液循环输送到全身,被组织、细胞摄取利用。其中任一环节发生障碍都可以引起缺氧。根据原因和血氧变化特点,缺氧一般分为以下 4 种类型(图 6-2)。

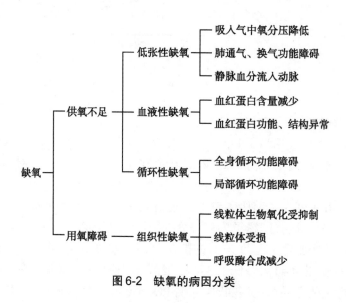

图 6-2 缺氧的病因分类

一、低张性缺氧

低张性缺氧（hypotonic hypoxia）指由 PaO_2 明显降低并导致组织供氧不足。当 PaO_2 低于 8kPa（60mmHg）时，可直接导致 CaO_2 和动脉血氧饱和度（oxygen saturation in arterial blood，SaO_2）明显降低，因此低张性缺氧也可以称为低张性低氧血症（hypotonic hypoxemia）。

（一）原因

1. 吸入气体氧分压过低　因吸入氧分压过低气体所引起的缺氧称为大气性缺氧（atmospheric hypoxia），多发生于海拔 3 000m 以上的高原、高空或通风不良的坑道、矿井，也可因吸入低氧混合气体等引起。体内供氧的多少，首先取决于吸入气的氧分压。在高原，随着海拔的升高，大气压下降，吸入气氧分压也相应降低，致使肺泡氧分压降低，弥散进入血液的氧减少，动脉血氧饱和度降低。

2. 外呼吸功能障碍　由肺通气或换气功能障碍所致，称为呼吸性缺氧（respiratory hypoxia），常见于各种呼吸系统疾病、呼吸中枢抑制或呼吸肌麻痹等。

3. 静脉血分流入动脉　多见于存在右向左分流的先天性心脏病患者，如房间隔或室间隔缺损伴有肺动脉狭窄或肺动脉高压，或法洛四联症，由于右心的压力高于左心，未经氧合的静脉血掺入左心的动脉血中，导致 PaO_2 的血氧含量降低。

（二）血氧变化特点

低张性缺氧发生的关键是进入血液的氧减少或动脉血被静脉血稀释，因此血氧变化的特点主要是：①由于弥散入动脉血中的氧压力过低使 PaO_2 降低，过低的 PaO_2 可直接导致 CaO_2 和 SaO_2 降低；②如果 Hb 无质和量的异常变化，血氧容量正常；③由于 PaO_2 降低时，红细胞内 2,3-DPG 增多，故血 SaO_2 降低；④低张性缺氧时，PaO_2 和血 SaO_2 降低使 CaO_2 降低；⑤动静脉血氧含量差减小或变化不大。氧从血液向组织弥散的动力是二者之间的氧分压差，当低张性缺氧时，PaO_2 明显降低和 CaO_2 明显减少，使氧的弥散速度减慢，同量血液弥散给组织的氧量减少，最终导致动静脉血氧含量差减小和组织缺氧。如果是慢性缺氧，组织利用氧的能力代偿增加时，动静脉血氧含量差变化也可不明显。

正常毛细血管中脱氧 Hb 平均浓度为 26g/L（2.6g/dL）。低张性缺氧时，动脉血与静脉血的氧合 Hb 浓度均降低，毛细血管中氧合 Hb 必然减少，脱氧 Hb 浓度则增加。当毛细血管中脱氧 Hb 平均浓度增加至 50g/L（5g/dL）以上（$SaO_2 \leqslant 80\% \sim 85\%$）可使皮肤黏膜出现青紫色，称为发绀（cyanosis）。慢性低张性缺氧很容易出现发绀。发绀是缺氧的表现，但缺氧的患者不一定都有发绀，如贫血引起的血液性缺氧可无发绀。同样，有发绀的患者也可无缺氧，如真性红细胞增多症患者由于 Hb 异常增多，使毛细血管内脱氧 Hb 含量很容易超过 50g/L 故易出现发绀而无缺氧症状。

二、血液性缺氧

血液性缺氧（hemic hypoxia）指 Hb 量或质的改变，使 CaO_2 减少或同时伴有与 Hb 结合的氧不易释出所引起的组织缺氧。由于 Hb 量减少引起的血液性缺氧，因其 PaO_2 正常而 CaO_2 减低，又称等张性缺氧（isotonic hypoxemia）。

（一）原因

1. 血红蛋白含量减少　见于各种原因引起的严重贫血。

2. 一氧化碳中毒　Hb 与 CO 结合可生成碳氧血红蛋白（carboxyhemoglobin，HbCO）。CO 与 Hb 结合的速度虽仅为 O_2 与 Hb 结合速度的 1/10，但 HbCO 的解离速度却只有 HbO_2 解离速度的 1/2 100，因此，CO 与 Hb 的亲和力比 O_2 与 Hb 的亲和力大 210 倍。当吸入气体中含有 0.1% CO 时，血液中 Hb 可有 50% 转为 HbCO，从而使大量 Hb 失去携氧功能；CO 还能抑制红细胞内糖酵解，使 2,3-DPG 生成减少，氧解离曲线左移，HbO_2 不易释放出结合的氧；HbCO 中结合的 O_2 也很难释放出来。由于 HbCO 失去携带 O_2 和妨碍 O_2 的解离，从而造成组织严重缺氧。在正常人血中大约有 0.4% HbCO。当空气中含有 0.5% CO 时，血中 HbCO 仅在 20～30min 就可高达 70%。CO 中毒时，代谢旺盛、需氧量高以及血管吻合支较少的器官更易受到损害。

3. 高铁血红蛋白血症　当发生亚硝酸盐、过氯酸盐、磺胺等中毒时，可以使血液中大量（20%～50%）Hb 转变为高铁血红蛋白（methemoglobin，MetHb）。MetHb 形成是由于 Hb 中二价铁在氧化剂的作用下氧化成三价铁，故又称为变性 Hb 或羟化 Hb。MetHb 中的 Fe^{3+} 因与羟基牢固结合而丧失携带氧的能力；另外，当 Hb 分子中有部分 Fe^{2+} 氧化为 Fe^{3+}，剩余吡咯环上的 Fe^{2+} 与 O_2 的亲和力增高，氧离曲线左移，MetHb 不易释放出所结合的氧，加重组织缺氧。患者可因缺氧，出现头痛、衰弱、昏迷、呼吸困难和心动过速等症状。临床上常见的是食用大量新腌咸菜或腐败的蔬菜，由于它们含有大量硝酸盐，经胃肠道细菌作用将硝酸盐还原成亚硝酸盐并经肠道黏膜吸收后，引起高铁血红蛋白血症，患者皮肤、黏膜（如口唇）呈现青紫色，也称为肠源性发绀（enterogenous cyanosis）。

在生理状态下，血液中不断形成极少量的 MetHb，但可以通过体内还原剂如还原型烟酰胺腺嘌呤二核苷酸（reduced nicotinamide adenine dinucleotide，NADH）、维生素 C、还原型谷胱甘肽等还原为 Fe^{2+}，使正常血液中高铁血红蛋白含量限于 Hb 总量的 1%～2%。高铁血红蛋白血症也可见于某些遗传缺陷性疾病，如遗传性高铁血红蛋白血症。血红蛋白分子的辅基血红素中的亚铁被氧化成三价铁，即成为高铁血红蛋白，同时失去带氧功能。患者先天缺乏 NADH- 高铁血红蛋白还原酶，属于常染色体隐性遗传病。

4. 血红蛋白与氧的亲和力异常增高　某些因素可增强血红蛋白与氧的亲和力，使氧离曲线左移，氧不易释放，引起组织缺氧。见于输入大量库存血，由于库存血中 2,3-DPG 含量低使氧合血红蛋白解离曲线左移；输入大量碱性液体时，血液 pH 升高，可通过 Bohr 效应增强 Hb 与 O_2 的亲和力；也可见于某些血红蛋白病，由于肽链中发生氨基酸替代，使 Hb 与 O_2 亲和力成倍增高，从而使组织缺氧。Bohr 效应指 H^+ 和 PCO_2 对 Hb 与 O_2 亲和力的影响，当 H^+ 浓度或 PCO_2 增高时，Hb 与 O_2 的亲和力降低，氧离曲线右移。

（二）血氧变化特点及缺氧机制

血液性缺氧发生的关键是血红蛋白的质或量的改变，因此血氧变化的特点主要是：①外呼吸功能正常，氧的摄入和弥散正常，所以 PaO_2 正常。②SaO_2 正常或降低，贫血及因 Hb 与 O_2 亲和力增强引起缺氧，SaO_2 正常，CO 中毒和高铁血红蛋白血症引起缺氧，SaO_2 降低。③因 Hb 数量减少或性质改变，使氧容量降低导致 CaO_2 减少。④CO 中毒时，其血氧变化与贫血的变化基本是一致的。但是血氧容量在体外检测时，在体外用氧气对血样本进行充分平衡，此时 O_2 已完全竞争取代 HbCO 中的 CO 形成氧合 Hb，所以血氧容量可以是正常的。⑤血液性缺氧时，血液流经毛细血管时，因血中 HbO_2 总量不足和 PO_2 下降较快，使氧的弥散动力和速度也很快降低，故动静脉血氧含量差低于正常。⑥Hb 与 O_2 亲和力增加引起的血液性缺氧较特殊，其 PaO_2 正常；CaO_2 和 SaO_2 正常，由于 Hb 与 O_2 亲和力较大，故结合的氧不易释放导致组织缺氧，所以 PvO_2 升高；CvO_2 和 SvO_2 升高，动静脉血氧含量差小于正常值。

单纯 Hb 减少时，因氧合血红蛋白减少，另外患者毛细血管中还原 Hb 未达到出现发绀的阈值，所以皮肤、黏膜颜色较为苍白；HbCO 本身具有特别鲜红的颜色，患者 CO 中毒时，由于血液中 HbCO 增多，所以皮肤、黏膜呈现樱桃红色，严重缺氧时由于皮肤血管收缩，皮肤、黏膜呈苍白色；高铁血红蛋白血症时，由于血中高铁血红蛋白含量增加，所以患者皮肤、黏膜出现深咖啡色或青紫色；单纯的由 Hb 与 O_2 亲和力增高时，由于毛细血管中脱氧 Hb 量少于正常，所以患者皮肤、黏膜无发绀。

三、循环性缺氧

循环性缺氧（circulatory hypoxia）指组织血流量减少使组织氧供应减少所引起的缺氧，又称为低动力性缺氧（hypokinetic hypoxia）。循环性缺氧还可以分为缺血性缺氧（ischemic hypoxia）和淤血性缺氧（congestive hypoxia）。缺血性缺氧是由于动脉供血不足所致；淤血性缺氧是由于静脉回流受阻所致。

（一）原因

1. 全身性循环障碍　见于心力衰竭和休克。心力衰竭患者心输出量减少，向全身各个组织器官运输的氧量减少，同时又可因静脉回流受阻，引起组织淤血和缺氧。全身性循环障碍引起的缺氧，易致酸性带血产物蓄积，发生酸中毒，使心肌收缩力进一步减弱，心输出量降低，加重组织缺氧，形成恶性循环。

2. 局部性循环障碍　见于动脉硬化、血管炎、血栓形成的栓塞、血管痉挛或受压等。因血管阻塞或受压，引起局部组织缺血或淤血性缺氧。

（二）血氧变化特点及缺氧机制

单纯性循环障碍时，血氧容量正常；PaO_2 正常、CaO_2 正常、SaO_2 正常。由于血流缓慢，血液流经毛细血管的时间延长，使单位容积血液弥散到组织的氧量增加，CvO_2 降低，所以动静脉血氧含量差也加大；但是单位时间内弥散到组织、细胞的氧量减少，还是引起组织缺氧。局部性循环性缺氧时，血氧变化可以基本正常。

由于静脉血的 CvO_2 和 PvO_2 较低，毛细血管中脱氧 Hb 可超过 50g/L，可引发皮肤、黏膜发绀。

四、组织性缺氧

进入细胞内的氧 80%～90% 在线粒体内参与呼吸链电子传递和磷酸化相互耦联的生物氧化反应。在这一过程中，代谢物脱下的成对氢原子由呼吸链上多种酶和辅酶所催化的连锁反应逐步传递，最终与氧结合成水，同时耦联 ADP 磷酸化生成 ATP。在组织供氧正常情况下，因组织、细胞氧利用障碍，引起 ATP 生成减少，该现象称为组织性缺氧（histogenous hypoxia）。

（一）原因

1. 抑制细胞氧化磷酸化　细胞色素分子中的铁通过可逆性氧化还原反应进行电子传递，这是细胞氧化磷酸化的关键步骤。以氰化物为例，当各种无机或有机氰化物，如 HCN、

KCN、NaCN、NH₄CN 和氢氰酸有机衍生物（多存在于杏、桃和李的核仁中）等经消化道、呼吸道、皮肤进入体内，CN^- 可以迅速与细胞内氧化型细胞色素氧化酶三价铁结合形成氰化高铁细胞色素氧化酶，失去接受电子能力，使呼吸链中断，导致组织细胞利用氧障碍。0.06g HCN 可以导致人的死亡。高浓度 CO 也能与氧化型细胞色素氧化酶的 Fe^{2+} 结合，阻断呼吸链。硫化氢、砷化物和甲醇等中毒是通过抑制细胞色素氧化酶活性而阻止细胞的氧化过程。

2. 线粒体损伤　引起线粒体损伤的原因有：强辐射、细菌毒素、热射病、尿毒症等。线粒体损伤，可以导致组织细胞利用氧障碍和 ATP 生成减少。

3. 呼吸酶合成障碍　维生素 B_1、维生素 B_2、烟酰胺等是机体能量代谢中辅酶的辅助因子，这些维生素缺乏可导致组织细胞对氧利用和 ATP 生成发生障碍。

（二）血氧变化特点及缺氧机制

组织性缺氧时，血氧容量正常，PaO_2、CaO_2、SaO_2 一般均正常。由于组织细胞利用氧障碍（内呼吸障碍），所以 PvO_2、CvO_2、SvO_2 增高，动静脉血氧含量差小于正常。患者的皮肤、黏膜颜色因毛细血管内氧合 Hb 的量高于正常，故常呈现鲜红色或玫瑰红色。

临床常见的缺氧多为混合性缺氧。例如，肺源性心脏病时由于肺功能障碍可引起呼吸性缺氧，心功能不全可出现循环性缺氧。各类型缺氧的特点见表 6-1。

表 6-1　各型缺氧原因及血氧变化特点

缺氧类型	动脉血氧分压	血氧容量	动脉血氧饱和度	动静脉血氧含量差
低张性缺氧	下降	不变或上升	下降	下降或不变
血液性缺氧	不变	下降或不变	不变或下降	下降
循环性缺氧	不变	不变	不变	上升
组织性缺氧	不变	不变	不变	下降

五、运动性缺氧

（一）概念

正常的肌肉运动是需要消耗能量的，运动强度越大，消耗的能量就越多，在提供能量的过程中，身体需要消耗一定量的氧气。当运动强度超过一定限度时，身体摄取氧的速度可能不足以配合，造成机体相对缺氧的状态，即运动性缺氧。脑力劳动可使氧的消耗比正常情况下多 10 倍以上，过强的脑力运动引起的缺氧也属于运动性缺氧。

（二）影响因素及缺氧机制

运动产生的缺氧主要取决于需氧量和最大摄氧量（图 6-3）。

1. 需氧量　是维持正常生理活动氧化能源物质所需要的氧量，单位通常表示为 L/min 或 mL/min，为了对人群进行相互比较，或者对同一个人在前后不同时期进行比较，往往取需氧量除以体重后的相对值。例如，一个体重为 60kg 的人，其最大需氧量为 2.4L/min，那么他的最大需氧量相对值为

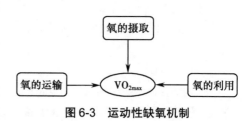

图 6-3　运动性缺氧机制

2 400mL/min ÷ 60kg = 40mL/(kg·min)。运动强度越大、持续时间越短的运动项目,每分需氧量则越大;反之,运动强度较小、持续时间长的运动项目,每分需氧量少,但运动的总氧量却大。

2. **最大摄氧量(maximal oxygen uptake,VO$_{2max}$)** 是人体单位时间内摄取并利用的最大氧量,它是机体通过有氧方式合成 ATP 的最大限度,也是心血管系统向肌肉运输含氧丰富血液的能力上限,是反映人体有氧运动能力的重要指标。当需氧量超过最大摄氧量时,就会出现缺氧。一般情况下,成年人安静时需氧量为 250mL/min。持续时间短、强度大的运动每分钟需氧量大,但总需氧量少,如短跑、登高等;持续时间长、强度小的运动每分钟需氧量少,但总需氧量大,如长跑、重体力劳动等。机体摄取氧的能力高低通常用分级运动试验(graded exercise test,GXT)来测试,当随着运动强度增加,机体的氧摄取量达到一个极限不再增加时,即达到了最大摄氧量的水平。事实上,肌肉从血液中摄取氧的能力是由肌肉中毛细血管和线粒体的含量决定的,所以有计划的耐力训练可以使两者都得到增加,最终使得在 GXT 的后期肌肉从血液中摄取氧的能力增强。

(三)运动性缺氧应用——高住低练

1. **高住低练(living high-training low,LHTL)** 该训练法让运动员在海拔较高的地方居住,充分调动机体适应高原缺氧环境,而在海拔较低的地方训练,以达到理想的训练量和强度。LHTL 训练法常用的低氧浓度为 16.4%～14.2%(相当于 2 000～3 000m 海拔高度),低氧暴露时间为 8～16h。许多研究小组积累证据表明:高住低练训练方法可增强运动员身体性能,改善运动成绩。

2. **高原缺氧机制** 人从平原进入高原,为适应低氧环境需要行一系列适应性改变,以维持毛细血管内血液与组织间必要的压力差。血管活性因子及各种应激性炎症介质的表达既是机体适应性改变的反应,也是各脏器发生应激代偿性改变的基础。肺血管内皮细胞合成并释放具有舒缩血管作用的两类物质:舒张血管方面最重要的是前列腺素和一氧化氮;在收缩血管方面有内皮素(endothelin,ET)和血管紧张素Ⅱ。

3. **高住低练的作用** 高住低练对心肌细胞形态、分子结构和功能都有一定作用。

(1)相关动物实验显示,LHTL 可减缓运动时的心率增快及血压升高,增加心室重量。LHTL 通过增加左心室收缩力来增强收缩功能。在中长跑男性运动员中进行的试验显示,LHTL 组比低住低练(living high-training low,LLTL)组运动员的心率(heart rate,HR)、每搏输出量(stroke volume,SV)、舒张末期容积(end-diastolic volume,EDV)显著增加,但射血分数无显著差异。LHTL 在运动员最高强度运动中通过改善 HR、SV、EDV 和收缩末期容积(end-systolic volume,ESV)对心功能产生良好的影响。

(2)高住低练影响心脏的机制:LHTL 影响心功能可能与肾上腺素能受体增加或心肌能量利用率提高有关。LHTL 也是一种低氧应激,缺氧作为应激原,可引起交感神经兴奋,肾上腺受体增加,反射性地引起交感 - 肾上腺轴活性增强。去甲肾上腺素既可使心肌收缩力增强、每搏输出量提高、心率加快,又可促进肌钙蛋白对 Ca^{2+} 的释放和加速肌质网对 Ca^{2+} 的摄取,进而加速心肌舒张,从而增强运输氧的能力。线粒体习服在 LHTL 改善机体功能中具有重要作用。呼吸链酶复合物Ⅰ～Ⅳ是电子传递链的组成部分,其活性变化能直接或间接地反映线粒体呼吸功能的变化。研究表明,高住低练能显著提高心肌线粒体酶活性,从而使功能活动水平达到较高的状态。此外,低氧训练对心肌组织微血管的影响优于常氧训练，起到保护心肌的作用。这是由于血管内皮生长因子（vascular endothelial growth factor，VEGF）合成与释放，与其血管内皮细胞上特异性受体结合，开放冠状动脉侧支循环以改善心肌血液供应，减少缺血面积。

4. 高住低练对呼吸系统影响　人在低氧条件下会呼吸加快、加深以代偿缺氧对机体的影响。LHTL训练模式可以提高运动员的最大摄氧量（VO_{2max}），还可以提高耐力良好运动员的低氧通气应答（hypoxic ventilatory response，HVR）。

5. 高住低练对有氧能力相关血液指标影响　研究表明，3周的高住低练训练可以显著提高运动员血红蛋白（Hb）、促红细胞生成素（erythropoietin，erythrogenin，EPO）、红细胞（red blood cell，RBC）数和血细胞比容（hematocrit，Hct），从而提高运动员载氧能力。

6. 高住低练对机体抗氧化能力影响　大强度运动后，骨骼肌活性氧含量显著增加。抗氧化能力的强弱直接影响机体的运动能力和消除疲劳及恢复能力。研究结果表明，高住低练可提高骨骼肌抗氧化酶活性，使机体抗氧化能力也得到提高，有效缓解大强度运动引起的骨骼肌脂质过氧化，从而保护机体免受过氧化损伤。当机体对缺氧负荷和运动负荷适应后，能降低由于运动引起的血清酶活性增高，对防治肌肉组织的损伤和增加细胞膜稳定性有一定作用。

第三节　缺氧时机体的功能和代谢变化

缺氧可对机体多个系统组织器官产生广泛的、非特异性的影响，其影响的程度和后果，取决于缺氧发生的速度、程度、部位、持续时间以及机体对缺氧的耐受性。氰化物中毒时，生物氧化过程迅速受阻，机体可以在数分钟内死亡。而在海拔3 700m高原地区，适应良好的个体可正常工作、生活。CO中毒时，当半数血红蛋白与CO结合失去携氧能力时，即可危及生命。而对于贫血患者，即使血红蛋白量减少1/2，仍可无显著不适症状。这是因为前者发生速度快，机体代偿能力尚未能充分发挥，而后者一般发生过程缓慢，可通过代偿如增加组织、细胞的氧供应和对氧的利用能力等，使得细胞的缺氧程度减轻。

缺氧时机体的功能代谢变化，包括机体对缺氧的代偿性反应和由缺氧引起的代谢与功能障碍。轻度缺氧主要引起机体代偿性反应；严重缺氧而机体代偿不全时，出现的变化以功能代谢障碍为主。机体在急性缺氧时与慢性缺氧时的代偿性反应也有区别。急性缺氧是由于机体来不及代偿而较易发生功能代谢障碍。各种类型的缺氧所引起的变化，既有相似之处又各具特点，以下主要以低张性缺氧为例，说明缺氧对机体的影响。

一、呼吸系统变化

（一）肺通气量增大

PaO_2降低（低于8kPa）可刺激颈动脉体和主动脉体化学感受器。反射性引起呼吸加深加快，从而使肺泡通气量增加，肺泡气氧分压升高，PaO_2也随之升高。吸入10%氧时，通气量可增加50%；吸入5%氧可使通气量增加3倍。胸廓呼吸运动的增强使胸内负压增大，还可促进静脉回流，增加心输出量和肺血流量，有利于氧的摄取和运输。但过度通气使PaO_2降低，减低了CO_2对延髓中枢化学感受器的刺激，可限制肺通气的增强。

低张性缺氧所引起的肺通气变化与缺氧持续的时间有关。肺泡气氧分压维持在60mmHg

以上时,肺通气量变化不明显。肺泡气氧分压低于 60mmHg 时,肺通气随着肺泡气氧分压降低而显著增加(图 6-4)。

如人到达 4 000m 高原后,肺通气量立即增加,但仅比在平海平面时高 65%。数天后,肺通气量可高达在平海平面时的 5～7 倍。但久居高原,肺通气量逐渐回降,仅比在平海平面时高 15% 左右。在急性缺氧早期肺通气增加较少,可能因过度通气形成的低碳酸血症和呼吸性碱中毒对呼吸中枢的抑制作用,使肺通气的增加受限。2～3d 后,通过肾脏代偿性地排出 HCO_3^-,脑脊液内的 HCO_3^- 也逐渐通过血脑屏障进入血液,使脑组织中 pH 逐渐恢复正常,此时解除对中枢化学感应器的抑制作用,外周化学感受器兴奋呼吸的作用得以充分发挥,肺通气量显著增加。久居高原肺气量回降,可能与外周化学感受器对缺氧的敏感性降

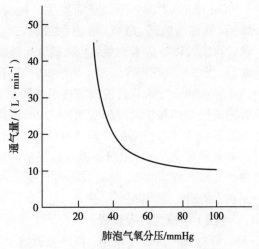

图 6-4　肺泡气氧分压与通气量之间的关系

低有关。据观察,世居高原者的颈动脉体的平均体积比世居平海平面者大 6.7 倍,慢性阻塞性肺疾病患者的颈动脉比正常人大 1 倍以上,这也是一种慢性适应性反应。因为肺通气每增加 1L,呼吸肌耗氧增加 0.5mL,可能加剧机体氧的供求矛盾,故长期呼吸运动增强显然是对机体不利的。肺通气量增加是对急性低张性缺氧最重要的代偿性反应。此反应的强弱存在显著的个体差异,代偿良好者肺通气量增加较多,PaO_2 比代偿不良者高,$PaCO_2$ 也较低。

血液性缺氧和组织性缺氧因 PaO_2 不低,故呼吸一般不增强;循环性缺氧如累及肺循环,如心力衰竭引起肺淤血、水肿时,可使呼吸加快。

（二）外呼吸功能障碍

急性低张性缺氧,如快速登上 4 000m 以上的高原时,可在 1～4d 内发生肺水肿,表现为呼吸困难、咳嗽、咳出血性泡沫痰、肺部有湿啰音、皮肤黏膜发绀等。因高原肺水肿的动物模型难以复制成功,故其发病机制至今尚不清楚。因为肺水肿与肺动脉高压呈正相关,故有人强调肺毛细血管压力增高的作用。可能缺氧所致外周血管收缩使回心血量和肺血量增多;加上缺氧性肺血管收缩反应使肺血流阻力增加,导致肺动脉高压。由于肺血管收缩强度不一,致使肺血流分布不均,在肺血管收缩较轻或不收缩的部位肺泡毛细血管血流增加,毛细血管压力增高,从而引起压力性肺水肿。也有人强调肺微血管通透性增高的作用。因为患者支气管肺泡洗出液中蛋白质含量较高,并有大量肺泡巨噬细胞,可测得补体 C3a、白细胞三烯 B_4(leukotriene B_4, LTB$_4$)、血栓素 B_2(thromboxane, TXB$_2$)等;尸检可见肺泡水肿、炎症细胞浸润及透明膜形成。但高原性肺水肿不同于其他原因引起的成人呼吸窘迫综合征,前者经休息、氧疗或下山后短期内即可痊愈;而成人呼吸窘迫综合征经治疗往往要数月后才能痊愈。肺内血压高和流速对微血管的切应力(流动的血液作用于血管壁的力与管壁平等方向的分力)可能是导致微血管内皮损伤和血管通透性增高的一个因素。肺水肿影响肺的换气功能,可使 PaO_2 进一步下降。PaO_2 过低可直接抑制呼吸中枢,使呼吸抑制,肺通气量减少,导致中枢性呼吸衰竭。

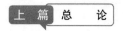

（三）高原肺水肿

高原肺水肿（high altitude pulmonary edema，HAPE）是指近期抵达高原（一般指海拔3 000m 以上）者因低压缺氧而发生一种高原特发性疾病，临床上表现为静息时呼吸困难、胸闷、胸部压塞感、咳嗽、咳白色或粉红色泡沫痰，患者感全身乏力或活动能力减低等症状。可能与以下因素有关：①缺氧引起肺血管收缩，肺动脉压增高，肺毛细血管内压增高，血浆、蛋白和红细胞经肺 - 毛细血管壁漏出至间质或肺泡。②海拔 3 000m 以下也可出现高原肺水肿。③缺氧直接或间接引起肺血管内皮细胞通透性增强，液体渗出增加。肺微血管通透性增高与缺氧时肺实质细胞、肺泡巨噬细胞和中性粒细胞释放活性氧、血管内皮生长因子（VEGF）、白细胞介素 -1（IL-1）、肿瘤坏死因子 -α（TNF-α）等炎症介质释放增多有关。④缺氧导致交感 - 肾上腺髓质系统兴奋性增强，外周血管收缩，肺血流量增多，液体容易外渗。⑤肺水清除障碍，缺氧时肺泡上皮的钠、水主动转运系统的表达和功能降低，对肺泡内钠和水的清除能力降低。

（四）中枢性呼吸衰竭

当 PaO_2 < 30mmHg 时，可严重影响中枢神经的能量代谢，直接抑制呼吸中枢，导致肺通气量减少。中枢性呼吸衰竭表现为呼吸抑制，呼吸节律和频率不规则，出现周期性呼吸（periodic breathing）甚至呼吸停止。周期性呼吸表现为呼吸加强与减弱减慢甚至暂停交替，常见的有潮式呼吸和间停呼吸两种形式。潮式呼吸又称陈 - 施呼吸（Cheyne- Stokes respiration），其特点是呼吸逐渐增强、增快，再逐渐减弱、减慢与呼吸暂停交替出现；间停呼吸又称比奥呼吸（Biot respiration），其特点是在一次或多次强呼吸后继以长时间呼吸停止之后再出现数次强的呼吸。

二、循环系统的变化

低张性缺氧引起的代偿性心血管反应，主要表现为心输出量增加、血流分布改变、肺循环变化与毛细血管增生。

（一）心脏功能和结构变化

1. 心输出量增加　据报道，进入高原（海拔 6 100m）30d 的人，其心输出量比平原居民高 2～3 倍。在高原久住后，心输出量逐渐减少。心输出量增加可提高全身组织的供氧量，故对急性缺氧有一定的代偿意义。

2. 心率加快　过去认为，心率加快是颈动脉体和主动脉体化学感受器受刺激反射性引起的。但有实验显示，在控制呼吸不变的情况下，缺氧刺激血管化学感受器却使心率变慢。因此，缺氧时心率加快很可能是通气增加所致肺膨胀对肺牵张感受器的刺激，反射性兴奋交感神经引起的。然而，呼吸运动过深反而通过反射使心率减慢，外周血管扩张和血压下降。

3. 心肌收缩力增强　缺氧作为一种应激原，可引起交感神经兴奋，作用于心脏 β- 肾上腺素能受体，使心肌收缩性增强。若心肌细胞本身发生缺氧，则可降低心脏的舒缩功能，使心肌收缩力减弱。严重的缺氧可直接抑制心血管运动中枢，并引起心肌的能量代谢障碍和心肌收缩蛋白破坏，使心肌收缩力减弱。

4. 静脉回流量增加　胸廓呼吸运动及心脏活动增强，可导致静脉回流量增加和心输出量增多。

5. 心律　严重缺氧可引起窦性心动过缓，期前收缩，甚至发生心室颤动。PaO_2 过度降低可经颈动脉体反射性地兴奋迷走神经，引起窦性心动过缓。缺氧时细胞内外离子分布发生改变，心肌细胞内 K^+ 减少，Na^+ 增多，静息膜电位降低，心肌兴奋性和自律性增高，传导性降低，容易发生异位心律和传导阻滞。

6. 心脏结构改变 久居高原或慢性阻塞性肺疾病患者，由于持久的肺动脉高压和血液黏滞度增加，使右心负荷加重，右心室肥大，严重时发生心力衰竭。

(二) 血流分布改变

器官血流量取决于血液灌注的压力（即动 - 静脉压差）和器官血流的阻力。后者主要取决于开放的血管数量与内径大小。缺氧时，一方面交感神经兴奋引起的血管收缩；另一方面局部组织因缺氧产生的乳酸、腺苷等代谢产物则使血管扩张。这两种作用的平衡关系决定器官的血管是收缩或扩张，以及血流量是减少或增多。急性缺氧时，皮肤、腹腔内脏交感神经兴奋，缩血管作用占优势，故血管收缩；而心、脑血管因以局部组织代谢的产物的扩血管作用为主，故血管扩张，血流增加。这种血流分布的改变显然对于保证生命重要器官缺氧的供应是有利的。

心肌活动消耗的能量主要来自有氧代谢。心脏重量占体重的 0.4%～0.5%，静息时冠脉流量占心输出量的 4%～5%，其动静脉血氧含量差约为 12mL%，表明心肌耗氧量大，由单位容积血液摄取的氧量多。心肌缺氧时，进一步提高对单位容积血液中氧的摄取率很有限，主要依靠扩张冠状血管以增加心肌的供氧。冠脉扩张由局部代谢产物（腺苷、H^+、K^+、前列环素等）与冠脉平滑肌中 β- 肾上腺能受体占优势所致，其中腺苷的作用最为重要。当心肌细胞缺氧时，由 ATP、ADP 生成的腺苷一磷酸（adenosine monophosphate，AMP）增多，AMP 在 5- 核苷酸酶的作用下，脱去磷酸，形成腺苷。腺苷易透过细胞膜进入组织液，作用于冠状血管，使之扩张。通常组织液中的腺苷大部分进入细胞，重新磷酸化生成 AMP，一部分被腺苷脱氨酶灭活。缺氧时，腺苷脱氨酶活性可能降低，这也是局部腺苷增多的一个原因。

(三) 肺循环变化

1. 缺氧性肺血管收缩 与体循环不同，肺循环对低氧血症敏感得多，且皆表现为血管收缩；肺血管对肺泡内低氧比血管内低氧更敏感。肺泡缺氧及混合静脉血的氧分压降低都引起肺小动脉收缩，从而使缺氧的肺泡血流量减少。如果是由肺泡通气量减少引起肺泡缺氧，则肺血管的收缩反应有利于维持肺泡通气与血流的适当比例，使流经这部分肺泡的血液仍能获得较充分的氧，从而可维持较高的 PaO_2。正常情况下由于重力作用，通过肺尖部的肺泡通气量与血流量的比值过大，肺泡气中氧不能充分地被血液运走。当缺氧引起较广泛的肺血管收缩，导致肺动脉压升高时，肺上部的血流增加，肺泡通气能得到更充分的利用。

缺氧引起肺血管收缩的机制较复杂，尚未完全阐明，不同研究的结果也有矛盾。当前具有倾向性的观点如下。①交感神经作用：缺氧所致交感神经兴奋可作用于肺血管的 α 受体引起血管收缩反应。②体液因素作用：缺氧可促使肺组织内肥大细胞、肺泡巨噬细胞、血管内皮细胞等释放组胺、前列腺素和白三烯等血管活性物质，其中有的能收缩肺血管，如白细胞三烯（leukotriene，LT）、血栓素 A_2（thromboxane A_2，TXA_2）、前列腺素 F_{2a}（prostaglandin F_{2a}，PGF_{2a}）等，有的扩张血管，如前列环素（prostacyclin，PGI_2）、前列腺素 E_1（prostaglandin E_1，PGE_1）等。在肺血管收缩反应中，缩血管物质生成与释放增加，起介导作用；扩血管物质的生成与释放也可增加，起调节作用。两者力量对比决定肺血管收缩反应的强度。组胺

作用于 H_1 受体使肺血管收缩,作用于 H_2 受体则使之扩张。在缺氧性肺血管收缩反应中,组胺释放增多,主要作用于 H_2 受体以限制肺血管的收缩。③缺氧直接对血管平滑肌作用:缺氧使平滑肌细胞膜对 Na^+、Ca^{2+} 的通透性增高,促使 Na^+、Ca^{2+} 的通透性增高,促使 Na^+、Ca^{2+} 内流,导致肌细胞兴奋性与收缩性增高。

2. 缺氧性肺动脉高压　肺泡缺氧所致肺血管收缩反应可增加肺循环阻力,可导致严重的肺动脉高压。慢性缺氧使肺小动脉长期处于收缩状态,可引起肺血管中膜平滑肌肥大,血管硬化,形成稳定的肺动脉高压。肺动脉高压增加右室射血的阻力。另外,缺氧所致红细胞增多,使血液黏度增高,也可增加肺循环阻力。肺动脉高压可导致右心室肥大,甚至心力衰竭。

(四)毛细血管增生

长期慢性缺氧可促使毛细血管增生,尤其是脑、心脏和骨骼肌的毛细血管增生更显著。缺氧时毛细血管增生的机制主要在于:缺氧时缺氧诱导因子(hypoxia-inducible factor,HIF)表达增多,上调 *VEGF* 等基因表达,进而促进毛细血管增生。缺氧时 ATP 生成减少,腺苷增多,可刺激血管生成。组织中毛细血管的密度增大可缩短血氧弥散至细胞的距离,增加对细胞的供氧量。

三、血液系统变化

缺氧可使骨髓造血增强及氧合血红蛋白解离曲线右移,从而增加氧的运输和释放。

(一)红细胞和血红蛋白增多

移居到海拔 3 600m 高原的男性居民红细胞计数通常约为 $6 \times 10^{12}/L$($6 \times 10^6/mm^3$),Hb为 210g/L(21g/dL)左右。慢性缺氧引起红细胞增多主要是骨髓造血增强所致。当低氧血流经肾脏近球小体时,能刺激近球细胞,使其中颗粒增多,生成并释放促红细胞生成素(erythropoietin),促红细胞生成素能促使红细胞系单向干细胞分化为原红细胞,并促进其分化、增殖和成熟,加速 Hb 的合成和使骨髓内的网织红细胞和红细胞释放入血液。当血浆中促红细胞生成素增高到一定水平时,可因红细胞增多使缺氧缓解,肾脏促红细胞生成素的产生因而减少,通过这种反馈机制控制着血浆促红细胞生成素的含量。红细胞增多可增加血液的氧容量和氧含量,从而增加组织的供氧量。大多数人进入高原后红细胞增加到一定程度后随即趋于稳定,但有少数人红细胞会过度增多(Hb 可达 210～280g/L,血细胞比容可达 60%～90%)。此时,因血液黏滞度和血流阻力显著增加,导致微循环障碍,加重组织细胞缺氧,并易导致血栓形成等并发症,出现头痛、头晕等多种症状,称为高原红细胞增多症。

(二)红细胞内 2,3-DPG 增多及红细胞释氧能力增强

人从平原进入高原后,红细胞内的 2,3-DPG 含量迅速增加,返回平原后迅速恢复。其主要功能是调节血红蛋白与氧的亲和力。当缺氧时,红细胞内 2,3-DPG 增加,导致氧离曲线右移,即血红蛋白与氧的亲和力降低,易将结合的氧释出供组织利用。但是,如果 PaO_2 低于 8kPa,则氧离曲线的右移将使血液通过肺泡时结合的氧量减少,使之失去代偿意义。

2,3-DPG 是红细胞内糖酵解过程中的中间产物。缺氧时红细胞中生成的 2,3-DPG 增多是因为:①低张性缺氧者氧合血红蛋白(HbO_2)减少,脱氧血红蛋白增多,前者中央孔穴小,不能结合 2,3-DPG;后者中央孔穴较大,可结合 2,3-DPG。故当脱氧血红蛋白增多时,红细胞内游离的 2,3-DPG 减少,使 2,3-DPG 对二磷酸甘油酸变位酶(diphosphoglycerate mutase,

DPGM）及磷酸果糖激酶的抑制作用减弱，从而使糖酵解增强及 2,3-DPG 生成增多。②低张性缺氧时出现的代偿性肺过度通气导致呼吸性碱中毒，以及由于脱氧血红蛋白稍偏碱性，致使 pH 增高。pH 增高能激活磷酸果糖激酶使糖酵解增强，2,3-DPG 合成增加，还能抑制 2,3-DPG 磷酸酶的活性，使 2,3-DPG 的分解减少（图6-5）。

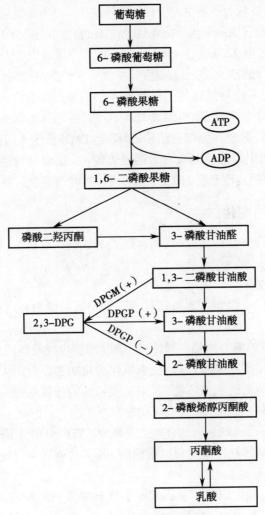

图 6-5　2,3-DPG 生成与分解

（+）: pH 增高时促进反应；（-）: pH 增高时抑制反应；

DPGP: 二磷酸甘油酸磷酸酶（diphospho-glycerate phosphatase）。

　　2,3-DPG 增多使氧离曲线右移，是因为：① 2,3-DPG 与脱氧血红蛋白结合，可稳定后者的空间构型，使之不易与氧结合；② 2,3-DPG 是一种不能透出红细胞的有机酸，增多时能降低红细胞内 pH，而 pH 下降通过 Bohr 效应可使血红蛋白与氧的亲和力降低。

　　P_{50} 为反映 Hb 与 O_2 的亲和力的指标，指的是血红蛋白氧饱和度为 50% 时的氧分压，正常为 3.47～3.6kPa（26～27mmHg）。红细胞内 2,3-DPG 浓度每增高 1μm/gHb，P_{50} 将升高约 0.1kPa。

四、中枢神经系统变化

脑重仅为体重的 2% 左右,而脑血流量约占心输出量的 15%,脑耗氧量约为机体总耗氧量的 23%,所以脑对缺氧十分敏感。脑灰质比白质的耗氧量多 5 倍,对缺氧的耐受性更差。急性缺氧可引起头痛,情绪激动,思维力、记忆力、判断力降低或丧失以及运动不协调等。慢性缺氧者则有易疲劳、嗜睡、注意力不集中及精神抑郁等症状。严重缺氧可导致烦躁不安、惊厥、昏迷甚至死亡。正常人脑静脉血氧分压约为 4.53kPa(34mmHg),当降至 3.73kPa(28mmHg)以下可出现神经错乱等症状;降至 2.53kPa(19mmHg)以下时可出现意识丧失;低达 1.6kPa(12mmHg)时将危及生命。缺氧引起脑组织的形态学变化主要是神经细胞水肿、变性,甚至死亡。

缺氧引起中枢神经系统功能障碍的机制较复杂。神经细胞膜电位降低、神经介质合成减少、ATP 生成不足、酸中毒、细胞内游离 Ca^{2+} 增多、溶酶体酶释放以及细胞水肿等,均可导致神经系统功能障碍,甚至神经细胞结构破坏,当 PaO_2 低于 6.67kPa(50mmHg)时,可使脑血管扩张。缺氧与酸中毒还使脑微血管通透性增高,从而导致脑水肿。脑血管扩张、脑细胞及脑间质水肿可使颅内压升高,由此引起头痛、呕吐等症状。

五、组织、细胞的变化

缺氧时,细胞可出现一系列功能、代谢和结构的改变。有的是一些代偿性改变,有的是缺氧所致的损害性改变。

(一)代偿适应性改变

在供氧不足的情况下,组织细胞可通过增强利用氧的能力和增强无氧酵解以获取维持生命活动所必须的能量。

1. 组织细胞利用氧的能力增强 慢性缺氧时,细胞内线粒体的数量和膜的表面积均增加,呼吸链中的酶如琥珀酸脱氢酶、细胞色素氧化酶可增加,使细胞的内呼吸功能增强。例如,胚胎在母体内处于相对缺氧的环境,其细胞线粒体的呼吸功能为成年动物的 3 倍,至出生后 10~14d,线粒体呼吸功能才降至成年动物水平。

2. 无氧酵解增强 严重缺氧时,ATP 生成减少,ATP/ADP 下降,以致磷酸果糖激酶活性增强,该酶是控制糖酵解过程最主要的限速酶,其活性增强可促使糖酵解过程加强,在一定程度上可补偿能量的不足。

3. 肌红蛋白增加 慢性缺氧可使肌肉中多种载氧蛋白增加,如肌红蛋白(myoglobin,Mb)、脑红蛋白(neuroglobin,NGB)和胞红蛋白(cytoglobin,CGB)。当慢性缺氧时,这些载氧蛋白含量增多,组织、细胞对氧的摄取和储存能力增强。其中 Mb 在肌细胞中广泛存在,Mb 与氧的亲和力高,当氧分压为 1.33kPa(10mmHg)时,血红蛋白的氧饱和度约为 10%,而肌红蛋白的氧饱和度可达 70%(图 6-6),当氧分压进一步降低时,肌红蛋白可释出大量的氧供细胞利用。肌红蛋白的增加可能具有储存氧的作用。

肺通气及心脏活动的增强可在缺氧时立即发生。但这些代偿功能活动本身消耗能量和氧,红细胞的增生和组织利用氧能力的增强需较长的时间,但为较高效的代偿方式。急性缺氧时以呼吸系统和循环系统的代偿反应为主;慢性缺氧者,如世居高原的居民,主要靠增加组织利用氧和血液运送氧的能力以适应慢性缺氧。其肺通气量、心率及输出量并不多于居住在平海平面者。

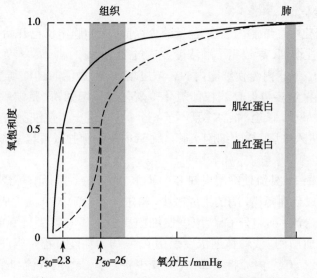

图 6-6　肺组织中血红蛋白和肌红蛋白氧解离曲线

4. 低代谢状态　缺氧时机体通过一系列调整机制,使细胞的耗能过程减弱,如糖、蛋白质的合成减弱,减少氧的消耗,以维持氧的供需平衡。缺氧可诱导缺氧相关基因(hypoxia related gene)表达,这种缺氧相关基因的表达受相关转录因子调控,其中以 HIF-1 的作用最为重要。HIF-1 由 α 和 β 两个亚基组成。常氧时,HIF-1α 第 402 位和第 564 位的脯氨酸在脯氨酸羟化酶的作用下被羟化,经泛素化途径降解,使细胞质中的 HIF-1α 保持在较低水平,HIF-1 的功能受抑制。缺氧时,脯氨酸羟化作用减弱,HIF-1α 降解减少,细胞质中的含量增加。HIF-1α 进入细胞核与 HIF-1β 形成二聚体,成为有活性的转录因子,与缺氧相关基因增强子的特异序列结合,增强缺氧相关基因表达(图 6-7)。

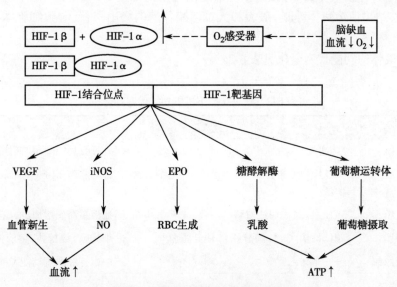

图 6-7　缺氧 HIF 表达的调控机制

iNOS:诱导型一氧化氮合酶(inducible nitric oxide synthase)。

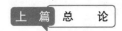

（二）损伤性变化

1. 细胞膜的变化　在细胞内 ATP 含量减少以前,细胞膜电位已开始下降。其原因为细胞膜对离子的通透性增高,导致离子顺浓度差透过细胞膜。

（1）钠离子内流:Na^+ 内流使细胞内 Na^+ 浓度增加,可激活 Na^+-K^+ 泵,泵出 Na^+,从而消耗 ATP。ATP 消耗量增多可促使线粒体氧化磷酸化过程增强,严重缺氧时,线粒体呼吸功能降低使 ATP 生成减少,以至 Na^+-K^+ 泵不能充分运转,进一步使细胞内 Na^+ 增多。细胞内 Na^+ 的增多促使水进入细胞,导致细胞水肿。血管内皮细胞肿胀可堵塞微血管,加重微循环缺氧。

（2）钾离子外流:K^+ 外流使细胞内缺 K^+。而 K^+ 为蛋白质包括酶等合成代谢所必需。细胞内缺钾将导致合成代谢障碍,酶的生成减少,将进一步影响 ATP 的生成和离子泵的功能。

（3）钙离子的内流:细胞外 Ca^{2+} 浓度比细胞质中游离 Ca^{2+} 高 1 000 倍以上。细胞内 Ca^{2+} 逆浓度外流和肌质网、线粒体逆浓度差摄 Ca^{2+} 均为耗能过程。当严重缺氧时,细胞膜对 Ca^{2+} 的通透性增高,Ca^{2+} 内流将增加;ATP 减少将影响 Ca^{2+} 的外流和摄取,使细胞质 Ca^{2+} 浓度增高。Ca^{2+} 增多可抑制线粒体的呼吸功能;可激活磷脂酶,使膜磷脂分解,引起溶酶体的损伤及其水解酶释出;还可激活一种蛋白酶,使黄嘌呤脱氢酶(D 型)转变为黄嘌呤氧化酶(O 型)。由此增加自由基的形成,加重细胞的损伤。

2. 线粒体的变化　细胞内的氧有 80%～90% 在线粒体内用于氧化磷酸化生成 ATP,仅 10%～20% 在线粒体外用于生物合成、降解及生物转化(解毒)等。轻度缺氧或缺氧早期线粒体呼吸功能是增强的。严重缺氧首先影响线粒体氧化磷酸化的作用,使神经介质的生成和生物转化过程等降低,当线粒体部位氧分压降到临界点 0.1kPa(<1mmHg)时,可降低线粒体的呼吸功能,使 ATP 生成减少。呼吸功能降低主要因脱氢酶活性下降,严重时线粒体可出现肿胀、嵴崩解、外膜破裂和基质外溢等病变。

3. 溶酶体的变化　缺氧时因糖酵解增强,乳酸生成增多和脂肪氧化不全使其中间代谢产物酮体增多。导致酸中毒。pH 降低可引起磷脂酶活性增高,使溶酶体膜磷脂被分解,膜通透性增高,结果使溶酶体肿胀、破裂和大量溶酶体酶的释出,进而导致细胞本身及其周围组织的溶解、坏死。

缺氧时机体的功能代谢变化见表 6-2。

表 6-2　缺氧状态下机体功能代谢变化

机体器官/组织系统	代偿反应	损伤反应
呼吸系统	肺通气↑	外呼吸功能障碍,高原型肺水肿
循环系统	CO↑,血液重分布,肺血管收缩,毛细血管增生	肺动脉高压,肺心病
血液系统	RBC↑,氧离曲线右移	血液黏滞度增加,心脏后负荷加重
组织细胞	组织利用 O_2↑,糖酵解↑,肌红蛋白↑	细胞膜、线粒体、溶酶体破坏
中枢神经系统	—	中枢神经系统功能障碍

注:↑为升高。

第四节　影响机体缺氧耐受的机制

一、缺氧耐受时的缺氧耐受机制

哺乳动物缺氧数秒内，在 ATP 储备下降之前，身体活动迅速减少，以减少能量需求。K^+ 通道开放产生缺氧超极化，脑组织兴奋性下降，有利于能量供求平衡。在缺氧早期哺乳动物脑组织释放腺苷，具有减少能量消耗、增加能量供给和保障缺氧敏感动物大脑的作用。此外，细胞膜的离子泵将优先使用磷酸肌酸水解和与膜相连的糖酵解产生的 ATP，维持细胞内外离子平衡。然而，缺氧敏感动物这种能力是有限的，$1\sim2min$ 后，细胞外的 K^+ 将增至 10mmol/L，启动上述细胞损伤的连锁反应，缺氧耐受动物在长达 48h 缺氧过程中，细胞外的 K^+ 只有轻度升高（$3\sim6mmol/L$），6h 内 ATP 浓度仍维持在正常水平，对缺氧有极好的耐受性。这主要取决于其自身代谢特点、细胞膜在缺氧期间维持低通透性水平以及缺氧抑制神经递质水平增高有关。

（一）缺氧耐受时能量代谢特点

缺氧促进糖酵解。线粒体中的细胞色素氧化酶 aa_3 对氧的亲和力低，有利于糖酵解反应进行，使 ATP 的浓度在缺氧早期得以维持正常，随着缺氧程度加深，磷酸激酶的活性降低，糖原磷酸化反应受到抑制，而且糖酵解调节酶磷酸化失去活性。调解酶可与亚细胞结构某一特定部位结合，使糖酵解反应速度与无氧状态下细胞能量代谢水平相协调，糖酵解产生大量有机酸，抑制糖酵解相关酶，糖酵解速度减慢或维持原水平，通过抑制组织储存糖原的大量消耗，有利于长期供能。

在无氧早期，AMP、ADP、ATP 浓度均下降。此时脑组织在低氧到无氧转变时能量产生不足，ATP 下降促使组织能量代谢大幅下降与无氧糖酵解供能建立平衡，使得 ATP 浓度正常。腺苷是能量衰竭的应急物资，降低能量消耗，增加能量供给。组织一旦发生缺氧，细胞间隙的腺苷浓度暂时升高，增加脑血流量，促进糖原分解，并且抑制突触功能和神经元电活动。

（二）缺氧耐受时离子通道活动的调节

离子泵要消耗大量 ATP 来维持细胞内外离子平衡，但缺氧造成 ATP 产生减少，离子梯度维持只能依赖降低膜通透性，减少离子流动和能耗转运。缺氧期间可以通过调节离子通道的活性与密度，减少离子流动，抑制细胞电活动，降低能量需求以匹配低水平能量供给，同时维持生存必须的低密度通道功能，避免细胞发生损伤。

（三）缺氧耐受时神经递质的变化

缺氧时哺乳动物能量供应下降，立即通过抑制突触传递及电活动削减能量需要，同时也通过增加血流量和糖酵解维持能量的供给，但仍不能满足最基本的能量需求，数分钟后发生缺氧损伤；虽然缺氧耐受动物抑制能量代谢的方式与缺氧敏感动物相同，但能通过调节离子通道，维持高水平抑制性神经递质，保持能量供求平衡，维持 ATP 浓度稳定，避免无氧去极化和大量兴奋性神经递质释放，以致细胞在严重缺氧时得以生存。脑组织在缺氧期间，抑制性神经递质 γ- 氨基丁酸（γ-aminobutyric acid，GABA）突触间隙浓度维持在较高水平，而兴奋性神经递质谷氨酸维持稳定或降低；对大多数神经元有抑制作用，去甲肾上腺素（norepinephrine，NE）和 5- 羟色胺（5-HT）长时间维持稳定；减少细胞 Ca^{2+} 内流的牛磺酸中等程度下降；Na^+-K^+ 泵功能受到抑制。神经递质的这些变化的总结果是降低脑组织能量消耗。

二、影响缺氧耐受的因素

机体对缺氧有一定的耐受能力。影响机体对缺氧耐受性的因素很多，包括年龄、机体的功能和代谢状态、营养、锻炼以及机体的代偿适应能力等。

（一）机体的功能和代谢状态

机体代谢率高时，氧耗量大，需氧量多，对缺氧的耐受性就差。如精神过度紧张、中枢神经兴奋、甲状腺功能亢进、寒冷、发热等均可致机体代谢率增高，耗氧量增加，对缺氧的耐受性减弱。相反，中枢神经抑制，人工低温可降低脑的耗氧量，使机体对缺氧的耐受性增强。

（二）个体或群体差异

无论人或动物，个体之间或群体之间对缺氧的耐受性都有很大差异。进入相同高度高原的人，有的极易发生高原病，而有的却能获得良好的适应。有的民族世代居住在高原，仍能繁衍昌盛，并可将这种适应能力遗传给下一代（对高原缺氧的适应与遗传机制有关）。

（三）适应性锻炼

体育锻炼可使心、肺功能增强，氧化酶活性增高，血液运氧能力提高，从而增强机体对缺氧的耐受性。某些心肺疾病也能通过适当的体育运动提高对缺氧的耐受性，使病情得到适当改善。拟进入高原的人，通过在一定程度的缺氧环境中进行体育锻炼，如阶梯式适应运动（逐渐增加运动量和海拔高度），能使机体获得较好的适应，提高对缺氧的耐受性。此外，运动员在低氧环境中训练，可有效提高耐力和运动成绩。

近年来研究发现，给机体一定程度的预缺氧刺激，可显著提高机体对再次缺氧的耐受性，其机制尚不十分清楚。有人认为，急性重复缺氧可能使组织、细胞发生某种可塑性的或适应性的变化，从而提高机体对缺氧的耐受性。

三、缺氧预适应

1986 年，Murry 等人根据对心脏重复缺血后心脏耐缺血损伤的观察，提出缺血预适应（ischemic preconditioning，IPC）这一概念。由于 IPC 的实质是机体组织细胞对缺氧的适应，所以也可以称之为缺氧预适应（hypoxic preconditioning，HPC），并可将其界定为"预先短时间非致死性重复缺血 / 缺氧后，机体组织细胞获得对随后长时间致死性缺血 / 缺氧损伤的高度耐受性"。低氧条件下，机体器官系统为维持机体内环境相对恒定而发生的积极反应，通常被视为低氧适应反应。但器官系统功能活动的加强并不足以解释人和动物对低氧的耐受能力。高原土著居民等低氧适应人群并不伴有器官系统功能活动的增强。低氧环境下或患心肺疾病时即使器官系统功能活动加强并不能有助于机体耐受缺氧。同一种系的个体发育水平愈低对低氧的耐受力愈高，尽管其器官系统的反应并不强烈。这一现象可以称为组织细胞的一种"获得性耐受"，并概括为缺氧适应的"组织机制"。

（一）缺氧预适应的实质和机制

缺氧预适应的在体和离体保护效应与低氧暴露动物体内的氧感受器 / 信号转导通路、体内节能与保护程序启动，从而产生强有力的低代谢和脑保护变化有关。

1. 缺氧预适应实质　可理解为机体组织细胞在低氧条件下重新动员和启用组织细胞内源性细胞保护潜能——细胞抗低氧 / 抗肿瘤 / 等多种应激潜能的一种生物学策略：通过重复低氧 / 缺血暴露，激活颈动脉体、主动脉体以及其他器官组织的特异性氧感受器 / 信号转导通路，调节 HIF-1α 合成，再以 HIF-1α 为核心，以组织特异的方式影响 HIF-1α 的有关靶基因，启动组织细胞节能和细胞保护程序等以维系机体各器官组织特别是中枢神经系统的生命活动。

高等动物应对低氧应激有两种对立的选择：①通过机体调节机制，调动器官系统反应，维护内环境相对恒定、不随外环境变化而变化；②变动内环境，顺应外环境的变化。前一种选择是机体长期进化的产物，通过复杂功能调节在高水平生命活动的基础上实现，但有招致能量耗竭和器官系统损伤的危险；后一种选择是机体在长期进化过程中保存下来的，机体组织器官得以在低生命活动水平的基础上维系生存。

2. 低代谢与脑保护　生理学监测发现，随着重复低氧暴露次数的增多，动物消耗氧率逐次指数式地降低，第 1、第 2、第 3、第 4、第 5 次低氧暴露的耗氧率分别平均为 6.6 Vol%、5.1 Vol%、4.7 Vol%、3.7 Vol%、3.2 Vol%；体温逐次降低，分别平均为 32.6℃、28.7℃、24.8℃、21.1℃、19.9℃。动物的主动活动与翻正反射的平均恢复时间逐次延长；大脑皮质与海马脑区的自发和诱发电活动的频率和幅度逐次降低；心率和呼吸率逐次降低。

重复缺氧使得脑内活性氧、脂质过氧化物、细胞内钙离子、乳酸、谷氨酸、门冬氨酸、游离脂肪酸、精氨酸、一氧化氮、突触核蛋白等的含量，去甲肾上腺素、细胞外信号调控的激酶 1/2（extracellular signal-regulated kinase 1/2，ERK1/2）磷酸化水平、磷脂酶 A_2 活性等不利于脑组织耐受低氧的损害因素下调；超氧化物歧化酶、腺苷、糖原、γ- 氨基丁酸（GABA）、5- 羟色胺、多巴胺含量，钠 - 钾 ATP 酶、钙 ATP 酶活性、腺苷 A1 受体结合力、神经颗粒素、低氧诱导因子 -1α（HIF-1α）、抗血友病因子（antihemophilic factor，AHF）、抗缺氧相关基因（anti-hypoxia related genes，AHG）、ATP 依赖的钾离子通道、脑红蛋白等有利于脑组织耐受低氧的保护性因素上调。

（二）缺氧预适应的意义

在传统观念中，人们对缺氧的防治一直只限于加强供氧。吸氧疗法乃至应用现代高压氧舱和脑红蛋白，其目的均仍只限于提高向组织细胞的供氧水平。与此全然不同，缺氧预适应则侧重于调动组织细胞的一系列抗 / 耐低氧潜能和机制，从而获得在低氧条件下保持机体组织细胞生命活动的能力。HPC 有望成为现代适应医学的重要方面，从进化生物学视角揭示极端条件下生命和疾病过程及其干预的分子基础，建立起生命适应和疾病防治的全新理论，促进现代适应医学的发展。

第七章　应　　激

第一节　常见运动性应激原和应激分期

一、概念与分类

（一）应激与应激原

应激（stress）是指机体在感受到各种因素的强烈刺激时，为满足其应对需求，内环境稳态发生的适应性变化与重建。在高等动物中，各种躯体因素和社会心理因素的刺激均可引起应激反应。应激的生物学效应具有双重性，一方面，应激有利于提高机体适应与应对环境变化的能力；另一方面，过强或持续时间过长的应激可导致急性或慢性的器官功能障碍和代谢紊乱。应激与心血管疾病、消化道系统疾病、精神神经疾病和肿瘤等多种疾病的发生、发展密切相关，是常见的基本病理生理过程。

引起应激反应的各种因素统称为应激原。根据性质的不同，应激原可分为物理性、化学性、生物性和心理性应激原四大类。根据来源的不同，应激原可分为外环境因素、内环境因素和社会心理因素三大类。其中，外环境因素指来自外界环境中的各种理化因素（如高热、寒冷、射线、噪声、强光、电击、低压、低氧等）和生物学因素（如中毒、病原微生物感染等）；而内环境因素是指机体自身生理功能和状态的客观变化，如贫血、失血、脱水、休克、低血糖和器官功能衰竭等。来自外环境和内环境的各种因素都是客观存在的，统称为躯体性应激原；而心理性应激原是来自大脑主观的思维和情感，如恐惧、愤怒和焦虑等，往往是外界刺激因素作用的结果，可以是真实的，也可以是想象的，与个体的反应性有关。一般来说，大部分应激原来自躯体和心理两方面的因素，某些以躯体因素为主，另一些以心理因素为主。

运动应激原是指人在参加运动训练和竞赛活动时，引起应激反应的因素。如外环境因素，包括训练和运动时的社会条件和自然环境等许多方面；内环境因素，包括运动时的生理状态，如伤病、疲劳等；社会心理因素包括运动员的技术水平、熟练程度、比赛经验等。

（二）应激的分类

根据应激原的种类、作用强度、持续时间以及产生后果的不同，可将应激分为以下类型：

1. 躯体性应激和心理性应激　躯体性应激（physical stress）指由体外各种理化、生物学因素和机体内环境紊乱等躯体性应激原所导致的应激反应。而心理性应激（psychological stress）由心理性应激原引起，是机体在遭遇不良事件或主观感觉到压力和威胁时，产生的一种伴有生理、情绪和行为改变的心理紧张状态。当然，一些应激原既可导致躯体性应激，也可导致心理性应激。如严重创伤和疾病迁延不愈可使患者产生对残疾、治疗和愈后的焦虑，引发心理改变，导致心理性应激。

2. 急性应激和慢性应激　急性应激（acute stress）指机体受到突然刺激，如突发的天灾人祸、意外受伤等所致的应激。过强的急性应激可诱发心源性猝死、急性心肌梗死以及精神障碍等。慢性应激（chronic stress）则是由应激原长时间的作用所致，如长期处于高负荷的学习和工作状态。慢性应激可导致消瘦、影响生长发育，并可引发抑郁和高血压等疾病。

3. 生理性应激和病理性应激　根据应激原对机体影响的程度和导致的结果，可将应激分为生理性应激和病理性应激。生理性应激是指适度、持续时间不长的应激反应，如体育竞赛、适度的工作压力。这种应激可促进体内的物质代谢和调动器官的储备功能，增加人的活力，提高机体的认知、判断和应对各种事件的能力，也称为良性应激。病理性应激指由强烈或作用持续时间过长的应激原（如大面积烧伤或严重的精神创伤）导致的应激反应，可造成代谢紊乱和器官功能障碍，进而导致疾病，故也称为劣性应激。

机体对应激原的反应除取决于应激原的种类、作用的强度和时程外，还受遗传因素、个性特点、生活阅历等个体因素的影响，因此不同个体对应激原的敏感性和耐受性不尽相同，从而表现出不同程度的应激反应。

二、常见的运动应激原

（一）运动应激

运动应激是指运动员在参加运动训练和竞赛活动时，由社会的、生理的和心理的刺激因素作用引起的。引起运动应激的因素包括外环境因素、内环境因素以及社会心理因素。

1. 外环境因素　包括训练和比赛的社会条件和自然环境等许多方面，如训练和比赛的地点、气候、饮食、居住、交通、习俗等生活活动条件；器材、设备等运动器具条件；对手水平高低、竞争激烈程度等比赛实力条件；裁判员和观众的公正与倾向性等比赛社会性条件；以及与教练员、领队、队友之间人际关系条件；训练中的运动负荷；比赛中的比分变化、时间进程以及比赛结果对运动员的影响等其他条件和因素。

2. 内环境因素　包括运动员的生理状态，如伤病、疲劳等。如发生过度训练时，可能伴有运动成绩的下降，主要表现有肌力、协调能力和运动能力下降，并且经常感到疲劳。过度训练与自主神经异常反应有关联，同时过度训练还会伴随内分泌功能的变化。许多研究发现，当运动负荷量增加时，血液中的睾酮水平下降，皮质醇含量增加，睾酮与皮质醇比值明显降低。过度训练的运动员血液尿素浓度通常较高，这表明此时蛋白质分解作用加强，这是过度训练使得运动员体重下降的原因。

3. 社会心理因素　包括运动员的技术水平、熟练程度、比赛经验等，以及运动员的个性品质、动机、态度、责任感、自信心，特别是运动员的情绪自我调节能力等。

（二）大众运动中的应激原

不同于运动员面临比赛的高应激特性，普通大众日常运动中也会遭遇应激状况。大众体育以低能动性、高运动频率的体育活动为主，如健美操、羽毛球、乒乓球、游泳等，其运动的主要特征是运动难度小，普通人参与的难度低，不需要经过特别多复杂和专业的训练。日常大众健身运动中，应激原可能来自外环境因素如寒冷，有研究指出冬泳，即处于8℃以下水温中游泳，此情况下寒冷对人体是一种较强的应激原，必然引起剧烈的应激。冬泳的冷环境中，在警觉期时，可以预先动员各器官系统功能适应即将来临的肌肉活动。在抵抗期时，机体对冬泳的冷环境产生部分适应或全部适应，表现出人体耐寒能力的提高。一般来说，冬泳的人在寒冷环境中的适应性属于生理应激，它与病理过程不同，绝大多数情况下不会达到衰竭阶段，但过低的水温和过长的时间将造成应激和抵抗阶段的消失而进入衰竭阶段，导致应激性疾病的发生，使机体受到损害。生理因素应激原多是由于身体过度疲劳、身体有旧伤及身体素质较差，肌肉力量、动作的准确性和身体协调性都会呈现下降的趋势，人的警觉性和注意力也会减退；心理因素应激原包括运动时心理紧张或是畏惧。

对于学生群体来说，有学者研究某中学学生参加运动会后发生运动应激不适应，表现为恶心、呕吐、头晕头痛，面色苍白、脉搏稍快、呼吸节律增快、痰中带血、腹部轻度压痛等状况。而该校运动应激不适应发生率为4.77%，其中男生为2.79%；女生为7.0%。

一项针对广州市中学生运动应激状态的研究发现，不良的心理应激是导致运动伤害发生的重要原因。研究结果显示：运动时感觉疲倦、运动时感觉焦虑、有过往受伤史、遭到体育老师的严厉批评以及感觉运动场地恶劣是影响运动伤害发生的应激原。在参加体育运动的过程中，学生的心理状态很容易受到内外因素作用发生变化。当学生处于不良心理状态时，运动感知觉能力下降，精神涣散，思维迟钝，灵活性不高，不能顺利完成各种动作，从而加大了运动损伤的潜在威胁。学生在参加体育运动时感觉疲倦的频率越高，发生运动伤害的概率越高，感觉焦虑亦然。这提示应教育学生在运动时注意自己的身体和心理状态，避免在身体功能状态不佳、情绪焦虑的情况下勉强运动。从客观环境来说，体育设施不合规格、场地不合理、缺少安全设施的环境也是运动伤害发生的隐患。

另一项针对高校大学生的研究也显示出相似的研究结论，即运动伤害应激原有：运动时精神状况差、运动时心理状态不佳、伤害既往史、与同学间人际关系紧张、运动场地条件差、缺乏运动相关的安全知识、家庭经济收入差以及家庭成员关系紧张。一旦大学生处于不良的心理状态，很容易受内外各因素影响，以至于思维迟缓、注意力不集中、灵活性降低等，从而导致其运动能力下降不能很好地完成各项动作，使得体育运动的过程中潜在危险性增加。因此，呼吁大学生们在运动时多关注自身的心理和生理状况，避免在疲劳、情绪低下的情况下运动。

（三）运动应激综合征

运动应激综合征是指运动者在比赛或训练时，运动负荷超过机体的承受能力而发生的生理功能紊乱的病理现象。运动应激综合征常在一次剧烈的训练或比赛后即刻发生，或者在训练后、比赛后短时间内发生，其临床表现类型很多，轻重程度差异较大，可涉及1个系统或数个系统，多发生在中长跑、马拉松、自行车、足球、划船等运动项目中。运动应激综合征多发生在训练水平低、比赛经验较少的新手运动员或因伤病长期中断运动训练后突然进行剧烈运动或参加比赛的运动员中，有时也发生在受巨大精神刺激后的高水平运动员身上，为一种急性的运动性疾病。运动应激综合征也可以发生在患有心血管疾病的人群参加剧烈运动时，严重时可导致猝死。

运动应激综合征的发病机制十分复杂，目前尚在进一步探讨中，一般从临床表现的4种类型来阐述。

1. 昏厥型运动应激综合征　是由于供血量的减少或脑血管痉挛引起脑缺血造成的。例如，举重时昏厥是由于胸腔及肺内压骤然剧增，造成回心血量减少，致使每分钟输出量锐减,造成短暂的脑供血不足。再如重力性休克,如田径运动员疾跑后突然停止活动,肌肉的收缩活动骤然停止,致使血液大量聚积于下肢,造成循环血量明显减少,血压下降,引起脑缺血。还有一种强烈刺激后发生的昏厥,常发生在高水平运动员参加重大国际性比赛时,表现为紧张剧烈比赛后运动员突然丧失意识。昏厥型运动应激综合征主要表现为运动员在运动中或运动后一过性意识丧失。昏厥前,运动员常伴有头晕、耳鸣、眼前发黑、面色苍白、出冷汗、乏力等;昏厥后,运动员意识丧失、脉搏增快或正常、血压下降或正常、呼吸减慢或加快、手足发凉;清醒后,运动员精神不佳,全身无力,常伴有头痛、头晕、恶心和呕吐等症状。

2. 脑血管痉挛型运动应激综合征 发病机制可能与运动时脑部供血障碍或存在某些脑血管先天畸形有关。运动员在运动中或运动后即刻出现一侧肢体麻木、动作不灵活,常伴有剧烈的恶心和呕吐等症状。

3. 急性胃肠道综合征型运动应激综合征 由于在激烈运动和情绪紧张时交感神经占优势,胃肠血管收缩致胃局部血液循环障碍,导致胃黏膜出血性糜烂,甚至溃疡。再者,运动员原患某些消化道慢性疾病,也会因运动诱发应激出血。运动员在剧烈运动后即刻或运动后不久,轻者出现面色苍白、头痛、头晕、恶心、呕吐、上腹痛等症状,较重者可呕吐咖啡渣样物,化验潜血试验阳性。

4. 急性心功能不全和心肌损伤型 运动员在剧烈运动时,交感 - 肾上腺髓质系统兴奋使其心率加快、心肌耗氧量增加,心脏负担过重而直接诱发心肌出血、水肿、炎症、心脏急性扩张等变化而导致心肌缺血、心肌梗死和急性心力衰竭,从而诱发急性心功能不全和心肌损伤型运动应激综合征。运动员在患有某些心脏病(如马方综合征、风湿性心脏病和病毒性心肌炎、肥厚型心肌病和冠状动脉先天发育畸形等)的基础上诱发急性心功能不全和心肌损伤型运动应激综合征。还可能因运动员胸部受到直接打击,如拳击、足球、摔跤等有身体接触的运动项目,导致运动员血管运动神经反射作用引起心脏循环系统休克。急性心功能不全和心肌损伤型运动应激综合征表现为运动员在运动中或运动后不久,出现面色苍白、呼吸困难、发绀、步态不稳、恶心、呕吐、咳嗽、咯血、胸痛和右肋部痛,甚至意识丧失等急性心功能不全症状。检查时可见心律失常、脉搏快而弱、血压下降等。

三、应激的分期

多数应激反应在应激原消失后机体恢复自稳态。但如果劣性应激原持续作用于机体,应激会表现为动态的连续过程,并最终导致内环境紊乱和疾病,称为一般适应综合征(general adaptation syndrome,GAS),可分为警觉期、抵抗期和衰竭期 3 个时期。

(一)警觉期

警觉期在应激作用后迅速出现,为机体保护防御机制的快速动员期。此期以交感 - 肾上腺髓质系统的兴奋为主,并伴有肾上腺皮质激素的增多。警觉反应使机体处于最佳动员状态,利于机体增强抵抗或逃避损伤的能力。但此期只能持续较短时间。警觉期又可分为休克期和抗休克期。休克期时,可出现血压下降、血管渗透性增高、血液浓度降低及体温下降等休克症状。而抗休克期的表现与休克期相反。

(二)抵抗期

如果应激原持续作用于机体,在产生过警告反应之后,机体将进入抵抗或适应阶段。此时,以交感 - 肾上腺髓质兴奋为主的一些警告反应将逐步消退,而表现出肾上腺皮质激素分泌增多为主的适应反应。机体的代谢率升高,炎症、免疫反应减弱,胸腺、淋巴组织缩小。机体表现出适应、抵抗能力增强。但同时有防御储备能力的消耗,对其他应激原的抵抗力下降。在此期间,人体出现各种防御反应,使机体能适应已经改变了的环境,以避免受到损害。

(三)衰竭期

持续强烈的有害刺激将耗竭机体的抵抗能力,警觉反应期的症状可再次出现,肾上腺皮质激素持续升高,但糖皮质激素受体的数量和亲和力下降,机体内环境明显失衡,应激反应的负效应陆续显现,与应激相关的疾病、器官功能衰退甚至休克、死亡都可在此期出现。此期在应激因素严重或应激持久存在时才会出现。它表示机体"能源"的耗竭,防御手段已不起作用。如果继续发展下去,甚至会导致死亡。

在一般情况下,应激只引起第一、第二期的变化,只有严重应激反应才进入第三期。

第二节 应激发生机制

应激是一个以神经内分泌反应为基础,涉及整体、器官和细胞等多个层面的全身性反应,包括躯体反应和心理行为反应(图7-1)。应激作为一种全身性的适应性反应,有其有益的一面:可以提高个体的警觉水平,动员机体去适应内外界环境的变化,以便更好地完成任务或避开危险。应激也有其不利的一面:如果应激原强度过大,持续时间过于持久,则可作为直接的病因导致疾病状态或行为障碍。在应激超出个体的承受能力时,神经内分泌系统会发生一系列复杂的改变,同时中枢神经系统可能会发生结构可塑性的变化。

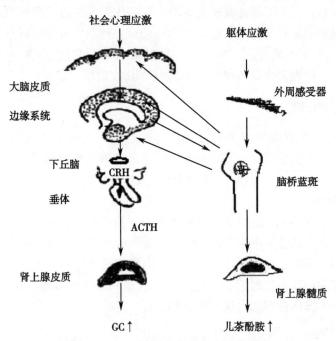

图 7-1 应激时机体的神经内分泌反应

CRH:促肾上腺皮质激素释放激素(corticotrophin releasing hormone);GC:糖皮质激素(glucocorticoid)。

一、应激的神经内分泌反应及发生机制

中枢神经系统是高等动物应激反应的调节中枢。机体通过大脑的认知和评估功能，感受应激原的刺激。在意识丧失的情况下，机体对大多数应激原，包括许多躯体损伤的刺激，不会出现应激反应。应激的生理反应以神经解剖学为基础，最终可涉及全身各个系统和器官功能的变化。在应激状态下，中枢神经系统可能会发生可塑性的结构变化，与之对应的脑结构有前额叶、杏仁核（apricot complex）、海马（hippocampus）、扣带回、后脑区、背侧中缝核等。这些脑结构的可塑性变化特征与应激原的强度和应激反应的持续时间相关联，同时也受到中间变量（如人格特征等）的影响。应激时，这些部位可出现活跃的神经活动，包括神经传导、神经递质释放和神经内分泌反应等，并产生相应的情绪反应，如兴奋、警觉、紧张等。应激时，神经内分泌反应是代谢和多种器官功能变化的基础。其中，最重要的神经内分泌反应是激活蓝斑 - 交感 - 肾上腺髓质系统（locus ceruleus-sympathetic-adrenal medulla system，LSAM）和下丘脑 - 垂体 - 肾上腺皮质系统（hypothalamus-pituitary-adrenal cortex system，HPAC）。此外，还可出现其他多种神经内分泌的变化。

（一）蓝斑 - 交感 - 肾上腺髓质系统的变化

1. 基本组成结构 LSAM 的基本组成结构为脑干的去甲肾上腺素能神经元及交感神经肾上腺髓质系统，其中蓝斑是该系统的中枢位点。蓝斑是中枢神经系统中对应激反应最敏感的部位，其去甲肾上腺素能神经元具有广泛的上行、下行纤维联系。去甲肾上腺素能神经元的上行纤维主要与杏仁核、海马、边缘系统和边缘皮质（limbic cortex）有密切的联系，成为应激时情绪、认知、行为、功能变化的结构基础；去甲肾上腺素能神经元的下行纤维主要分布于脊髓侧角，行使调节交感神经和肾上腺髓质系统的功能。此外，蓝斑去甲肾上腺素能神经元还与下丘脑室旁核有直接的纤维联系，可能在应激启动 HPAC 系统的过程中发挥关键的作用。

2. 应激时的基本效应

（1）中枢效应：应激时 LSAM 系统的主要中枢效应与兴奋、警觉有关，并可引起紧张、焦虑的情绪反应。脑干的去甲肾上腺素能神经元还与室旁核分泌促肾上腺皮质激素释放激素（CRH）的神经元有直接的纤维联系，该通路可能是应激时启动 HPAC 的关键结构之一。

（2）外周效应：LSAM 在应激时的外周效应主要是下行纤维兴奋，表现为血浆中肾上腺素、去甲肾上腺素浓度迅速升高。交感神经兴奋主要释放去甲肾上腺素，肾上腺髓质兴奋主要释放肾上腺素。低温、缺氧可使血液中去甲肾上腺素浓度升高 10～20 倍，肾上腺素升高 4～5 倍。交感肾上腺髓质系统在应激时的兴奋可产生一系列代谢和功能的改变，在一定范围内有利于机体的防御代偿机制，并通过对血液循环、呼吸和代谢等多个环节的紧急动员和综合调节，使机体处于一种唤起状态，从而保障心、脑等重要器官以及骨骼肌在应激反应时的能量需求。

3. 代偿机制

（1）对心血管系统的影响：交感 - 肾上腺髓质系统兴奋及儿茶酚胺释放增加，可引起心率加快，心肌收缩力加强，心输出量增加，血压升高，从而增加组织的血液供应；同时由于各组织器官受体分布和敏感性的差异及局部代谢因素的影响，出现血流的重新分布，皮肤以及胃肠道、肾脏等内脏器官的血管强烈收缩、血液灌流减少，而冠状动脉和骨骼肌血管扩

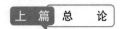

张、灌流增加，脑血管口径无明显变化，从而保证了应激时心脏、脑等重要器官及骨骼肌的血液灌流，有利于机体应对紧急情况。

（2）对呼吸系统的影响：儿茶酚胺大量释放时，可引起支气管扩张，有利于增加肺泡通气量，以满足应激时机体耗氧和排出二氧化碳增加的需求。

（3）对机体代谢的影响：儿茶酚胺大量释放，α 受体兴奋可引起胰岛素分泌减少，而 β 受体兴奋可使胰高血糖素分泌增加，引起血糖浓度升高，促进脂肪动员，使血浆中游离脂肪酸增加，从而保证了应激时机体对能量的需求。

（4）对其他激素分泌的影响：儿茶酚胺对许多激素的分泌有促进作用，包括促肾上腺皮质激素（ACTH）、胰高血糖素、生长激素、甲状腺激素、肾素、红细胞生成素等，可激发机体各方面潜能，在更广泛程度上使机体动员起来以对抗应激原。

4. 不利影响　持续强烈的 LSAM 兴奋也会对机体产生明显的不利影响。长时间腹腔内脏器官的血管收缩会导致脏器缺血，容易引起胃肠道系统黏膜糜烂、溃疡、出血；胃肠黏膜的持续缺血是应激性溃疡的主要发病因素之一。外周小血管长期收缩可导致血压升高，这也是精神心理方面的应激原诱发高血压的机制之一。而在血液系统，儿茶酚胺促使血小板数增多，黏附聚集力增强，可使血液黏稠度升高。这与儿茶酚胺动员储备的血小板进入循环和巨核细胞的增生有关。血小板黏附能力的升高，加上应激时纤维蛋白原增多，白细胞数升高等因素，造成血液黏稠度升高，继而可造成组织血液流动缓慢，甚至淤滞，使组织缺血，易形成血栓。儿茶酚胺含量增高导致的心率增加，心输出量增加，心肌耗氧量增加，容易诱发心肌缺血、心肌梗死或致死性心律失常等。

（二）下丘脑 - 垂体 - 肾上腺皮质激素系统的变化

1. 基本组成结构　HPAC 的基本组成结构为下丘脑室旁核（paraventricular nucleus，PVN）、腺垂体（anterior pituitary）和肾上腺皮质（adrenal cortex）。室旁核作为该神经内分泌轴的中枢位点，上行主要与杏仁核、海马、边缘皮质有广泛的往返联系，特别是与杏仁核有致密的神经纤维联系。下行则主要通过 CRH 与腺垂体，ACTH 与肾上腺皮质进行相互联系，从而调控糖皮质激素（glucocorticoid，GC）的合成和分泌。此外，室旁核与蓝斑之间有着丰富的交互联络，蓝斑神经元释放的去甲肾上腺素对 CRH 的分泌具有调控作用，而 CRH 分泌则是 HPAC 系统激活的关键环节。应激时，直接来自躯体的应激传入信号，或者是经边缘系统整合的下行应激信号，都可促进 CRH 的分泌。

2. 应激时的基本效应

（1）中枢效应：HPAC 系统兴奋释放的中枢介质为 CRH 和 ACTH，特别是 CRH 的释放可能是应激时最核心的神经内分泌反应。CRH 神经元散布于大脑皮质到脊髓区域，主要位于室旁核。CRH 最主要的功能是刺激 ACTH 的分泌，进而增加糖皮质激素的分泌。CRH 是 HPAC 激活的关键环节，无论是从躯体直接传入的应激信号，或是经边缘系统整合后的下行应激信号，都可引起室旁核的 CRH 神经元将神经信号转换成激素信号，使 CRH 分泌增多，经轴突或垂体门脉系统进入腺垂体，促进 ACTH 分泌，进而增加糖皮质激素的分泌。目前认为，适量的 CRH 分泌增加可使机体保持兴奋或愉快感，是有利的适应反应；而 CRH 过度分泌，特别是慢性应激时的持续分泌，导致适应机制障碍，出现焦虑、抑郁、学习与记忆能力下降、食欲和性欲减退。

（2）外周效应：应激时，HPAC 系统激活的外周效应主要由 GC 介导。正常情况下，成人每天分泌 25～37mg GC。应激时，GC 分泌量迅速增加。如外科手术导致的应激可使 GC 分泌量增加 3～5 倍，达到 100mg/d。若没有术后并发症，血浆 GC 通常在 24h 内恢复至正常水平。若应激原持续存在，血浆 GC 水平则可持续升高。如大面积烧伤患者，血浆 GC 水平升高可持续 2～3 个月。临床上可通过检测患者血浆皮质醇浓度及尿中 17- 羟类固醇浓度来判断应激反应的强度。

3. 代偿作用　GC 在机体抵抗有害刺激的应激反应中发挥至关重要的作用。动物实验表明，切除双侧肾上腺后，几乎不能适应任何应激环境，轻微的有害刺激即可导致其死亡。但如果仅去除肾上腺髓质而保留肾上腺皮质，动物在应激状态下仍可存活。给摘除肾上腺的动物注射 GC，可恢复其抗损伤的应激能力。GC 进入细胞后，与细胞质中的糖皮质激素受体结合，激活的糖皮质激素受体进入细胞核，通过调节下游靶基因的转录水平发挥作用。GC 在应激反应中的正面作用主要包括以下方面：

(1) 有利于维持血压：GC 本身对心血管没有直接的调节作用，但是儿茶酚胺发挥心血管调节活性需要 GC 的存在。肾上腺皮质切除后，循环系统对儿茶酚胺的反应性减弱甚至不反应，应激时容易发生低血压和循环衰竭。

(2) 有利于维持血糖：促进蛋白质分解、糖异生，补充肝糖原储备，抑制肌肉组织对葡萄糖的利用，从而有利于升高血糖，以保证脑等重要器官的葡萄糖供应。肾上腺皮质功能不全的动物，应激时很容易发生低血糖。

(3) 有利于脂动员：对儿茶酚胺、胰高血糖素和生长激素的脂动员具有允许作用，促进脂肪分解、供能。

(4) 对抗细胞损伤：GC 的诱导产物脂调蛋白（lipomodulin）对磷脂酶 A_2 的活性具有抑制作用，从而可抑制膜磷脂的降解，增强细胞膜稳定性，减轻溶酶体酶对组织细胞的损害，对细胞具有保护作用。

(5) 抑制炎症反应：抑制中性粒细胞活化和促炎介质产生，促进抗炎介质的产生，从而发挥抑制炎症和免疫反应的作用。

4. 不利影响　应激时，GC 水平的增加对机体有广泛的保护作用，但是 GC 的持续增加也会对机体产生一系列不利影响。

(1) 明显抑制免疫炎症反应：慢性应激时，胸腺、淋巴结缩小，多种细胞因子、炎性介质的生成受到抑制，机体的免疫力下降，容易发生感染。

(2) 影响生长发育：慢性应激时，生长激素（growth hormone，GH）受到抑制，可造成发育迟缓。此外，GC 水平升高还使靶细胞对胰岛素样生长因子 1（insulin-like growth factor-1，IGF-1）产生抵抗，造成发育迟缓。

(3) 抑制性腺轴：GC 可抑制促性腺激素释放激素（gonadotropin- releasing hormone，GnRH）及黄体生成素（luteinizing hormone，LH）的分泌，造成性功能减退、月经不调或停经、哺乳期妇女泌乳减少等。

(4) 抑制甲状腺轴：GC 减少可抑制促甲状腺激素释放激素（thyrotropin releasing hormone，TRH）与促甲状腺激素（thyroid-stimulating hormone，TSH）的释放，从而抑制甲状腺功能，并阻碍甲状腺素（thyroxine，T_4）在外周组织转化为活性更高的三碘甲状腺原氨酸（triiodothy-ronine，T_3）。

(5) 引起一系列代谢改变：如负氮平衡、血脂升高、血糖浓度升高，并出现胰岛素抵抗等。

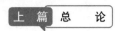

（6）行为改变：如出现抑郁症、异食症及自杀倾向等。

（三）其他神经内分泌反应

1. 胰高血糖素与胰岛素　一方面，交感神经兴奋可导致胰高血糖素分泌增多、胰岛素分泌减少；另一方面，糖皮质激素可抑制骨骼肌的胰岛素敏感性和葡萄糖利用，从而有助于维持血糖水平，以保证脑等重要器官的葡萄糖需求。

2. 抗利尿激素与醛固酮　运动、情绪紧张、创伤、疼痛、手术等应激原可引起抗利尿激素（antidiuretic hormone，ADH）分泌增加，也可激活肾素-血管紧张素-醛固酮系统，使得血浆醛固酮水平升高，从而导致肾小管上皮细胞对水和钠的重吸收增加，尿量减少，有利于维持血容量。

3. β-内啡肽　β-内啡肽（β-endorphin）主要在腺垂体合成，也可在其他组织细胞（如免疫细胞）中产生。β-内啡肽和 ACTH 都来自阿黑皮素原（pro-opiomelanocortin，POMC）这一共同的前体。在 CRH 的刺激下，β-内啡肽释放增加。多种应激原（创伤、休克、感染等）可使 β-内啡肽分泌增多。β-内啡肽有很强的镇痛作用，可减轻创伤患者的疼痛及由此诱发的其他不良应激反应。此外，β-内啡肽还可抑制交感-肾上腺髓质系统，抑制 ACTH 和 GC 的分泌，以避免这两个系统在应激中被过度激活，从而在应激反应的调控中发挥重要作用。

除上述变化外，应激时还可引起其他多种神经内分泌的变化，其中降低的有 TRH、TSH、GnRH、LH、FSH，升高的有催乳素等。

二、细胞应激反应

细胞应激反应（cellular stress response）是指在各种有害因素导致生物大分子（如膜脂质、蛋白质和 DNA）损伤、细胞稳态破坏时，细胞通过调节自身的蛋白质表达与活性，产生一系列防御性反应，以增强其抗损伤能力、重建细胞稳态。

根据应激原和应激反应特点的不同，细胞应激反应可分为热应激、低氧应激、氧化应激、基因毒应激、渗透性应激、内质网应激、代谢性应激等。基因毒应激是由于各种理化和生物因素造成 DNA 损伤，从而导致的细胞应激反应。一些应激原往往可引起两种甚至多种细胞应激反应，如氧自由基可同时攻击膜脂质、蛋白质和核酸，既可导致氧化应激，也能引发基因毒应激；而 DNA 损伤制剂除了能引起基因毒应激外，还可损伤蛋白质，并能促进活性氧（reactive oxygen species，ROS）的产生而导致氧化应激。

细胞应激反应是一个高度复杂的有序过程，包括信号感知、转导和效应等环节。细胞通过监控生物大分子损伤、间接感知各种应激原的刺激，而大多数应激原引起的生物大分子损伤都与 ROS 有关，因此 ROS 被认为是启动细胞应激反应的第二信使。

尽管导致生物大分子损伤的应激原差异很大，但是由其激发的细胞防御反应往往表现出应激原非特异性。同时，一些应激原特异性的应激反应大多与细胞稳态重建有关。这里介绍一下热休克蛋白和氧化应激。

（一）热休克蛋白

热休克蛋白（heat shock protein，HSP）是指在热应激或其他应激时细胞新合成或合成增加的一组蛋白质。热休克蛋白最初是从经受热应激的果蝇唾液腺中发现的，故取名热休克蛋白。1962 年，Ritossa 等人将培养的果蝇幼虫由 25℃移至 30℃环境中，30min 后在果蝇唾液腺的多个染色体上观察到蓬松或膨凸现象，提示位于这些区带的基因发生了转录状态的变化，并可能伴有某些蛋白质的合成增加。HSP 是在生物体内广泛存在的一组高度保守的细胞内蛋白质，具有显著的生物学特点。①应激原的多样性：多种不同性质的应激原都可诱导 HSP 基因表达；②存在的广泛性：其广泛存在于从单核细胞到哺乳动物的整个生物界；③结构的保守性：人类 HSP 90 的氨基酸序列与酵母 HSP 90 有 60% 的同源性，与果蝇 HSP 90 有 78% 的同源性。这些生物学的特点表明 HSP 是生物长期进化过程中保留下来的，具有普遍生物学意义的一类蛋白质。

后来的研究结果表明，除热应激外，许多其他应激原如放射线、重金属、缺血缺氧、寒冷、感染、饥饿及创伤等都可诱导热休克蛋白的生成，故热休克蛋白又称应激蛋白（stress protein，SP）。热休克蛋白主要在细胞内发挥功能，属非分泌型蛋白质。现已发现热休克蛋白是一个大家族，而且大多数热休克蛋白是细胞的结构蛋白，只是热休克蛋白可因受应激刺激而生成或生成增加。

1. HSP 的基本组成　HSP 是一族在进化上十分保守的蛋白质，这提示它对维持细胞的生命十分重要。从原核细胞到真核细胞的各种生物体，其同类型热休克蛋白的基因序列有高度的同源性。热休克蛋白是一个大家族，其相对分子量为 8 000～110 000。HSP 可分为组成性蛋白质（为细胞的结构蛋白质，正常时即存在于细胞内）或诱生性蛋白质（由各种应激原如感染、高温、缺氧等诱导生成）。

2. HSP 分类　HSP 根据分子量大小分为 HSP 90、HSP 70、HSP 60、HSP 27、HSP 10、小分子 HSP 及泛素等多个亚家族，其中与应激关系最密切的是 HSP 70。HSP 根据其生成方式又可分为组成型和诱导型。

3. HSP 功能　HSP 在细胞内表达广泛，其主要功能是帮助蛋白质正确折叠、移位、复性、降解。

（1）折叠、移位：由于 HSP 本身不是蛋白质代谢的底物或产物，但是其伴随着蛋白质代谢的许多重要步骤，因此形象地被称为"分子伴侣"。在正常情况下，从核糖体上新合成的蛋白质多肽链尚未折叠形成具有一定空间结构的功能蛋白，其疏水基团暴露在外。如果没有 HSP 存在，这些疏水基团就会相互结合，从而使蛋白质不能正确折叠。HSP 通过其 C 端的疏水区与这些分子的疏水基团相结合，防止这些新合成的多肽链相互结合。然后依赖 N 端 ATP 酶的活性，促成这些肽链的正确折叠。折叠过程完成后，HSP 就脱离了蛋白质底物。然后，成熟的蛋白质就可通过囊泡转运至高尔基体，或经 HSP 帮助转运到线粒体或其他细胞器。

（2）复性、降解：应激状态下，多种蛋白质发生变性，使多肽链处于伸展或错误的折叠状态，疏水区重新暴露，形成蛋白质聚集物，并对机体细胞产生损伤。HSP 此时再次发挥分子伴侣的作用，能够防止这些多肽链聚集变性，并促使已经聚集的蛋白质解聚，重新折叠为正确的空间结构，使蛋白质复性。若蛋白质损伤过于严重无法复性，HSP 家族中的泛素就会与其结合，经蛋白酶系统降解，以恢复细胞的正常功能。

4. HSP 的表达调控　正常情况下，大多数 HSP 在细胞中有不同程度的基础表达，即组成性表达（constitutive expression），如 HSP90β、HSC70、HSP60、GRP78、HSP27；应激状态下，HSP 表达水平进一步升高，称诱导性表达（inducible expression）。有些 HSP 在正常状态下表达水平很低，应激状态下急剧升高，如 HSP70。在应激诱导 HSP 表达的过程中，热休克因子（heat shock factor，HSF）发挥重要作用。HSF 是一种转录因子，几乎所有 HSP 基因的启动子区都存在 HSF 的作用位点，即热休克元件（heat shock element，HSE）。非应激条件下，HSF 与 HSP70 结合，以单体形式存在于细胞质中，没有转录活性。在应激原的作用下，细胞内发生蛋白质变性，变性蛋白质通过其表面的疏水基团与 HSF 竞争结合 HSP70，从而使 HSF 与 HSP70 发生解离并激活；活化的 HSF 形成三聚体，与 HSP 基因启动子区的 HSE 结合，从而激活 HSP 的基因转录，导致 HSP 表达水平升高。

（二）氧化应激

正常生理条件下，机体的氧化 - 抗氧化能力保持相对的稳态。一方面，机体自身会产生具有氧化作用的自由基；另一方面，机体可通过抗氧化系统来清除自由基。由于内源性和 / 或外源性刺激使机体自由基产生过多和 / 或清除减少，导致氧化抗氧化稳态失衡，过多自由基引起组织细胞的氧化损伤反应，称为氧化应激（oxidative stress）。氧化应激通过其氧化作用调节许多生理过程和生化反应，同时也可对细胞、亚细胞结构以及膜脂质、蛋白质和核酸等生物大分子造成氧化损伤。因此，氧化应激具有广泛的生理与病理学意义，参与神经系统疾病、心血管疾病、糖尿病和肿瘤等多种疾病的病理过程。氧化应激也可激活机体的抗损伤反应。如 ROS 可激活细胞的多条信号转导通路以及转录因子[如活化蛋白（activator protein-1，AP-1）和核转录因子（nuclear factor，NF）-κB]，诱导锰离子超氧化物歧化酶（Mn⁻ superoxide dismutase，Mn-SOD）、过氧化氢酶和谷胱甘肽过氧化物酶（glutathione peroxidase，GSH-Px）等抗氧化系统相关蛋白酶的表达，从而增强对 ROS 的清除能力，产生对氧化损伤特异性的保护作用。

此外，NF-κB 还能增强多种抗凋亡基因的表达，提高细胞在活性氧条件下的抗凋亡能力和存活能力。若活性氧生成过多或细胞抗氧化能力不足，氧化应激也可激活信号通路，诱导细胞的凋亡。

三、急性期反应和急性期蛋白

急性期反应（acute phase response，APR）是感染、烧伤、大手术、创伤等强烈应激原诱发机体产生的一种快速防御反应，表现为体温升高、血糖升高、分解代谢增强、血浆蛋白含量的急剧变化。相关的血浆蛋白多肽统称为急性期反应蛋白（acute phase protein，APP）。

正常情况下，血浆 APP 含量较低，并保持相对稳定。急性期反应时，不同 APP 表现出各自不同的变化特征，如 C 反应蛋白（CRP）和血清淀粉样蛋白 A 等可升高 1 000 倍以上，α_1 抗胰蛋白酶、α_1 抗糜蛋白酶和 α_1 酸性糖蛋白等升高数倍，而血浆铜蓝蛋白（ceruloplasmin）和补体 C3 等仅升高 50% 左右。此外，少数血浆蛋白在 APR 时反而降低，如白蛋白、转铁蛋白（transferrin）等。

APP 种类繁多，据估计可达 200 多种，其功能也相当广泛。但总体来看，它是一种启动迅速的机体防御机制。机体对感染、组织损伤的反应可大致分为两个时期：一为急性反应时相，急性期反应蛋白浓度的迅速升高为其特征之一；另一为迟缓相或免疫时相，其重要特征为免疫球蛋白的大量生成。两个时相的综合构成了机体对外界刺激的保护性系统。

APP 的主要生物学功能有如下方面：

1. 抑制蛋白酶　如 α_1 蛋白酶抑制剂、α_1 抗糜蛋白酶等。创伤、感染时体内蛋白分解酶增多，急性期反应蛋白中的蛋白酶抑制剂可避免蛋白酶对组织的过度损伤。

2. 清除异物和坏死组织　以 CRP 的作用最明显，它可与细菌细胞壁结合，起抗体样调理作用,激活补体经典途径,促进吞噬细胞功能,抑制血小板磷脂酶,减少其炎性介质释放等。在各种炎症、感染、组织损伤等疾病中都可见 CRP 的迅速升高,且其升高程度常与炎症、组织损伤的程度呈正相关,因此临床上常用 CRP 作为评价炎症类疾病活动性的指标。

3. 抗感染 有些 APP 可参与激活补体系统,介导先天性免疫应答,从而发挥抗感染作用。CRP 可结合细菌的细胞壁,发挥抗体样调理作用;还可激活补体经典途经,增强吞噬细胞功能,从而有利于快速清除细菌。纤维连接蛋白可增强单核巨噬细胞的趋化活性、Fc 受体表达水平及吞噬功能,还可上调其补体 C3b 受体的表达,激活补体旁路途径。血浆 CRP 水平常与炎症、急性期反应程度呈正相关,因此临床上常将其作为炎症和疾病活动性的重要指标。

4. 抗损伤 铜蓝蛋白可活化超氧化物歧化酶,促进氧自由基的清除,从而减轻组织细胞损伤。

5. 调节凝血与纤溶 在组织损伤早期,增加的凝血因子,如凝血因子Ⅷ和纤维蛋白原,可促进凝血,有利于阻止病原体及其毒性产物的扩散。在凝血后期,纤溶酶原增加可促进纤溶系统的激活和纤维蛋白凝块的溶解,有利于组织修复。

6. 结合运输功能 作为载体蛋白,结合珠蛋白、铜蓝蛋白和血红素结合蛋白等可与相应的物质结合,调节其代谢与功能,避免过多的游离 Cu^{2+}、血红素等对机体造成危害。

四、应激时的免疫反应

免疫系统是机体应激反应的重要组成部分,与神经内分泌系统有多种形式的相互作用。一方面,某些应激可直接导致免疫反应;另一方面,神经内分泌系统可通过神经纤维、神经递质和激素调节免疫系统的功能。免疫器官和免疫细胞都受神经内分泌系统的支配,如巨噬细胞、T 淋巴细胞和 B 淋巴细胞等免疫细胞表达肾上腺素受体、糖皮质激素受体等多种神经 - 内分泌激素受体,因此应激时免疫反应的变化与神经内分泌的作用密切相关。

免疫系统也可通过自身产生的多种神经内分泌激素和细胞因子,调节神经 - 内分泌系统功能。由于免疫细胞的游走性,它们分泌的激素和因子既可在局部发挥生理或病理作用,也可进入循环产生相应的内分泌激素样作用。总之,神经内分泌和免疫系统借助共同的信息分子(神经肽、激素、细胞因子等)及其相应的受体,通过合成和释放这些信息分子,从而实现系统内和系统间的相互作用,并以网络的形式共同调节机体的应激反应。

第三节 应激时物质代谢与机体功能的变化

应激发生时可发生一系列反应,包括生理反应与心理反应。这些变化会导致机体产生代谢与功能改变,使机体能够应对应激原引起的一系列反应,发挥保护性作用;但如果强烈的应激原持续存在,那么就可能对机体造成代谢异常,功能紊乱,从而对机体造成伤害。

一、物质代谢变化

应激发生时,物质代谢总的特点是高代谢率,合成代谢减弱,分解代谢增强。研究表明,大面积烧伤患者每天的能量需求量高达 5 000kcal,而正常成人安静状态下每天的能量需求约为 2 000kcal。因此,这种患者的代谢率相当于重体力劳动者的代谢率。此时的高代谢率是由儿茶酚胺、糖皮质激素、胰高血糖素大量释放引起的，它的防御意义在于能够为机体在应对"紧急情况"时提供大量能量。

在糖代谢方面，应激发生时，糖原的分解及糖异生明显增强，血糖水平升高，严重者会出现糖尿，称为应激性糖尿。在脂肪代谢方面，机体脂肪分解增加，使血液中游离脂肪酸及酮体有所增加，同时脂肪酸的利用率也会提高。在蛋白质代谢方面，蛋白质分解代谢增强，血浆中氨基酸水平升高，尿氮排出增多，出现了负氮平衡。正是由于糖、脂肪、蛋白质的高代谢水平，才能为机体的应激状态提供更多的 ATP。但是从上述描述发现，应激状态下，体内糖原、脂肪、蛋白质消耗过多，生成减少。如果持续长时间处于应激状态，机体就会出现消瘦、衰弱、体重下降、免疫力下降、创面难愈合等状况。

二、机体功能变化

应激发生时，心血管系统、中枢神经系统、消化系统、免疫系统等多个机体系统都会发生改变。

（一）心血管系统

心血管系统应激时，LSAM 以及 HPAC 系统兴奋，大量儿茶酚胺以及糖皮质激素释放。儿茶酚胺的大量释放能使心肌收缩力增强、心率加快、心输出量增多、血压升高，以保证心、脑等重要器官的供血。同时，糖皮质激素通过允许作用增强了儿茶酚胺的作用。在格斗等状态下，骨骼肌血管也可扩张，保证骨骼肌的血液与能量供应。但是持续的应激则可对心血管系统造成一些不利影响。例如，可引起血管壁增厚、管腔狭窄，也可使血液黏滞性和凝固性升高，从而导致心肌缺血或心肌梗死，甚至猝死。

（二）中枢神经系统

中枢神经系统应激时，脑桥蓝斑的去甲肾上腺素神经元被激活，使得上行纤维投射区，包括海马、杏仁核、边缘皮质、新皮质等区域的去甲肾上腺素含量增高，诱发机体发生焦虑、紧张、恐惧、愤怒等情绪及行为改变。而下丘脑室旁核分泌的 CRH 与边缘系统有联系，可通过边缘系统导致情绪及行为变化。同时，CRH 通过与蓝斑的联系促进 LSAM 兴奋。

（三）消化系统

消化系统应激时，消化功能的典型变化为食欲减退，严重时可导致神经性厌食症。有研究表明，食欲减退与 CRH 的分泌增加有关。但也有部分人出现饮食增加的情况，甚至诱发肥胖症，其机制不清。腹痛或腹部不适伴排便异常为特征的肠道功能紊乱综合征，也称为肠易激综合征（irritable bowel syndrome, IBS）。该病发病率女性高于男性，临床表现为慢性反复发作的腹痛、腹胀、腹鸣、便秘或腹泻等症状，但无明显的形态和生化方面异常。该病目前被认为与心理性应激有很大关系。此外，应激时消化道最重要的病理变化是由于交感 - 肾上腺髓质系统兴奋，胃肠道血管收缩，导致胃肠道黏膜缺血受损，出现应激性溃疡。

（四）免疫系统

无论是躯体应激还是心理应激，都会导致机体免疫功能的改变，参与应激反应的大部分神经递质和内分泌激素的受体被发现普遍存在于免疫细胞中。某些应激原在一定条件下可以诱导免疫力增强，例如，炎症或感染情况下，外周血吞噬细胞数量增多，补体、C 反应蛋白含量升高。但长时间强烈的应激或慢性应激会导致免疫功能受抑制。免疫功能低下主要是由于应激时神经内分泌系统兴奋，儿茶酚胺与糖皮质激素分泌增加，而这两者对于免疫系统都显示抑制效应。例如，糖皮质激素与免疫细胞上存在的受体相结合后，能够抑制转录因子 NF-κB 的转录活性，从而减少多种细胞因子、趋化因子、细胞黏附因子的表达，从而导致免疫功能被抑制，免疫系统除受神经内分泌系统调控外，也可通过产生多种神经内分泌激素和细胞因子，对神经内分泌系统发挥调节作用。例如，免疫细胞释放的 ACTH、β- 内啡肽、生长激素等，参与应激反应的调控，可在局部发挥生理或病理作用，也可释放入血液产生相应的内分泌激素样作用。

（五）血液系统

急性应激时，外周血中可见白细胞数增多、核左移，血小板数量增多、黏附力增强，纤维蛋白原浓度升高，凝血因子Ⅴ、凝血因子Ⅷ以及血浆纤溶酶原、抗凝血酶Ⅲ的浓度也升高。血液非特异性抗感染能力和凝血能力增强，全血和血浆黏稠度升高，红细胞沉降率增快等。骨髓检查可见髓系和巨核细胞系增生。上述改变既有抗感染、抗出血的有利方面，也有促进血栓形成、弥散性血管内凝血（DIC）发生的不利方面。

慢性应激时，特别是各种慢性疾病状态下，患者常出现贫血。贫血常呈低色素性，血清铁浓度降低，类似于缺铁性贫血。但它与缺铁性贫血不同，其骨髓中的铁（含铁血黄素）含量正常甚至升高，补铁治疗无效，红细胞寿命常缩短至 80d 左右。其机制可能与吞噬细胞对红细胞的破坏有关。

第四节　应激与疾病

应激在许多疾病的发生、发展上都起着重要的作用。应激反应是机体的一种重要防御机制，没有应激反应机体将无法适应变化的内外环境。但如果应激原过分强烈，超出机体适应能力或机体的应激反应发生异常，则可造成内环境紊乱，诱发疾病的发生、发展。

由于应激原多种多样、应激反应泛化的特点，受损终末器官原有功能状态的不同，以及明显的个体差异等诸多因素都影响着应激性疾病和应激相关疾病的发生、发展。迄今为止，尚无一个较完善的理论全面论述应激与疾病的内在联系，比较普遍的看法是：应激引起神经系统和神经内分泌系统的一系列变化，这些变化将重新调整机体的内环境平衡状态，以达到适应和对抗应激原的作用。但这种内环境变动常以增加器官功能的负荷或自身防御机制的抑制为代价，因此过分强烈或长时间的应激状态将造成机体适应能力的破坏或适应潜能的耗竭，最终导致疾病的发生或发展。

不同个体对同一应激原的反应常表现出极大的差别，有的人适应良好，而有的人却发生应激性疾病或应激相关疾病，其机制目前尚无满意的解释。有人认为可能与各个机体遗传易感性的差异有关。

一、应激与心血管疾病

强烈应激以及长时间的心理性应激可对心血管系统产生明显的不利影响，促进相关心血管疾病的发生与发展，甚至引发致命性后果。

（一）应激与心律失常

某些心理应激，如突然的噩耗、惊吓、激怒等常引起心律失常，被称为应激性心律失常（stress arrhythmia），在伴有器质性心脏病时应激性心律失常可诱发心室纤颤（ventricular fibrillation，VF），导致心性猝死。应激性心律失常主要是由交感神经兴奋和儿茶酚胺分泌增多引起，其发生机制如下：

1. 交感神经兴奋易形成折反激动　交感神经兴奋时，通过 α_1、β 肾上腺素受体的介导，心肌细胞的钙内流增加，细胞内钙离子浓度升高，膜电位降低，快钠通道失活。这时心肌的除极依赖慢钙通道，快反应心肌细胞变成慢反应心肌细胞，后者传导速度慢，不应期长，因此容易发生折返激动而出现心律失常。

2. 交感神经兴奋降低了心室纤颤的室颤阈　交感神经兴奋，通过 β 肾上腺素受体作用降低了心室纤颤的阈值，使室颤较易发生。

3. 交感神经兴奋和儿茶酚胺分泌增多引发心肌缺血 - 再灌注损伤　儿茶酚胺作用于 α 肾上腺素受体，引起冠状动脉痉挛收缩；儿茶酚胺还可以诱导血小板聚积释放血栓素 A_2，使冠状动脉痉挛收缩。

（二）心源性猝死

心源性猝死（cardiac sudden death，CSD）是最严重的应激性疾病，其前奏往往是致死性心律失常（arhythmia）。精神神经因素，如强烈的情绪反应或心理应激，是致死性心律失常和心源性猝死的重要原因。大量实验和临床证据表明，交感 - 肾上腺髓质的强烈兴奋，会引起冠状动脉痉挛，在冠状动脉和心肌已有病理损害的基础上，加重心肌缺血，导致心肌纤维断裂、心肌细胞的凋亡和坏死。此外，还可引起心脏肌电活动异常，诱发室性期前收缩，降低心室纤颤的阈值，严重时可诱发致死性心室纤颤，导致死亡。

（三）冠状动脉性心脏病

脂代谢紊乱、血流动力学改变和冠状动脉壁的病变是影响冠心病的直接因素。据资料显示，1/3～1/2 的冠心病患者在发病前有不同程度的应激，以情绪激动、心理紧张及体力劳动最为多见。因此，心理应激是冠心病发生、加重和复发的重要诱因。其作用机制涉及多个环节，如应激时糖皮质激素的持续升高可影响胆固醇代谢，使血胆固醇水平升高；交感神经兴奋引起的急性期反应可使血液黏滞度和凝固性升高，促进血管损伤部位（如粥样损伤部位）的血栓形成，引起急性心肌缺血、心肌梗死。

（四）高血压

过度的脑力工作负荷、持续紧张、长期精神刺激、烦恼、焦虑等可使心理长期处于紧张状态。应激可激活交感 - 肾上腺髓质系统和 RAAS，导致小血管收缩，外周阻力增大；而糖皮质激素的持续升高可增加血管平滑肌细胞对儿茶酚胺的敏感性。同时，持续的交感神经兴奋还可引起血管壁增生变厚，管壁与口径的比值增大，对交感冲动的反应性增加；而醛固酮与 ADH 分泌增加，可促进水钠潴留。这些因素综合作用，可促进高血压的发生和发展。

二、应激与消化道疾病

（一）功能性胃肠病

功能性胃肠病（functional gastrointestinal disorde，FGID）是生理、精神心理和社会因素相互作用而产生的消化系统疾病。心理、社会因素是 FGID 发病的重要原因，生活应激事件常诱发或加重 FGID，其机制可能与应激抑制胃排空及刺激结肠运动有关。

（二）应激性溃疡

应激性溃疡是指由强烈应激（如严重创伤、大手术、重病等）导致的胃、十二指肠黏膜急性病变,主要表现为胃与十二指肠黏膜的糜烂、浅溃疡、渗血等,少数溃疡可较深或穿孔。当溃疡发展侵蚀大血管时,可引起大出血。据内镜检查,重伤、重病时应激性溃疡发病率相当高,一般为 75%～100%。但造成生命威胁的通常是应激性溃疡发生的大出血,它的发病率在危重病患者中一般不超过 5%。

目前认为,应激性溃疡的发生机制与以下因素有关:

1．胃黏膜缺血　是应激性溃疡形成的最基本条件。应激时由于儿茶酚胺增多,内脏血流量减少,导致胃肠黏膜缺血,其黏膜的缺血程度常与病变程度呈正相关。黏膜的缺血,以及应激时明显增加的糖皮质激素导致的蛋白质合成减少而分解增加,使得胃肠黏膜上皮细胞再生和修复能力降低,这些成为应激时出现胃黏膜糜烂、溃疡、出血的基本原因。

2．黏膜屏障功能降低　黏膜缺血使上皮细胞能量不足,不能产生足量的碳酸氢盐和黏液,而糖皮质激素可使盐酸和胃蛋白酶的分泌增加,胃黏液分泌减少,致使黏膜上皮细胞间的紧密连接和覆盖于黏膜表面的碳酸氢盐 - 黏液层所组成的胃黏膜屏障遭到破坏。黏液减少使黏膜屏障功能降低,胃酸中的 H^+ 反向逆流入黏膜增多,而碳酸氢盐减少,又导致中和胃酸的能力减弱。在胃黏膜血流灌注良好的情况下,过量 H^+ 反向弥散至黏膜内,可被血流中的 HCO_3^- 中和或被血流及时运走,从而防止 H^+ 对细胞的损害。而在应激的状况下,因黏膜血流量的减少不能及时将弥散入黏膜的 H^+ 运走,可使 H^+ 在黏膜内积聚而造成损伤。

3．其他损伤因素　如胆汁逆流在胃黏膜缺血的情况下可损害黏膜的屏障功能,使黏膜通透性升高,H^+ 反向逆流入黏膜增多。如氧自由基的作用,应激时儿茶酚胺分泌增多,过程中还伴有氧自由基产生。氧自由基可以引起细胞膜结构破坏,还可以引起蛋白质变性、酶失活和核酸碱基改变;通过降解透明质酸,加剧组织细胞的损伤。

三、应激与精神神经疾病

高强度的应激负荷由于神经内分泌反应过度亢奋,导致强烈而广泛的情绪和行为反应,引起多种形式的精神和认知障碍。

(一)应激性精神障碍

根据其临床表现及病程长短,应激相关的精神障碍可分为三大类:

1．急性应激障碍　是指在遭受到急剧、严重的精神创伤性事件后数分钟或数小时内所产生的一过性的精神障碍,一般在数天或 1 周内缓解,最长不超过 1 个月。急性应激障碍在各个年龄阶段均可发生,多见于青壮年,男女发病率无明显差异。急剧、严重的精神创伤性事件是急性应激障碍发生的直接原因。常见的精神创伤性事件主要有严重的生活事件、重大的自然灾害、战争或者隔绝状态。临床表现最核心的症状为创伤性重现体验、回避与麻木以及高度警觉状态。

2．创伤后应激障碍(posttraumatic stress disorder,PTSD)　是指经受异乎寻常的威胁性或灾难性心理创伤后,延迟出现并长期持续的精神障碍综合征。PTSD 的发生与很多因素相关,这些因素主要为家庭、社会心理因素(应激性生活事件、个性特征、防御方式、童年期创伤、家庭暴力、战争、社会支持等)和生物学因素(如遗传因素、神经内分泌因素、神经生化因素等)。其中重大创伤性事件是 PTSD 发病的基本条件,具有极大的不可预期性。个体以反复重现和体验先前的恐怖经历或目睹的应激场面(如残酷的战争、突发性自然灾害、被强暴或劫持以及长期的身心虐待）为特征，表现为极度恐惧、痛苦和无助，并伴有情绪的易激惹和回避行为。这种特殊的身心反应状态与应激事件的发生密切相关，且会在应激原撤除后继续进展和恶化。

3．适应障碍　是指在明显的生活改变或环境变化时所产生的短期和轻度的烦恼状态和情绪失调，常有一定程度的行为变化等，但并不出现精神病性症状。适应障碍的临床表现形式多样，主要以情绪障碍为主，如抑郁、焦虑，也可以适应不良的品行障碍为主。适应障碍的临床表现不一定与应激原的性质相一致，症状的严重程度也不一定与应激原的程度相一致。一般而言，症状的表现及严重程度主要取决于患者的病情个性特征。病程一般不超过6个月。若应激原持续存在，病程可能延长。

（二）抑郁症

抑郁症（depression）以显著而持久的心境低落为主要临床特征，是常见的精神疾病，属于情感性精神障碍或心境障碍性疾病。临床可见心境低落与其处境不相称，情绪的消沉可以从闷闷不乐到悲痛欲绝，自卑抑郁，甚至悲观厌世，可有自杀企图或行为；甚至发生木僵；部分病例有明显的焦虑和运动性激越；严重者可出现幻觉、妄想等精神病性症状。抑郁症的发展常是由社会环境和心理应激所致，成年期遭遇应激性的生活事件，是导致出现具有临床意义的抑郁发作的重要触发条件，因此应激是抑郁症的重要诱发因素。其机制与应激导致的神经内分泌反应过强，包括糖皮质激素水平过高以及免疫功能紊乱有关。

四、应激与免疫相关疾病

（一）免疫功能抑制

应激引起的快速免疫反应减弱主要是儿茶酚胺分泌过多所致；而应激引起的长时间的免疫功能低下的机制比较复杂，有多种激素的参与，其中糖皮质激素分泌增多是主要的。而应激引起的免疫功能变化本身不一定发展成为疾病，但可以成为某些疾病发生的条件，如呼吸系统感染、恶性肿瘤、自身免疫性疾病等。如愤怒、惊吓、心理紧张可诱使哮喘发作；慢性应激和长时间的心理应激可引起机体免疫功能低下，对感染性疾病的抵抗力下降，并可促进肿瘤的发生和发展。

（二）自身免疫性疾病

应激也可以诱发自身免疫性疾病。自身免疫性疾病见于支气管哮喘、系统性红斑狼疮等自身免疫性疾病或变态反应性疾病。严重的心理应激常可诱发这些疾病的急性发作，如支气管哮喘患者可因愤怒、受惊吓、精神紧张甚至在公众面前讲话引起哮喘发作，其机制不详。

五、应激与内分泌和代谢性疾病

急性应激时，代谢率升高，糖、蛋白质和脂肪的分解代谢增强、合成代谢降低，可出现应激性高血糖、血中游离脂肪酸和酮体增多以及负氮平衡。如果应激持续时间过长，会引起消瘦、体重下降和贫血等，机体抵抗力降低。应激时儿茶酚胺、糖皮质激素和胰高血糖素释放增多，而胰岛素分泌相对不足以及胰岛素抵抗等。因此，长期心理应激可促进糖尿病的发生、发展。应激还可导致其他内分泌疾病。例如，慢性心理应激可影响垂体生长激素（growth hormone，GH）释放，导致儿童生长发育迟缓、青春期延迟，并常伴有行为异常，如抑郁、异食癖等，被称为心理社会呆小状态或心因性侏儒（psychogenic dwarf）。应激状态解除后，患者血浆 GH 浓度会很快回升，生长发育也随之加速。此外，心理应激时，下丘脑 - 垂体 - 肾上腺轴可在各个环节抑制性腺轴，如下丘脑分泌的促性腺激素释放激素降低或分泌节律紊乱，性腺对性激素产生抵抗，从而引起性功能障碍，导致育龄妇女性欲减退、月经紊乱或停经等，哺乳期妇女乳汁减少甚至断乳。

六、应激与运动

除了运动过程中应激原的影响，运动本身也作为一种应激原，作用于人体，使人体运动时和运动后恢复期，代谢增强、能量消耗、肌肉韧带关节、呼吸、循环、消化、泌尿、血液及神经体液调节系统等的局部和整体，微观和宏观，发生一系列变化，对运动应激做出应答。长期系统科学的运动训练使人体产生适合运动需要的改变，对相同运动量的运动应激反应降低，出现功能节省化；对较大运动强度的运动应激反应增强，运动能力提高。此时，人体对运动应激产生了良好的适应。适当的运动应激可以使人体各种功能加强，为良性应激反应，如运动应激过强或持续太久，可使机体功能下降，属不良应激反应，可造成机体损害。

近些年的研究发现，运动应激不仅可以对运动训练提供指导，而且在医学中对帮助患者治疗疾病能起到一定的作用。长期运动应激能够使肩关节活动范围、灵活性增大，肌力增加，缓解患者疼痛感，改善肩关节僵硬患者的治疗效果。运动应激能增强机体自我修复功能来促进运动适应。而当机体受到刺激时，如缺血缺氧、氧化应激等，细胞内稳态失衡，内质网生物功能遭到破坏，大量新生蛋白未能在内质网内得到正确的折叠，累积在内质网内，诱发内质网应激，内质网应激通过激活骨骼肌来自我修复进而增加运动适应。血红素加氧酶 -1（heme oxygenase，HO-1）在心血管疾病中具有保护作用，而运动应激与 HO-1 及心血管之间相关密切，通过运动应激可以改变心脏或血管当中 HO-1 的表达进而调节心血管系统，如一次低强度、大强度运动或短期运动可诱导骨骼肌 HO-1mRNA 表达增加，进而起到保护心血管的作用。有研究显示，长期大强度运动会引起应激激素的分泌增加，进而诱发小肠组织免疫应答被激活，炎症反应增强。此外，运动应激不仅可以激发内质网非折叠蛋白反应，还可以影响线粒体生物的发生，是治疗 2 型糖尿病的有效手段，其发挥作用的原理主要是通过影响胰岛素分泌和胰岛素抵抗来介导 2 型糖尿病的发生与发展。不同运动应激能预防或消减骨骼肌萎缩，由于骨骼肌具有控制身体活动和维持身体姿势的功能，在运动中运动应激激活自噬，自噬维持骨骼肌稳态，自噬抑制还可以抵抗高脂诱导的肥胖及胰岛素抵抗，使其发生良性代谢变化，进而达到预防如肥胖、糖尿病等代谢性疾病的效果。运动应激还可以对心脏功能产生广泛的影响，运动应激时身体物质和能量代谢加快，长期超负荷运动对心血管功能产生明显的抑制作用，甚至导致损伤。如一次力竭性运动后，心率和心输出量同步升高，其升高程度与运动负荷相关，并伴有不同程度的组织损伤；而长期有氧运动可以使心肌收缩力增强，后负荷降低，每搏输出量增大，耗氧量降低，出现功能节省化，安静时心率降低，心率储备增高，在完成相同运动负荷后心率升高幅度较小，身体对运动应激的反应程度也降低。对于运动对应激的保护效应与成年神经发生关系的研究发现，应激可以抑制新神经元的增殖、分化和存活并损害海马依赖性记忆，而运动具有相反的效果，可增强海马神经发生和认知能力，表明运动能够防止或恢复应激引起的海马可塑性和行为缺失。运动对氧化应激的作用，对氧化还原系统的调控具有两面性：长期或适宜运动

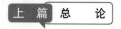
所产生的自由基与运动性适应的形成密切相关,可通过提高抗氧化能力对机体产生有益的生理效应,作为运动促进健康的可能机制发挥作用;而剧烈或偶然运动所产生的过多自由基则造成运动性氧化应激损伤,引发运动疲劳、阻碍骨骼肌收缩等问题,继而影响运动能力、损害机体健康。

第八章 发 热

人类和其他一些哺乳动物能维持相对恒定的体温，其对机体内环境稳态的维持和正常生命活动至关重要。疾病条件下引起的发热是一种常见的临床症状和体征。

人具有完善的体温调节系统，以适应正常生命活动的需要。正常成人体温维持在37℃左右，一昼夜波动范围不超过1℃。当人处在严寒或酷热的极端气温时，其体温变化很少超过0.6℃。体温的中枢调节主要以"调定点"（set point，SP）学说来解释。调定点理论认为，体温调节类似恒温器的调节，在体温调节中枢内有一个调定点，体温调节机构围绕调定点来调控体温。当体温偏离调定点时，可由反馈系统（温度感受器）将偏差信息输送到控制系统，后者进行综合分析，然后通过对效应器（产热和散热）的调控把中心温度维持在与调定点相适应的水平。根据此理论，发热是指当由于致热原的作用使体温调定点上移而引起调节性体温升高，超过正常体温0.5℃。

发热不是体温调节障碍，其体温调节功能正常，只是由于调定点上移，将体温调节到较高水平。临床上见到的体温升高，可分为调节性体温升高和非调节性体温升高，前者即发热。非调节性体温升高时，调定点并未发生移动，而是由于体温调节障碍（如体温调节中枢损伤），或散热障碍（皮肤鱼鳞病和环境高温所致的中暑等）及产热器官功能异常（甲状腺功能亢进）等，体温调节中枢不能将体温控制在与调定点相适应的水平上，是被动性体温升高，故把这类体温升高称为过热（hyperthermia）。除上述体温升高外，某些生理情况也会出现体温升高，如心理性应激、剧烈运动、月经前期等。体温升高的类型见图8-1。

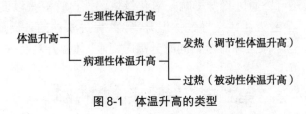

图8-1 体温升高的类型

第一节 生理性体温升高

一、应激性体温升高

人和动物在应激情况下体温可以升高，应激时交感-肾上腺体质系统兴奋，基础代谢率升高可能起着一定的作用。但也有学者提出，应激性体温升高可能部分与内生致热原

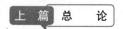

（endogenous pyrogen，EP）的释放有关，应激是通过诱发体内 EP 的产生继而引起体温升高。学者 Kluger 等人观察到，在应激期间，大鼠血浆中白细胞介素 -6（IL-6）活性明显增加。其他研究者也相继发现，动物在应激时出现急性期反应及血浆中出现白细胞介素 -1（IL-1）、肿瘤坏死因子等 EP。

二、运动性体温升高

人和其他哺乳动物在剧烈运动期间，体温可升高 2～3℃，其部分原因可能是由于剧烈的肌肉运动，产热量大增，并且超过了机体的散热能力，致使大量热在体内蓄积而引起体温升高。但也有人认为，EP 可能在一定程度上参与了这一过程，主要根据是运功能诱导 EP 的产生和释放。证据有如下几点：有研究表明，将成年人运动（脚踏自行车）1h 后的血浆给大鼠注射，能引起大鼠体温升高，说明血浆中含有致热物质；从运动个体血液中分离出来的单核细胞能自动产生和释放 EP；在人体实验中，运动后血浆中 IL-1 增多，可以被 IL-1 抗血清中和；运动后血浆中脂多糖（lipopolysaccharide，LPS）浓度升高，并认为这是由于剧烈运动时，胃肠道血流减少，导致缺血、缺氧，从而使肠道内的 LPS 能够穿透肠黏膜进入血液。不过，在运动性体温升高中，EP 的作用可能不是主要的，因为此类体温升高时的体温升降比较迅速，而 EP 性或 LPS 性体温升高和降低的速度相对较缓慢。

三、月经前期的体温升高

妇女月经前期（排卵至月经来潮）体温要升高 0.3～0.6℃。目前也有学者认为这种月经前期的体温升高可能与 EP 产生有关。Cannon 等人发现，妇女排卵以后，血浆中 IL-1 活性明显增加，并认为这是卵巢激素刺激 IL-1 释放所致。因此，一些学者认为，排卵所引起的体温升高与 IL-1 及其他细胞因子有关。

四、妊娠期体温升高

妊娠 3 个月孕妇的核心体温处于最高水平，这种体温变化可能是妊娠期前 3 个月孕激素和雌激素水平的增加所致。因为雌激素倾向于通过降低下丘脑体温调节部位的中心温度来降低体温，雌激素还可以通过直接影响一氧化氮依赖性血管舒张以促进外周血管舒张增加散热来调节体温。孕激素往往会导致体温升高，并促进女性的外周血管收缩反应，减少散热从而调节体温。当孕激素和雌激素同时升高时，则与体温升高有关。

第二节　发热原因和机制

一、发热激活物

发热通常是由发热激活物作用于机体，激活产生内生致热原（EP）细胞使之产生和释放 EP，再经一些后续环节引起体温升高，发热激活物又称 EP 诱导物，包括外致热原（exogenous pyrogen）和某些体内产物。

（一）外致热原

外致热原即为来自体外的致热物质，包括细菌、病毒、螺旋体、立克次体、真菌、衣原体和疟原虫及其代谢产物等。大多数发热是由外致热原引起的,其中细菌感染最为常见,病毒感染次之。

1. 细菌

(1)革兰氏阳性细菌:此类细菌感染是常见的发热原因。此类细菌主要有葡萄球菌、链球菌、肺炎球菌、白喉杆菌和枯草杆菌等。这类细菌全菌体、菌体碎片及释放的外毒素均是重要的致热物质,如葡萄球菌释放的可溶性外毒素、A 族链球菌产生的致热外毒素以及白喉杆菌释放的白喉毒素等。此外,葡萄球菌和链球菌细胞壁中的肽聚糖也具有致热性。

(2)革兰氏阴性细菌:典型菌群有大肠埃希菌、伤寒杆菌、脑膜炎球菌等。这类菌群的致热性除全菌体和细胞壁所含的肽聚糖外,其细胞壁中所含的内毒素(endotoxin, ET)也是主要的致热成分。ET 的活性成分是 LPS,具有高度水溶性,是效应很强的发热激活物。它位于细胞壁的最外层,附着于肽聚糖。LPS 分子包含 3 个基本亚单位,分别为 O- 多糖(或 O- 特异侧链)、R- 核心(或核心多糖)以及脂质 A(lipid A),其中脂质 A 是决定致热性的主要成分。

ET 性发热:ET 是最常见的外致热原。临床上,输液或输血过程中所产生的发热反应,多数就是由污染 ET 所致。其耐热性很高,需干热(160℃)2h 才能灭活,因而一般灭菌方法不能清除。ET 无论是体内注射或体外与产 EP 细胞一起培养,都可刺激 EP 的产生和释放,这可能是其主要致热方式。反复注射 ET 可导致动物产生耐受性,即连续数天注射相同剂量 ET,其发热反应逐渐减弱。目前多数学者认为,ET 性发热是由于 ET 激活了产 EP 细胞,使其释放白细胞致热原所致。体外实验证明,用微量 ET 与白细胞培育,可使后者产生并释放白细胞致热原;给家兔或狗静脉内注射 ET,在引起发热的同时,血清中出现大量循环白细胞致热原。最近的一些研究证明,ET 还能激活单核细胞产生其他 EP。此外,ET 在外周还可能引起其他代谢介质的生成,后者经血脑屏障进入脑内而参与中枢机制。但是,不能完全排除 ET 本身或其降解产物进入脑内发挥致热作用的可能性。ET 的分子量很大,达 1 000~2 000kD,一般剂量静脉内注射,显然难以通过血脑屏障并进入脑内。但是,大剂量注射 ET 有无可能削弱血脑屏障而致少量 ET 通过,或者由于某些生理过程(包括传染、毒血症或高热)提高脑毛细血管的通透性,导致 ET 或其降解产物得以自由通过,这些还不能完全排除。另有学者报道,单独注射 ET 不能通过血脑屏障,但联合使用 A 型链球菌致热性外毒素时,ET 就能够通过血脑屏障。

(3)分枝杆菌:典型菌群为结核分枝杆菌,其全菌体及细胞壁中所含的肽聚糖、多糖和蛋白质都具有致热作用。结核病是伴有发热的典型临床疾病。结核分枝杆菌活性感染者多数有明显发热和盗汗,且往往在其他临床症状之前出现。

2. 病毒 病毒感染是人体常见的传染病。常见病毒的有流感病毒、严重急性呼吸综合征(severe acute respiratory syndrome, SARS)病毒、麻疹病毒、柯萨奇病毒等。流感和 SARS 等病毒感染的最主要的症状就是发热。给动物静脉内注射病毒的实验发现,在引起发热的同时,动物循环血中出现了 EP;将白细胞与病毒在体外一起培育,也可产生 EP。病毒是以其全病毒体和其所含的血细胞凝集素致热的。病毒反复注射也可导致动物产生耐受性。

3. 真菌 许多真菌感染引起的疾病也伴有发热,如白念珠菌感染所致的鹅口疮、肺炎、脑膜炎,组织胞浆菌、球孢子菌和副球孢子菌引起的深部感染,新型隐球菌所致的慢性脑膜炎等。真菌的致热因素是全菌体及菌体内所含的荚膜多糖和蛋白质。

4. 螺旋体 螺旋体感染也是引起发热的原因之一。常见的螺旋体有钩端螺旋体、回归

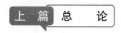

热螺旋体和梅毒螺旋体。钩端螺旋体感染的主要表现是发热、头痛、乏力，钩端螺旋体内含有溶血素和细胞毒因子等。回归热螺旋体感染致回归热，表现为周期性高热，其代谢裂解产物入血后引起高热。梅毒螺旋体感染后可伴有低热，可能是螺旋体内所含的外毒素所致。

5. 疟原虫　疟原虫感染人体后，其潜隐子进入红细胞并发育成裂殖子，当红细胞破裂时，大量裂殖子和代谢产物（疟色素等）释放入血，引起高热。

（二）体内产物

1. 抗原抗体复合物　对产 EP 细胞有激活作用。皮内注射青霉素 - 佐剂乳状物或静脉内注射水溶性青霉素或肌内注射普鲁卡因青霉素，使家兔致敏，然后给这种致敏兔的静脉内注入青霉素 - 血清蛋白结合物，可引起动物发热。在致敏兔的含抗体血清参与下，把致敏兔的血细胞与青霉素 - 血清蛋白结合物做体外培育，能释放白细胞致热原，表明抗原 - 抗体复合物起了激活作用。用牛血清蛋白使家兔致敏，然后把致敏动物的血浆或血清转移给正常家兔，再用特异性抗原攻击受血动物，可以使其引起发热，但牛血清蛋白对正常家兔却无致热作用，表明是由于抗原抗体复合物起了激活作用。已证明，用人体血清蛋白给家兔致敏后，再用人体血清蛋白攻击，约 5min 后就可在循环血中出现抗原抗体复合物。这些均表明抗原抗体复合物可能是发热的激活物。

2. 类固醇　某些类固醇（steroid）产物有着致热的作用，睾酮的中间代谢产物——本胆烷醇酮（etiocholanolone）是其典型代表。某些周期性发热的患者，血浆中的本胆烷醇酮的浓度有所增高，与发热的发生有关。人体白细胞与本胆烷醇酮一起培育，经数小时激活也能产生和释放 EP。石胆酸也有类似作用。此外，还有尿酸结晶等对产 EP 细胞也有一定的激活作用。但实验证明，本胆烷醇酮的种系特异性很强，给狗、猫、大鼠、小鼠、豚鼠、家兔和猴子做肌内注射，均不引起发热，只有当给人体肌内注射时，才引起明显发热。体外实验证明，人体血白细胞与本胆烷醇酮培育，经数小时激活能产生释放白细胞致热原。已证明，本胆烷醇酮的致热性取决于类固醇的 5-β-H 构型，因为 5-α- 本胆烷醇酮不具致热性。同样，它在体外对白细胞的激活作用，也取决于 5-β-H 构型。某些周期性发热患者，常找不到发热的原因，而血浆中的本胆烷醇酮的浓度有所增高。另一种类固醇，如糖皮质激素和雌激素，则能抑制白细胞致热原的产生释放。因此，有人用类固醇代谢失调来解释某些周期性发热。例如一些肝硬化的发热患者，伴有血浆中本胆烷醇酮浓度升高，被怀疑是类固醇代谢失调所致，但目前仍有争议。

3. 淋巴因子　淋巴细胞不产生和释放 EP，但抗原或外源凝集素能刺激淋巴细胞产生淋巴因子（lymphokine），后者对产 EP 细胞有激活作用。实验证明，用卡介苗致敏家兔后，用旧结核菌素攻击可引起其发热。这种反应可通过致敏的脾和淋巴结细胞被动转移给正常家兔。把致敏或未致敏的家兔血白细胞在体外与特异性抗原培育时，不能释放白细胞致热原，如果同时加入致敏的淋巴细胞一起培育，则能使白细胞释放白细胞致热原。这是因为致敏淋巴细胞抗原混合物所形成的一种可溶性产物起激活作用。这种产物就是淋巴因子，可能主要来自 T 淋巴细胞。此外，尿酸结晶等对产 EP 细胞也有一定的激活作用，并已得到证实。尿酸结晶或硅酸结晶的激活作用，不取决于细胞对它们的吞噬，因为用细胞松弛素 B 或秋水仙碱（秋水仙素）制止吞噬，不影响白细胞致热原的产生和释放。

4. 体内组织的大量破坏　严重的心脏病急性发作、大手术后、X 线或核辐射等导致机体组织大量破坏，均可引起发热，严重者可持续数天。

二、内生致热原

产内生致热原细胞在发热激活物的作用下,产生和释放的能引起体温升高的物质,称之为内生致热原。

(一)内生致热原种类

1948 年,Beeson 等人首先发现 EP。由于当时 EP 是在正常家兔腹腔内无菌性渗出液的白细胞培养液中被发现的,所以称为白细胞致热原(leucocytic pyrogen,LP)。因其来自体内,故称内生致热原。后来的研究证实,LP 与 EP 是同一物质。随着研究的深入,现已有多种具有类似作用的内源性致热物质被发现,它们都是产 EP 细胞(能够产生和释放 EP 的细胞)在发热激活物的作用下所释放的产物,故统称为 EP。现将其分述如下:

1. 白细胞介素-1(IL-1) 是由单核细胞、巨噬细胞、内皮细胞、星状细胞、角质细胞及肿瘤细胞等多种细胞在发热激活物的作用下所产生的多肽类物质,目前已发现其有 IL-1α 和 IL-1β 两种亚型。其中。IL-1α 是酸性蛋白质,IL-1β 是中性蛋白质,其基因编码的多肽前体分子的分子量均为 31kD,成熟型分子量分别为 17kD 和 17.5kD。IL-1α 和 IL-1β 两者虽然仅有 26% 的氨基酸序列相同,但它们作用于相同的受体,有相同的生物学活性。IL-1 受体广泛分布于脑内,密度最大的区域位于最靠近体温调节中枢的下丘脑外侧。将提纯的 IL-1 导入脑室或静脉注射后,均可引起发热(体温升高 0.5℃ 以上),大剂量则可引起双相热。这些反应可被水杨酸钠(解热药)阻断。由 ET 引起发热的动物循环血内也有大量 IL-1 出现。IL-1 不耐热,70℃下,30min 即丧失活性。

2. 肿瘤坏死因子(TNF) 也是重要的 EP 之一。多种外致热原,如葡萄球菌、链球菌、内毒素等都可诱导巨噬细胞、淋巴细胞等产生和释放 TNF。TNF 有 TNF-α 和 TNF-β 两种亚型。TNF-α 由 157 个氨基酸组成,分子量为 17kD。TNF-β 由 171 个氨基酸组成,分子量为 25kD。两者有相似的致热活性。TNF 在 70℃ 中加热 30min,将失去 50% 致热性,加热的 TNF10μg/kg 只引起单相热。但 EP 在 70℃ 中加热 30min 则失去全部致热性。TNF 不同于 ET,每天注射不出现耐受性。Dinarello 等人认为,TNF 双相热的第一热峰是 TNF 直接作用于体温调节中枢所致,第二热峰是通过 EP 引起的。将提纯的 TNF 经静脉注射或脑室导入,均可引起发热(体温升高),大剂量可引起双相热。这些反应可被环加氧酶抑制剂布洛芬阻断。另外,TNF-α 在体内和体外都能刺激 IL-1β 的产生,IL-1β 也可诱导 TNF-α 的产生。

3. 干扰素(IFN) 是细胞对病毒感染的反应产物,是一种具有抗病毒、抗肿瘤作用的蛋白质,主要由单核细胞和淋巴细胞所产生,有 IFN-α、IFN-β 和 IFN-γ 3 种类型,均与发热有关。IFN-β 与 IFN-α 有明显的氨基酸同源性,但 IFN-β 对人体的致热性低于 IFN-α。而 IFN-γ 则不同于 IFN-α,两者只有大约 17% 的同源性,均对人体有致热性,其作用方式可能不同。IFN 反复注射可产生耐受性。IFN 不耐热,60℃时,40min 可灭活。

4. 白细胞介素-6(IL-6) 是一种由 184 个氨基酸组成的蛋白质,相对分子量为 21kD,是由单核细胞、成纤维细胞和内皮细胞等分泌的细胞因子,ET、病毒、IL-1、TNF、血小板生长因子等都可诱导其产生和释放。由于 IL-6 能引起各种动物的发热反应,因此也被认为是 EP 之一,但其作用弱于 IL-1 和 TNF。研究结果证明,给兔、鼠静脉或脑室内注射 IL-6,可致体温明显升高,布洛芬或吲哚美辛可阻断其作用。在鼠和兔等动物发热期间,血浆或脑脊液中 IL-6 的活性均见增高。Kluger 观察到，用 IL-1β 抗血清阻断 LPS 性发热的同时，也抑制了血浆中 IL-6 的增多。TNF-α 和 IL-1β 都能诱导 IL-6 的产生，而 IL-6 则下调 TNF-α 和 IL-1β 的表达。IL-6 基因位于 7 号染色体，在 IL-6 作用的靶细胞上均有 IL-6 受体，其由两条肽链组成，一条是相对分子量约为 8kD 的配基结合部分，另一条是负责信号转导的跨膜蛋白 GP130。IL-6 与配基结合部分结合后 GP130 即被活化，使信号向细胞内转导。

5. 巨噬细胞炎症蛋白 -1（macrophage inflammatory protein-1，MIP-1） 是 1988 年 Wolpe 等人新发现的一种单核细胞因子，为一种肝素结合蛋白质，对人体多形核白细胞有化学激活作用（chemokinesis），在体外能引起中性粒细胞产生 H_2O_2，皮下注射时此因子能引起炎症反应，故而得名。1989 年，Davatelis 等人进一步研究发现，给家兔静脉注射 MIP-1 引起剂量依赖性发热反应，热型呈单相。MIP-1 的致热性既不是由于污染 ET，也不是由于含有 EP 或 TNF，且不依赖 PGE，表明它是另一种具有致热性的 EP。

白细胞介素 -2（IL-2）也可诱导发热，但发热反应出现晚，推测 IL-2 可能是通过其他 EP 间接引起发热，其可能是一个激活物。此外，睫状神经营养因子（ciliary neurotrophic factor，CNTF）、白细胞介素 -8（IL-8）以及内皮素等也被认为与发热有一定的关系，但缺乏较系统的研究。

（二）内生致热原的产生和释放

内生致热原的产生和释放是一个复杂的细胞信息传递和基因表达调控的过程。这一过程包括产 EP 细胞的激活、EP 的产生和释放。所有能够产生和释放 EP 的细胞都称之为产 EP 细胞，包括单核细胞、巨噬细胞、内皮细胞、淋巴细胞、星状细胞以及肿瘤细胞等。当这些细胞和发热激活物如 LPS 结合后，即被激活，从而启动 EP 合成。经典的产 EP 细胞活化方式主要包括以下两种：

1. Toll 样受体介导的细胞活化 首先 LPS 与血清中 LPS 结合蛋白（lipopolysaccharide binding protein，LBP）结合，形成复合物。LBP 将 LPS 转移给可溶性 CD14（sCD14），形成 LPS-sCD14 复合物再作用于上皮细胞和内皮细胞上的受体，使细胞活化。此复合物与单核巨噬细胞表面的高亲和力受体 CD14 结合，再作用于 Toll 样受体将信号通过类 IL-1 受体活化的信号转导途径，激活核转录因子，启动 IL-1、TNF、IL-6 等细胞因子的基因表达和合成 EP。EP 在细胞内合成后即可释放入血。

2. T 细胞受体介导的 T 淋巴细胞活化途径 主要为革兰氏阳性细菌的外毒素和中毒性休克毒素以超抗原（superantigen，SAg）形式活化细胞，此种方式也可激活淋巴细胞及单核巨噬细胞。SAg 与淋巴细胞的 T 细胞受体结合后导致多种蛋白酪氨酸激酶（protein tyrosine kinase，PTK）的活化，胞内多种酶类及转录因子参与这一过程。

三、发热时的体温调节机制

（一）体温调节中枢

哺乳类动物和人类的体温相对恒定，是依赖体温调节中枢调控产热和散热的平衡来维持的。视前区 - 前下脑（preoptic anterior hypothalamus，POAH）是体温调节中枢的高级部分，次级部分是延髓、脑桥、中脑和脊髓等。当 POAH 进行正常活动时，次级中枢退居次要或备用地位。而当 POAH 失去活动（如被病灶或人工破坏）时，次级中枢可能取代之而发挥积极作用。无论对体温调节或致热原的反应，可能都是如此。体温调节中枢位于 POAH，该区含有温度敏感神经元,对来自外周和深部温度信息起整合作用。损伤该区可导致体温调节障碍。另外一些部位,如中杏仁核(medial amygdaloid nucleus,MAN)、腹中隔(ventral septal area,VSA)和弓状核则对发热时的体温产生负向影响。因此,目前倾向于认为,发热时的体温调节涉及中枢神经系统的多个部位。因此,提出了发热体温正负调节学说,认为发热体温调节中枢可能有两部分组成,一个是正调节中枢,主要包括POAH等;另一个是负调节中枢,主要包括VSA、MAN等。当外周致热信号通过这些途径传入中枢后,启动体温正负调节机制,一方面通过正调节介质使体温上升,另一方面通过负调节介质限制体温升高。正负调节相互作用的结果决定调定点上移的水平及发热的幅度和时程。因此,发热体温调节中枢是由正、负调节中枢构成的复杂的功能系统。

(二)内生致热原的作用部位

至于致热的作用部位,迄今尚难确定。许多实验证明,脑内存在对ET或EP起反应的敏感区。用直接微量注射的方法显示,这种敏感区正好集中于下丘脑体温调节中枢,其他中枢部位的敏感性较低或不敏感。因此,只要有小量ET或EP通过血脑屏障进入脑内,就有可能作用于敏感区而引起发热效应。目前还未有证据可以表明,ET或EP能作用于外周温度感受器或其他外周调温结构而引起发热。

由于ET的分子量很大,EP的分子量较小,因此多数学者认为,循环ET不能通过血脑屏障作用于POAH,EP则能通过血脑屏障作用于POAH。其实至今对此仍不能做最终的肯定或否定。关于EP,近年来有的学者提出其作用部位可能位于血脑屏障外的脑血管区,这个特殊部位,称之为下丘脑终板血管器(organum vasculosum laminae terminalis,OVLT),其位于第三脑室壁的视上隐窝处。这里的毛细血管属于有孔毛细血管,EP可能通过这种毛细血管而作用于血管外周间隙中的巨噬细胞,由后者释放介质再作用于OVLT区神经元(与POAH相联系)或弥散通过室管膜血脑屏障的紧密连接,而作用于POAH的神经元。这种主张也有待进一步验证。

(三)内生致热原信号传入体温调节中枢的途径

血液循环中的EP在血脑屏障没有削弱的情况下不易透过血脑屏障,它们可能通过以下3种途径将致热信号传入体温调节中枢。

1. 经血脑屏障直接进入　EP虽然难以透过血脑屏障,但血脑屏障的血管床部位存在有细胞因子IL-1、IL-6、TNF的饱和转运机制,因而推测其可将EP特异性地转入脑内。正常情况下,该机制转运的EP量极微,不足以引起发热。但当血脑屏障的通透性异常增加时,如存在慢性感染、颅脑的炎症和损伤等,EP则可能通过此途径进入中枢。

2. 通过下丘脑终板血管器　OVLT位于第三脑室视上隐窝上方,紧邻POAH,该处存在有孔毛细血管,对大分子物质有较高的通透性,许多循环激素可通过这些部位进入脑内,将血源性信号送达中枢神经系统,如血管紧张素Ⅱ、某些肽类物质等。目前认为,EP可能通过这种有孔毛细血管达到血管外,作用于此处的相关细胞(星形胶质细胞、小胶质细胞或神经元),这些细胞产生发热的中枢调节介质,从而引起发热。

3. 通过刺激迷走神经　研究发现,某些细胞因子可刺激肝巨噬细胞周围的迷走神经,转换成神经信号后将冲动传入中枢,导致释放发热的中枢调节介质,进而引起发热;切除膈下迷走神经后可阻断腹腔注射IL-1所引起的发热,因此证明胸、腹腔的致热信号可以经迷走神经传入中枢。

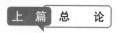

（四）发热中枢调节介质

进入脑内的 EP 不是引起调定点上升的最终物质。EP 可能首先作用于体温调节中枢，引起发热中枢介质释放，从而使调定点改变。发热中枢介质可分为正调节介质和负调节介质两类。

1. 正调节介质

（1）前列腺素 E（prostaglandin E，PGE）：将 PGE 注入猫、大鼠或家兔等动物的脑室内，实验动物可发生明显的发热反应，而且体温升高的潜伏期比 EP 所致发热短，同时伴有代谢率的改变。PGE 的致热敏感点在 POAH 区。EP 诱导发热期间，动物脑脊液（cerebrospinal fluid，CSF）中 PGE 浓度也明显升高。合成的 PGE 抑制剂（如阿司匹林和布洛芬等）具有解热作用，并能降低脑脊液中的 PGE 浓度。在体外实验中，IL-1α、IFN 或 TNF 均能刺激下丘脑组织合成和释放 PGE。以上实验结果均支持 PGE 作为发热的中枢调节介质参与发热。但有学者认为，PGE 的前体花生四烯酸也是发热介质。其致热作用不受 PGE 拮抗剂和水杨酸类药物的影响。多种动物脑室内给予花生四烯酸可以引起明显发热。

（2）环磷酸腺苷（cyclic adenosine monophosphate，cAMP）：脑内有较高 cAMP，也有丰富的 cAMP 合成降解酶系。cAMP 是脑内多种介质的信使和突触传递的重要介质，故当 PGE 作为发热介质有争议的同时，cAMP 能否作为发热介质参与中枢机制，倍受重视。支持 cAMP 参与发热中枢机制的依据主要是：把二丁酰 cAMP 给猫、兔、大鼠脑内注射，迅速引起发热；家兔静脉内注射 EP 引起发热时，CSF 中 cAMP 浓度明显增高，而环境高温引起的体温升高，则不伴有 CSF 中 cAMP 增多；注射茶碱（磷酸二酯酶抑制物）在增高脑内 cAMP 浓度的同时，增强 EP 性发热；而注射烟酸（磷酸二酯酶激活物）则在降低 cAMP 浓度的同时，使 EP 性发热减弱。因此，许多学者认为 cAMP 可能是更接近终末环节的发热物质。

（3）Na^+/Ca^{2+} 比值：早在 20 世纪 20 年代，学者们就已注意到某些无机离子注入脑内能影响动物体温。20 世纪 70 年代以来，研究主要集中在 Na^+ 和 Ca^{2+} 两种离子。动物脑室内灌注 Na^+ 使体温很快升高，灌注 Ca^{2+} 则使体温很快下降；降钙剂，例如乙二醇双（2- 氨基乙醚）四乙酸[ethylene glycol bis（2-aminoethyl ether）tetraacetic acid，EGTA]脑室内灌注也引起体温升高。因此，Na^+/Ca^{2+} 比值改变在发热机制中可能担负着重要中介作用。用 EGTA 灌注家兔侧脑室引起发热时，CSF 中 cAMP 含量明显升高；预先灌注 $CaCl_2$ 可阻止 EGTA 的致热作用，同时也抑制 CSF 中 cAMP 的增高，而且 CSF 中 cAMP 含量升高被抑制的程度与体温上升被抑制的程度呈明显正相关。

（4）促肾上腺皮质激素释放素（corticotrophin releasing hormone，CRH）：是一种 41 肽的神经激素，主要分布于室旁核和杏仁核。在应激时，它刺激垂体合成释放促肾上腺皮质激素（ACTH）、β- 内啡肽及黑素细胞刺激素等。同时，中枢 CRH 也具有垂体外生理功能，它是发热体温中枢正调节介质。其主要证据为：IL-1、IL-6 等均能刺激离体和在体下丘脑释放 CRH；中枢注入 CRH 可引起动物脑温和结肠温度明显升高；CRH 单克隆抗体或 CRH 受体拮抗剂阻断 CRH 的作用，可完全抑制 IL-1β、IL-6 等 EP 的致热性。但也有实验证实，TNF-α 和 IL-1α 诱导的发热并不依赖 CRH。在发热动物的脑室内注射 CRH 使已升高的体温下降。因此，目前倾向于认为，CRH 是一种双向调节介质。

（5）一氧化氮：作为新型的神经递质，在大脑皮质、小脑、海马、下丘脑视上核、室旁核、OVLT 和 POAH 等部位均含有一氧化氮合酶（nitric oxide synthase，NOS）。NO 与发热有关，其机制为：NO作用于POAH、OVLT等部位，介导发热时的体温上升；增加棕色脂肪组织的代谢活动导致产热增加；抑制发热时负调节介质的合成与释放。

2. 负调节介质　由于各种感染性疾病引起的发热很少超过41℃。因此，发热时体温上升的幅度被限制在特定范围内的现象称为热限（febrile ceiling）。这就意味着体内必然存在自我限制发热的因素。这是机体的自我保护功能和自稳调节机制，具有极其重要的生物学意义。

现已证实，体内存在对抗体温升高的物质，主要包括精氨酸加压素、黑素细胞刺激素及其他一些发现于尿中的发热抑制物。

（1）精氨酸加压素：20世纪70年代，Cooper等人发现在妊娠后期妇女的血液中有一种发热抑制物质，后证明为精氨酸加压素（arginine vasopressin，AVP），即抗利尿激素（antidiuretic hormone，ADH）。AVP是由下丘脑神经元合成的神经垂体肽类激素，也是一种与多种中枢神经系统功能（如心血管中枢和学习记忆功能）有关的神经递质。其解热作用主要依据为：多种动物实验证实AVP脑内微量注射后，可降低LPS、EP、PGE等诱导的发热反应。在不同的环境温度中，AVP的解热作用对体温调节的效应器产生不同的影响：在25℃中，AVP的解热效应全要表现在加强散热，而在4℃中，则主要表现在减少产热；而应用AVP抗剂或其受体阻断剂能阻断AVP的解热作用或加强致热原的发热效应。这些说明，AVP是通过中枢机制来影响体温的。

（2）黑素细胞刺激素（α- Melanocyte- stimulating hormone，α-MSH）：是由腺垂体分泌的多肽激素，由13个氨基酸组成，其有解热或降温的依据为：在EP诱导发热期间，脑室中膈区α-MSH含量升高，而且将α-MSH注射于此区可使发热减弱。其解热作用与增强散热有关：在使用α-MSH解热时，兔耳皮肤温度增高，说明散热加强；内源性α-MSH能够限制发热的高度和持续时间：将α-MSH抗血清预先给家兔注射（以阻断内源性α-MSH的作用），再给予IL-1致热，其发热高度明显增加，持续时间显著延长。

（3）膜联蛋白A1：又称脂皮质蛋白-1（lipocortin-1），是20世纪80年代发现的一种钙依赖性磷脂结合蛋白。它在体内分布十分广泛，但主要存在于脑、肺等器官之中。目前的研究发现，糖皮质激素发挥解热作用依赖脑内膜联蛋白A1的释放。研究中观察到，向大鼠中枢注射重组的膜联蛋白A1可明显抑制IL-1β、IL-6、IL-8、CRH诱导的发热反应。这些资料表明，膜联蛋白A1有可能是种发热体温调节中枢的负调节介质。

（4）白细胞介素-10（IL-10）：其分子量为35～40kD，主要由T淋巴细胞产生，也可由单核细胞、角质细胞和活化的B细胞产生。IL-10能够抑制活化的T细胞产生细胞因子，因此曾被称为细胞因子合成抑制因子。IL-10能抑制LPS诱导的各种动物的发热反应，也被认为是发热的外周负调节物质。其主要证据：给动物脑室或静脉内注射IL-10，可明显抑制LPS引起的发热所产生的IL-1β、TNF和IL-6增高。这些资料表明，IL-10有可能是一种发热体温调节的负调节介质。

（五）发热时体温调节的方式及发热的时相

调定点的正常设定值在37℃左右。发热时，来自体内外的发热激活物作用于产EP细胞，引起EP的产生和释放，EP再经血液循环到达颅内，在POAH或OVLT附近，引起中枢发热介质释放，后者相继作用于相应神经元，使调定点上移。此时，由于调定点高于中心温度，体温调节中枢对产热和散热进行调整，从而把体温升高到与调定点相适应的水平。在体温上升的同时,负调节中枢也被激活,产生负调节介质,进而限制调定点的上移和体温的上升。正、负调节相互作用的结果决定了体温上升的水平(图8-2)。发热持续一定时间后,随着激活物被控制或消失,EP及增多的介质被清除或降解,调定点迅速或逐渐恢复到正常水平,体温也相应被调控下降至正常。这个过程大致分为3个时相。

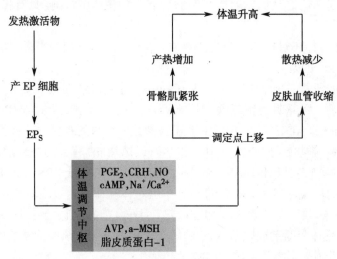

图 8-2 发热的体温调节

1. **体温上升期** 在发热的开始阶段,由于正调节占优势,调定点上移,此时原来的正常体温变成了"冷刺激",中枢对"冷"信息起反应,发出指令经交感神经到达散热中枢,引起皮肤血管收缩和血流减少,导致皮肤温度降低和散热减少,同时指令到达产热器官,引起寒战和物质代谢加强,产热随之增加。寒战是骨骼肌不随意的节律性收缩,由于是屈肌和伸肌同时收缩,所以不表现外功,肢体不发生伸屈运动,但产热率可比正常增加 4～5 倍。寒战是由寒战中枢的兴奋引起的,此中枢位于下丘脑后部,靠近第三脑室壁,正常时它被来自POAH的热敏神经元的神经冲动所抑制,当POAH受冷刺激时,这种抑制被解除,随即发生寒战。皮肤温度的下降也可刺激冷感受器通过传入途径兴奋寒战中枢。冲动沿两侧传导通路到达红核,再由此经脑干下降至脊髓侧索,经红核脊髓束和网状脊髓束传导到脊髓前角运动神经元,由此发出冲动到达运动终板,进而引起肌肉节律性收缩。此外,由于交感神经兴奋,各种物质代谢加快,特别是棕色脂肪细胞内脂质分解和氧化增强,产热增加。

此期热代谢特点:机体一方面减少散热,另一方面增加产热,结果使产热大于散热,体温因而升高。此期的临床表现:由于皮肤温度的下降,患者感到发冷或恶寒(其实此时的中心温度已经开始上升)。另外,因立毛肌收缩,皮肤可出现"鸡皮疙瘩"。

2. **高温持续期(高峰期)** 当体温上升到与新的调定点水平相适应的高度后,就波动于较高的水平上,称为高峰期或热稽留期(fastigium)。此期患者的皮肤颜色发红,自觉酷热和皮肤干燥,其中心体温已达到或略高于体温调定点的新水平,故下丘脑不再发出引起"冷反应"的冲动。除寒战及"鸡皮"现象消失外,皮肤血管由收缩转为舒张,血温上升也有舒血管作用,浅层血管舒张使皮肤血流增多,因而皮肤发红,散热也因而增加。由于温度较高的血液灌注提高了皮肤温度,热感受器将信息传入中枢,故产生酷热感。高热使皮肤水分蒸发较多,因而皮肤和口唇比较干燥。高峰期持续时间不一,从数小时(如疟疾)、数天(如大叶性肺炎)至 1 周以上(如伤寒)。

3.体温下降期(退热期) 经历了高温持续期后,由于激活物、EP 及发热介质的消除,体温调节中枢的调定点返回到正常水平。这时由于血温高于调定点,POAH 的温敏神经元发放频率增加,通过调节作用使交感神经的紧张性活动减少,皮肤血管进步扩张。此期热代谢特点为散热增强,产热减少,体温开始下降,逐渐恢复到正常调定点相适应的水平。此期临床表现为大量出汗,严重者可致脱水,汗腺分泌增加。退热期持续数小时或一昼夜(骤退),甚至数天(渐退)。

第三节 发热时机体的功能和代谢变化

除了各原发病所引起的各种改变以外,发热时的体温升高、EP 以及体温调节效应可引起一系列代谢和功能变化。

一、物质代谢改变

发热机体的物质代谢改变包含两方面:一方面是在致热原作用后,体温调节中枢对产热进行调节,提高骨骼肌的物质代谢,使调节性产热增多;另一方面是体温升高本身的作用。一般认为,体温升高 1℃,基础代谢率提高 13%,如伤寒患者体温上升并保持于 39～40℃,其基础代谢率增高 30%～40%(低热量饮食条件下)。因此,持久发热使物质消耗明显增多。如果营养物质摄入不足,就会消耗自身物质,并易出现维生素 C 和维生素 B 的缺乏,故必须保证有足够能量供应,包括补充足量的维生素。

(一)蛋白质代谢

正常成人每天需摄入 30～45g 蛋白质才能维持总氮平衡。发热时由于高体温和 EP 的作用,患者体内的蛋白质分解加强,此时如果未能及时补充足够的蛋白质,尿氮将比正常人增加 2～3 倍,可出现负氮平衡。蛋白质分解加强除与体温升高有关外,与 EP 的作用关系重大。已经证明 EP 通过 PGE 合成增多而使骨骼肌蛋白质大量分解,后者是疾病急性期反应之一,除保证能量需求之外,还保证提供肝脏大量氨基酸,用于急性期反应蛋白的合成和组织修复等的需要。

(二)糖代谢

发热时由于产热的需要,能量消耗大大增加,因而对糖的需求增多,糖的分解代谢加强,糖原储备减少。尤其在寒战期糖的消耗更大,乳酸的产量也大增。在正常情况下,肌肉主要依靠糖和脂肪的有氧氧化供给能量。寒战时肌肉活动量加大,对氧的需求大幅度增加,超过机体的供氧能力,以致产生氧债(oxygen debt),此时肌肉活动所需的能量大部分依赖无氧代谢供给,因而产生大量乳酸。当寒战停止后,由于氧债的偿还,乳酸又被逐渐消除。

(三)脂肪代谢

发热时因能量消耗的需要,脂肪分解也明显加强。由于糖原储备不足,加上发热患者食欲较差,营养摄入不足,机体动员脂肪储备。另外,交感 - 肾上腺髓质系统兴奋性增高,脂解激素分泌增加,也促进脂肪加速分解。棕色脂肪组织(brown adipose tissue,BAT)参与非寒战性产热的作用早已被认识,但它在发热时的反应,近年来才被重视。多数哺乳类动物含有 BAT,其含量一般小于体重的 2%,但血管丰富,受交感神经支配和去甲肾上腺素调控，后者作用于肾上腺素受体而引起 BAT 产热。人体也含有 BAT，尤其是在婴儿期，但随年龄增长其功能逐渐减退。恶性疾病或死于严重烧伤伴有高代谢和发热的儿童，其肾周围的 BAT 代谢比对照者高 100%～300%。

（四）水盐代谢

发热时水盐代谢有变化。在发热高峰期，尿量常明显减少，出现少尿和尿色加深，氯化钠排出随之减少，Na^+ 和 Cl^- 滞留于体内；而在退热期，随着尿量增多和大量排汗，钠盐的排出也相应增多。在高峰期，高热使皮肤和呼吸道水分蒸发增多，加上出汗和饮水不足，可引起脱水，脱水又可加重发热。因此，要注意持久高热者的饮食情况，确定合理摄水量，尤其是在退热期，大量排汗可加重脱水。必须补足水分。

二、生理功能改变

发热时有一系列生理功能改变，有的是体温升高引起，有的不是，有的则未确定。

（一）心血管功能改变

体温上升 1℃，心率平均增加 12～27 次 /min。这是血温升高从而刺激窦房结及交感 - 肾上腺髓质系统活动增强所致。LPS 导致的发热引起血浆中 IL-1 和 TNF 升高，它们可直接增加外周交感神经的兴奋引起心率加快。此外，下丘脑的 PGE 水平增加诱导 CRH 的分泌，CRH 可引起内侧视前区（medial preoptic area, mPOA）的交感神经兴奋性增加导致心率加快。另外，代谢加强，耗 O_2 量和 CO_2 生成量增加也是影响因素之一。在一定限度内（150 次 /min）心率增加可增加心输出量，但如果超过此限度，心输出量反而下降。心率加快一般使心输出量增多，但对心肌劳损或心肌有潜在病灶的患者，则加重了心肌负担，可诱发心力衰竭。在寒战期动脉血压可轻度上升，是外周血管收缩和心率加快的结果；在高峰期由于外周血管舒张，动脉血压轻度下降，高血压患者下降较为明显。体温骤退，特别是用解热药引起体温骤然下降时，可因大量出汗而导致休克。

（二）呼吸功能改变

发热时呼吸加快，是上升的血温刺激了呼吸中枢以及提高呼吸中枢对 CO_2 的敏感性所致；再加上代谢加强、CO_2 生成增多，共同促使呼吸加快加强，从而有更多的热量从呼吸道散发。因此，传统上把此看作一种加强散热的反应。

（三）消化功能改变

发热时出现食欲缺乏和唾液分泌减少。前者使饮食减退，后者使口腔黏膜干燥，当然后者与水分蒸发过多也有关。动物实验证明，IL-1 能引起食欲缺乏。有些发热患者还有胃液和胃酸分泌减少，胃肠道蠕动减弱（并可鼓肠）。这些变化只与部分发热有关。实验证明，注射 ET 可在引起发热的同时，导致胃肠蠕动减弱和分泌减少。给予解热药抑制体温上升，这些变化未能完全消失。

（四）中枢神经系统功能改变

高热时对中枢神经系统的影响较大，突出表现是头痛，机制未明。有的患者有谵语和幻觉。小儿在高热中可出现抽搐，常见于出生后 6 个月～6 岁的儿童，称热惊厥。抽搐多为全身性的，发作时间较短，称单纯性热惊厥。此类患儿无既往脑病史。有些有既往脑病史患儿的热惊厥则表现为局部抽搐，发作持续时间也较长。热惊厥的发作可能与体温上升的高度和速度都有一定关系。对于有既往脑病史的儿童，发热可能降低抽搐发作的刺激阈。

三、防御功能改变

发热对机体防御功能的影响有利，也有弊。总体看来，一定程度的发热有利于机体抵抗感染、清除对机体有害的致病因素。

（一）抗感染能力改变

有些致病微生物对热比较敏感，一定高温即可将其灭活，如淋病奈瑟菌和梅毒螺旋体可被人工高温所杀灭。高温也可抑制肺炎球菌。许多微生物生长繁殖需要铁，EP 可使循环内铁的水平降低，因而使微生物的生长繁殖受到抑制。EP 能降低大鼠血清铁并增加其抗感染能力。将用天然病原感染的蜥蜴分别放置于不同的环境温度（35～42℃）中，结果在 40℃或 42℃环境中的动物都存活，而在较低温度中的动物大部分都死亡，说明发热能提高动物的抗感染能力。

发热时，某些免疫细胞功能加强。人淋巴细胞孵育在 39℃ 比在 37℃ 中有更强的代谢能力，能摄取更多的胸腺核苷。人和豚鼠的白细胞最大吞噬活性分别在 38～40℃ 和 39～41℃。发热还可促进白细胞向感染局部游走和包裹病灶。中性粒细胞功能在 40℃ 时加强；巨噬细胞的氧化代谢在 40℃ 时明显增加。

然而，发热可降低免疫细胞功能和降低机体抗感染能力。例如，发热可抑制自然杀伤细胞（NK 细胞）的活性；降低感染沙门菌大鼠的生存率；提高内毒素中毒动物的死亡率等。

（二）对肿瘤细胞的影响

肿瘤性发热（简称瘤热）是指肿瘤本身引起的发热。瘤热发生机制可能与下列因素有关：肿瘤迅速生长，肿瘤组织相对缺血缺氧，引起组织坏死，或由于治疗引起肿瘤细胞大量破坏，释放肿瘤坏死因子，导致机体发热；肿瘤细胞本身可产生 EP；肿瘤内白细胞浸润，引起炎症反应，由炎性白细胞产生致热原而引起发热；肿瘤细胞释放的抗原物质引起机体免疫反应，通过抗原抗体复合物和 IL-1 引起发热；肿瘤侵犯或影响体温中枢导致中枢性发热或者压迫体温中枢造成缺血致体温调节中枢功能异常。

发热时产 EP 细胞所产生的大量 EP（IL1、TNF、IFN 等）除了引起发热以外，大多具有一定程度的抑制或杀灭肿瘤细胞作用。另外，肿瘤细胞长期处于相对缺氧状态，对高温比正常细胞敏感，当体温升高到 41℃ 左右时，正常细胞尚可耐受，肿瘤细胞则难以耐受，其生长受到抑制并可被部分灭活。因此，目前发热疗法已被用于肿瘤的综合治疗，尤其是那些对放疗或化疗产生抵抗的肿瘤，发热疗法仍能发挥一定作用。

（三）急性期反应

急性期反应（acute phase response）是机体在细菌感染和组织损伤时所出现的系列急性时相的反应。EP 在诱导发热的同时，也引起急性期反应。急性期反应主要包括急性期蛋白的合成增多、血浆微量元素浓度的改变及白细胞计数的改变。实验证明，家兔静脉注射 IL-1 和 TNF 后，在体温升高的同时，伴有血浆铁和锌含量的下降，血浆铜浓度和循环白细胞计数的增高。IL-1 通过中枢和外周两种途径引起急性期反应，而 TNF 可能只通过外周靶器官起作用。IFN 静脉注射也引起铁和锌浓度的下降。

但另一方面，发热时机体处于一种明显分解代谢过旺的状态，持续高热必定引起机体能量物质过度消耗，器官的功能负荷加重。在原有疾病的基础上，发热甚至可能诱发相关器官的功能不全。高热可引起一些代谢旺盛的组织、细胞的病理形态改变，如颗粒变性、线

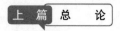

粒体肿胀、内质网扩张等。发热可导致胎儿的发育障碍，是一个重要的致畸因素，因此孕妇应尽量避免发热。发热持续时间过长或体温过高可导致脱水、谵妄和热性惊厥等危重情况，其对机体不利的作用是体温升高本身、发热激活物、EP 及发热的中枢调节介质对机体综合作用的结果。因此，在讨论发热的生物学意义时，不能仅限于体温升高本身，还应看到发热激活物和 EP 对其他靶细胞的生物学效应以及发热对机体防御功能的影响。

第九章 休 克

休克是指机体在严重失血失液、感染、创伤等强烈致病因子的作用下，有效循环血量急剧减少，组织血液灌流量严重不足，引起细胞缺血缺氧，以致各重要生命器官功能、代谢障碍或结构损害的全身性危重病理过程。

休克（shock）一词源自希腊文的 choc，意为震荡、打击。1731 年，法国医师 Le Dran 首次使用法文"secousseuc"一词描述创伤引起的危重临床状态并译成英文"shock"。第一次和第二次世界大战期间，大量伤员死于战伤引起的休克。因此，人们对休克发生机制及治疗方法进行了较为系统的研究。当时人们认为，休克是急性循环紊乱所致，其发生、发展的关键在于血管运动中枢麻痹和小动脉血管扩张。20 世纪 60 年代，Lillehei 通过大量实验研究，提出了休克的微循环障碍学说。该学说认为，多数休克都存在共同的发病环节，即有效循环血量减少，交感 - 肾上腺髓质系统强烈兴奋，微循环障碍。进入 20 世纪 80 年代，感染性休克成为休克研究的热点。人们逐渐开始从细胞、亚细胞和分子水平对休克进行研究，发现休克特别是感染性休克时，机体微循环和组织细胞的改变与多种促炎因子和抗炎因子大量释放有关。目前认为，休克是机体在各种强烈致病因子侵袭时发生的以微循环功能障碍为主要特征，并导致重要器官灌注不足，组织细胞功能代谢紊乱的病理过程。自 Le Dran 首次使用休克一词以来，医学界对休克的认识和研究已有 200 多年的历史，期间经历了症状描述阶段、急性循环衰竭的认识阶段、微循环学说的创立阶段、细胞分子水平研究阶段等 4个主要发展阶段。

第一节 运动性休克常见病因和分类

一、运动性休克的特征

运动性休克是在特定的运动环境中，因受到各种不利因素的侵袭，而迅速出现循环系统及其他系统功能急剧下降的一种病理生理状态。运动性休克的发生与发展受工作强度、工作性质、个人特点、训练水平和当时机体的功能状态等多种因素的影响，因此运动性休克与其他休克有着不同的特征。

从运动医学角度，运动性休克表现特征可分为：

1. 运动性休克早期 在一定强度和一定持续时间的运动练习开始后的一定时间内，练习者常感到呼吸困难、胸闷、头晕、心率急增、肌肉酸软无力、动作迟缓不协调，甚至想停止运动等主客观变化。

2．运动性休克中期　在运动结束后的一段时间内练习者可出现烦躁不安,焦虑或激动,面色及皮肤苍白,口唇和甲床略带青紫,出冷汗,肢体湿冷,恶心、呕吐,心跳加快,脉搏尚有力等症状。收缩压力偏低,舒张压升高,故脉压力降低,尿量也减少。

3．运动性休克后期　临床表现随休克程度而异,一般休克后期,除上述表现外,还会出现肢体软弱无力、表情淡漠、反应迟钝、意识模糊;脉搏细速,按压稍重即消失;收缩压降至80mmHg以下,脉压小于20.3mmHg,表浅静脉萎陷,口渴,尿量减少至20mL/h以下。重度休克时,可出现呼吸急促,甚至陷入昏迷状态,收缩压低于60mmHg。

二、运动性休克常见病因

休克的病因虽然不同,但共同的机制是以微循环血液障碍为特征的急性循环功能不全。同样,运动性休克是因运动不当导致组织缺血缺氧、微循环淤滞、代谢紊乱和脏器功能障碍等一系列病理生理改变。运动性休克的常见病因如下:

1．失血　多见于碰撞性的运动项目中、内脏破裂、严重的骨折等,由于大量失血可引起休克,又被称为失血性休克(hemorrhagic shock)。

2．失液　剧烈呕吐或腹泻、肠梗阻、大汗淋漓以及糖尿病时的多尿等均可导致大量的体液丢失,使有效循环血量锐减而引起休克。在进行长时间运动时,大量排汗而使体液大量丧失,如马拉松比赛这样的持久运动,排汗量达4L左右,因此补充水分以维持体液恒定是不能忽视的,否则水负债(体液消耗与饮水量之差)越严重,体温调解系统和心血管系统的负担就越大。机体严重脱水也是特别危险的,在脱水状态下的体力负荷,会引起体温上升,从而可能出现中暑。

3．创伤　如对抗性运动项目中,可能会出现由于腹部、头部受到暴力撞击,导致脊髓损伤、骨折等严重的创伤,因此产生剧烈的疼痛、大量失血和失液、组织坏死而引起休克,又称为创伤性休克。

4．周围循环阻力改变　在运动性休克的早期,心输出量降低,组织血供减少,组织缺氧,在缺氧状态下或来自体外和体内的各种毒素和代谢产物的作用,促使机体内各种代偿功能做出反应。由于运动使交感神经兴奋,肾上腺皮质、髓质以及脑垂体功能加强。儿茶酚胺和5-羟色胺分泌增加,使心率加快,小动脉和前毛细血管收缩,引起整个外周阻力显著增加,从而引发运动性休克。

5．能量代谢障碍　人在剧烈运动时,会使糖有氧代谢降低,无氧酵解的作用随之增强。而在运动早期乳酸(lactic acid, L)和丙酮酸(pyruvic acid, P)会平行的增加。随后,乳酸急剧增加,L/P值也上升:乳酸浓度的增强不仅是由于运动时缺氧情况导致无氧酵解作用增强使乳酸产生过多,而且因在运动性休克过程中机体对乳酸利用率降低,从而机体能量转化障碍加重了运动性休克的病理生理过程。

6．微循环改变　随着运动时间、强度的变化,无氧酵解的比例增大,乳酸、丙酮酸、H^+等代谢产物的暂时聚集,使体液酸性环境加强。而微动脉和毛细血管前括约肌对酸性代谢产物刺激较敏感,呈舒张反应,而微静脉和毛细血管后括约肌对酸性环境耐受性强,仍呈持续收缩状态,于是毛细血管网大量开放,大量体液瘀滞在微循环内,从而造成有效循环血量相对和绝对不足,回心血量和心输出量均减少。

7．心肺功能障碍　心肺功能是保障运动进行的基础,不同的运动强度,心肺功能往往与运动负荷相适应，为保证运动得以持续进行，心率的加快改善心脏充血，并提高心输出量。在一定范围内，心输出量与运动强度呈线性相关。同时，肺换气的效果也有很大的差异，过频的呼吸可使呼吸深度变得表浅，气体来回于无效腔，影响了气体在肺中的转换效率，同时由于呼吸肌的收缩不能充分发挥其功能，而在剧烈运动后动脉血中 pH 下降，导致氧债值加大，造成运动时肺泡通气量功能障碍。众学者表明，在大重量挺举时，由于胸腔及肺内压突然剧增，造成回心血量减少，致使心输出量急剧减少，造成大脑短暂的供血不足，易引发休克。大面积急性心肌梗死、急性心肌炎、心室壁瘤破裂、严重的心律失常（房颤、室颤）等心脏病变和心脏压塞、肺栓塞、张力性气胸等影响血液回流和心脏射血功能的心外阻塞性病变，均可导致心输出量急剧减少、有效循环血量严重不足而引起休克，称为心源性休克（cardiogenic shock）。

8. 中暑　在炎热环境中进行长距离训练或比赛时易发生运动时体内产热过多。由于外界环境温度高，产生的热量不易散发，体温升高，易发生中暑昏倒，引发运动性休克。

9. 时间　清晨，人体从静到动的转换易出现脉搏跳动加快、血压升高、心脏供血不足等生理情况。在该期间进行剧烈运动会给心脏增加额外的负担，从而造成血管内部的血液凝固，最终形成血栓，易导致休克。

三、运动性休克分类

（一）血管减压性昏厥

血管减压性昏厥又称为迷走反射性晕厥或单纯性晕厥，发病率居各类晕厥之首。情绪波动、精神刺激或竞争伤痛等因素可通过迷走神经反射引起短暂血管舒张，使回血量和心输出量减少，血压降低，脑血供应不足，引起晕厥。通常发生在年轻运动员或缺乏比赛经验的运动员身上，尤其是女性运动员。

（二）重力性休克

在安静状态下，人体位于下肢部位的毛细血管并不全部开放，在每一瞬间仅有 8%～16% 是开放的，而大部分是处于关闭状态，这种开放与关闭是交替进行的。赛跑时，下肢肌肉不断收缩、舒张，需要消耗大量的氧和能量。有人计算过，当人在剧烈运动时，毛细血管网开放量较安静时增加 3 倍。在运动过程中，下肢部位的静脉扩张，静脉管容量也明显增加；由于下肢部位的静脉远离心脏，其血液回心的力量，主要靠肌肉收缩时对血管壁的挤压作用和吸气时胸腔产生的负压作用。因此，运动员或体育锻炼者在赛跑后，如果立即站立不动，使下肢的毛细血管和静脉失去肌肉收缩时产生的挤压作用，血液由于重力作用而淤积于下肢扩张的静脉和毛细血管里。同时，由于运动时呼吸急、浅，减少了胸内负压，阻碍静脉回流，使回心血流量大幅度下降。加之运动时心率加快，心脏每次搏动排血量减少。此时，全身血容量虽无改变，但有效循环血量却急剧减少，导致人体各重要脏器血流灌注量不足，组织缺血缺氧。因无氧代谢增加，机体发生了严重的代谢紊乱和功能障碍，丧失了适应和抵抗能力，导致"运动性休克"。因血液由于重力作用而淤积在扩张的下肢血管里，故又称"重力性休克"。

第二节 休克的发病机制和分期

尽管对休克的研究已经有 200 多年的历史,但迄今为止休克的发病机制尚未完全明了。目前,人们公认休克是以急性微循环障碍为主要特征的病理过程,其发生与多种体液因子密切相关。

一、微循环机制

虽然休克的病因和始动环节不同,但微循环障碍是大多数休克发生的共同基础。微循环(microcirculation)是指微动脉和微静脉之间的微血管内的血液循环,是血液和组织进行物质交换的基本结构和功能单位。这些微血管包括微动脉、后微动脉、毛细血管前括约肌、真毛细血管、直捷通路、动静脉短路和微静脉(图 9-1)。微动脉、后微动脉和毛细血管前括约肌又称前阻力血管,决定微循环的灌入血量,并参与全身血压调节和血液分配。真毛细血管又称交换血管,是血管内外物质交换的主要场所。经直捷通路的血液可迅速回到静脉,较少进行物质交换。微静脉又称后阻力血管,决定微循环的流出血量,参与了回心血量的调节。

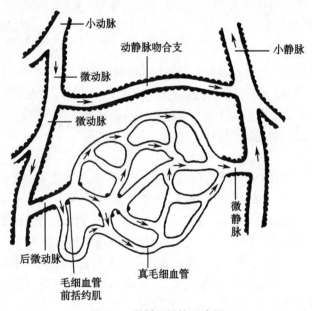

图 9-1 微循环结构示意图

微循环主要受神经体液的调节。交感神经支配微动脉、后微动脉和微静脉平滑肌,兴奋时通过 α- 肾上腺能受体使血管收缩,血流减少。全身性体液因子如儿茶酚胺、血管紧张素Ⅱ、血管升压素、血栓素 A_2(TXA$_2$)和内皮素(ET)等可使微血管收缩;而局部血管活性物质如组胺、激肽、腺苷、PGI$_2$、内啡肽、TNF 和一氧化氮(NO)等则引起血管舒张;乳酸等酸性产物的堆积则可降低血管平滑肌对缩血管物质的反应性,而导致血管扩张。生理情况下,全身血管收缩物质浓度很少发生变化,微循环的舒缩活动及血液灌流主要由局部产生的舒血管物质进行反馈调节,以保证毛细血管前括约肌节律性的收缩与舒张和毛细血管的交替开放,调节微循环的灌流量。当毛细血管前括约肌和后微动脉收缩时,微循环缺血缺氧,局部代谢产物及扩血管的活性物质增多,后者降低血管平滑肌对缩血管物质的反应性,使毛细血管前括约肌和后微动脉扩张,微循环灌流量增多。在冲走或稀释这些扩血管物质后,血管平滑肌又恢复对缩血管物质的反应性,使微血管再次收缩。

20 世纪 60 年代,Richard C. Lillehei 等人对休克的微循环变化进行了深入研究,认为各种类型休克的基本发病环节是微循环血液灌流障碍,提出了休克的微循环学说,并以失血性休克为例,将休克病程分为微循环缺血期、微循环淤血期、微循环衰竭期三期(图 9-2)。

(一)微循环缺血期

1. 微循环变化特点 微循环缺血期为休克早期,在临床上属于休克代偿期(compensatory stage)。此期微循环血液灌流减少,组织缺血缺氧,故又称缺血性缺氧期(ischemic anoxia phase)。这是因为全身小血管,包括小动脉、微动脉、后微动脉、毛细血管前括约肌和微静脉、小静脉都发生收缩痉挛,口径明显变小,尤其是毛细血管前阻力血管收缩更明显,前阻力增加,大量真毛细血管网关闭,微循环内血液流速减慢,轴流消失,血细胞出现齿轮状运动。因开放的毛细血管数减少,血流主要通过直捷通路或动 - 静脉短路回流,组织灌流明显减少。所以,此期微循环灌流特点是:少灌少流,灌少于流,组织呈缺血缺氧状态。

2. 微循环缺血的产生机制 微循环缺血是神经 - 体液因素共同作用的结果,主要与下列因素有关:

(1)交感 - 肾上腺髓质系统兴奋:当血容量急剧减少、疼痛、内毒素等致休克因子作用于机体时,通过压力感受性反射等不同途径引起交感 - 肾上腺髓质系统兴奋,使儿茶酚胺大量分泌入血。研究表明,各种休克时血液中儿茶酚胺浓度比正常高数十倍甚至数百倍。儿茶酚胺的作用可因不同部位和不同器官而有很大的差别。皮肤、肾脏的小血管因有丰富的交感 - 缩血管纤维支配,而且又以 α 受体占优势,因而在交感神经兴奋和血液中儿茶酚胺增多时,这些部位的微动脉、后微动脉、毛细血管前括约肌、微静脉都发生收缩,其中以微动脉、后微动脉和毛细血管前括约肌收缩最为强烈。结果使微循环前阻力明显增加,微循环血液灌流量急剧减少,从而导致组织发生严重的缺血缺氧。脑血管交感缩血管纤维分布稀少,而且 α 受体密度也低,故交感神经兴奋和血液中儿茶酚胺浓度升高时,脑血管的口径并无明显的改变。冠状动脉虽然也有交感神经支配,也有 α 受体和 β 受体分布,但是以 β 受体占绝对优势,故血液中儿茶酚胺增多时可引起冠状动脉扩张。总之,除心、脑血管外,全身大部分血管都会因交感 - 肾上腺髓质系统兴奋而发生收缩,引起这些部位的微循环前阻力增加,从而导致微循环缺血。

(2)其他血管活性物质的缩血管作用:除儿茶酚胺外,以下血管活性物质也参与微循环缺血的形成。

1)血管紧张素Ⅱ:交感神经兴奋,血液中儿茶酚胺浓度增高和血容量减少等因素均可激活肾素 - 血管紧张素系统,使血管紧张素Ⅱ产生增多,血管紧张素Ⅱ的缩血管作用比去甲肾上腺素强 10 倍,从而加重微循环缺血缺氧。

2)血管升压素:又称抗利尿激素,血容量减少时,对左心房容量感受器的刺激减弱,从而使垂体释放的血管升压素增加,也加重微血管的收缩。

3. 微循环变化的代偿意义 交感 - 肾上腺髓质系统兴奋和其他缩血管物质合成、分泌和释放增加等变化,一方面可引起皮肤和肾脏等腹腔脏器发生缺血缺氧等损伤性变化,另一方面还具有重要的代偿意义。主要表现在以下两方面:

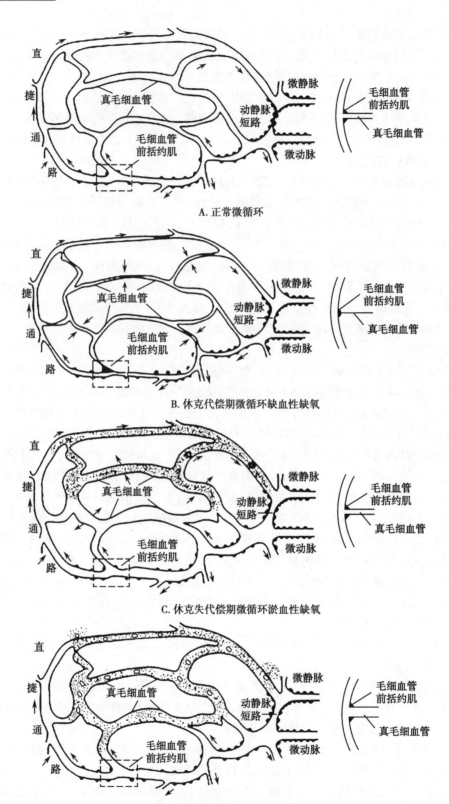

A. 正常微循环

B. 休克代偿期微循环缺血性缺氧

C. 休克失代偿期微循环淤血性缺氧

D. 休克难治期的微循环血流停滞或DIC形成

图 9-2　休克各期微循环变化特点

（1）维持动脉血压：在微循环缺血期，患者的动脉血压一般不降低，甚至略有上升，这主要是通过影响动脉血压的以下3个因素实现的。

1）外周阻力增高：交感神经兴奋、儿茶酚胺等缩血管物质释放增多均可引起全身小动脉收缩，从而导致外周阻力增高，血压回升。

2）心输出量增加：交感神经兴奋、儿茶酚胺增高引起心肌收缩力增强、心率加快，使心输出量增加。

3）回心血量增加

自身输血：静脉属于容量血管，可容纳血液总量的60%～70%。在微循环缺血期，儿茶酚胺使容量血管和肝、脾储血器官的血管发生收缩，可减少血管床容积，使回心血量增加，称为自身输血。

自身输液：由于毛细血管前阻力血管比微静脉收缩强度更大，使毛细血管内流体静压降低，组织液流回血管增加，称为自身输液。休克时，成人24h组织液入血总共可达1 500mL，此时血液稀释，血细胞比容降低。

动 - 静脉短路开放：动 - 静脉短路以 β 受体为主，儿茶酚胺作用可使其血管扩张，从而引起动 - 静脉短路开放，也可使回心血量增加。

（2）有助于心、脑的血液供应：不同器官血管对交感神经兴奋和儿茶酚胺增多的反应性是不一致的。皮肤、骨骼肌以及内脏血管的 α 受体分布密度高，对儿茶酚胺的敏感性较高，收缩明显。而冠状动脉则以 β 受体为主，激活时引起冠状动脉舒张；脑动脉则主要受局部扩血管物质影响，只要血压不低于60mmHg，脑血管可通过自身调节维持脑血流量的相对正常。因此，在微循环缺血性缺氧期，心、脑微血管灌流量能稳定在一定水平。这种不同器官微循环反应的差异，导致了血液的重新分布，保证了心、脑等重要生命器官的血液供应。

4. 临床表现　此期患者表现为脸色苍白、四肢湿冷、出冷汗、脉搏加快、脉压减小、尿量减少、烦躁不安。由于血液的重新分配，心、脑灌流量此时仍可维持正常。因此，患者在休克代偿期间神志一般是清楚的，但常显得烦躁不安。该期患者血压可骤降（如大失血），也可略降，甚至因代偿作用可正常或轻度升高，但是脉压会明显缩小，患者脏器有效灌流量明显减少。所以，不能以血压下降与否作为判断早期休克的指标。根据上述症状，结合脉压变小及强烈的致休克病因，即使血压不下降，甚至轻微升高，也可考虑为早期休克。微循环缺血期是机体的代偿期，应尽早去除休克病因，及时补充血容量，恢复有效循环血量，防止休克向失代偿的微循环淤血期发展。

（二）微循环淤血期

如果休克的原始病因不能及时消除，组织缺血缺氧持续存在，休克将继续发展进入微循环淤血期。

1. 微循环变化特点　微循环淤血期为可逆性休克失代偿期（decompensatory stage）或称休克进展期（progressive stage of shock）。此期微循环血液流速显著减慢，红细胞和血小板聚集，白细胞滚动、贴壁、嵌塞，血黏度增大，血液"泥化"（sludge）淤滞，微循环淤血，组织灌流量进一步减少，缺氧更为严重，故又称微循环淤血性缺氧期（stagnant anoxia phase）。这是因为微动脉、后微动脉和毛细血管前括约肌收缩性减弱甚至扩张，大量血液涌入真毛细血管网。微静脉虽也表现为扩张，但因血流缓慢，细胞嵌塞，使微循环流出道阻力增加，毛细血管后阻力大于前阻力而导致血液淤滞于微循环中。此期微循环灌流的特点是：灌而少流,灌大于流,组织呈淤血性缺氧状态。

2. 微循环改变的机制 微循环淤血期微循环改变的机制与长时间微血管收缩、组织细胞缺血缺氧以及多种体液因子的作用有关。

(1)酸中毒:微循环持续的缺血缺氧引起二氧化碳和乳酸大量堆积,造成局部酸中毒。在酸性环境中,微动脉和毛细血管前括约肌对儿茶酚胺的敏感性下降,痉挛减轻;而微静脉对酸中毒耐受性较强,因而舒张不明显。

(2)局部扩血管物质增多:长期缺血缺氧和酸中毒的刺激使肥大细胞释放的组胺增多、ATP 分解的产物腺苷增多、激肽类物质的生成增多等,可引起血管平滑肌舒张和毛细血管扩张。此外,细胞分解时释放的 K^+ 增多,ATP 敏感性钾通道开放,K^+ 外流增加致使电压门控性钙通道抑制 Ca^{2+} 内流减少,引起血管反应性下降、收缩性降低,这也是此期出现微血管扩张的重要原因之一。

(3)内毒素的作用:除病原微生物感染引起的脓毒症外,微循环淤血期常有肠源性细菌(大肠埃希菌)和脂多糖(LPS)入血。LPS 和其他毒素可通过激活巨噬细胞,促进 NO 生成增多等途径引起血管平滑肌舒张,导致持续性的低血压。

(4)血液流变学的改变:近年的研究结果表明,血液流变学的改变,在微循环淤血期的发生、发展中起着重要作用。一方面,微循环淤血期由于血流速度缓慢,易造成红细胞聚集;加上组胺等引起血管通透性增加,血浆外渗,血液黏稠度增高。另一方面,灌流压下降可导致白细胞滚动、贴壁、黏附于内皮细胞上,嵌塞在内皮细胞间隙,使血流受阻;黏附的白细胞激活并通过释放氧自由基和溶酶体酶导致血管内皮细胞和其他组织细胞损伤,进一步引起微循环障碍及组织损伤。目前认为,白细胞的贴壁与嵌塞是加大毛细血管后阻力的重要因素。

(5)体液因子的作用:休克时,多种体液因子参与微循环淤血期微循环障碍的发生。如神经内分泌激素内啡肽可抑制心血管中枢和交感神经,促使血管扩张;激肽和组胺增加微血管通透性,使血浆外渗,加重有效循环淤血状态;肿瘤坏死因子 $-\alpha$(TNF-α)、IL-1、血小板激活因子(PAF)等促进白细胞黏附于微静脉壁,增加真毛细血管后阻力;TXA_2 促进血小板聚集和血栓形成等。

总之,微循环淤血期微循环的改变一方面与酸中毒、局部扩血管物质增多以及内毒素等引起微循环前阻力降低,使血液大量进入真毛细血管网有关;另一方面也与此期血液流变学改变(红细胞聚集、血液黏稠度升高、白细胞附壁和嵌塞)导致的微循环血液流出障碍有关。

3. 微循环改变的后果 微循环淤血期微循环的变化已去代偿意义,反而使休克进一步恶化,给机体带来严重的后果,这些后果主要表现在:

(1)有效循环血量进行性减少:由于微循环的灌流增加,血流减少,大量血液淤积在广泛的毛细血管内;加之毛细血管内压和通透性升高,"自身输液"停止,血浆外渗到血管外,导致有效循环血量进一步减少;静脉系统血管扩张,血管容量扩大,"自身输血"停止,也是有效循环血量进行性减少的原因之一。

(2)心、脑功能障碍:由于回心血量进行性减少,血压进行性下降,当平均动脉压低于 50mmHg(67kPa)时,心、脑血管失去自身调节功能,导致心、脑的血液灌流不足,"血流重新分布"消失,引起心、脑功能障碍。

（3）血压进行性下降：由于有效循环血量减少，使心输出量不足，加上大量微动脉舒张，使正常血压难以维持，随着休克的发展，动脉血呈现逐渐下降趋势。

（4）恶性循环形成：微循环淤血期缺血缺氧严重，机体出现酸中毒，循环处于"灌多于流"的状态，有效循环血量进一步减少，血压进行性下降，交感神经系统更加兴奋，组织灌流进一步减少，缺血缺氧更加严重，形成恶性循环。由于血浆外渗，血液浓缩促进红细胞聚集，微循环瘀滞，毛细血管流体静压进一步增加，血浆外渗增多，加重恶性循环。

4. 主要临床表现　此期患者的临床表现与其微循环变化特点密切相关，主要表现为：

（1）血压变化：血压和脉压进行性下降，血压常明显下降，脉搏细速，静脉萎陷。

（2）大脑血液灌流变化：大脑血液灌流明显减少，导致中枢神经系统功能障碍，患者神志淡漠，甚至昏迷。

（3）肾血流量变化：肾血流量严重不足，出现少尿甚至无尿。

（4）皮肤变化：微循环淤血，使脱氧血红蛋白增多，皮肤黏膜发绀或出现花斑。

微循环缺血期发展至微循环淤血期后，休克即由代偿期进入了失代偿期。此时如果治疗方案正确，休克仍是可逆的。否则，休克将进入难治期。

（三）微循环衰竭期

微循环衰竭期（microcirculatory failure stage）又称难治期（refractory stage）、DIC期。有学者认为，休克进入此期便不可逆，故又称不可逆期（irreversible stage）。尽管采取输血补液及多种抗休克措施，仍难以纠正休克状态。此期微循环瘀滞更加严重，但不像休克由微循环缺血期进入微循环淤血期那样具有明显的微循环变化特征。因此，如何从微循环和临床角度去判断休克不可逆期的出现，一直存在争议。有人把该期包括在休克失代偿期内，认为休克的不可逆期是休克失代偿期患者临终前的表现。

1. 微循环的变化　此期微血管发生麻痹性扩张，毛细血管大量开放，微循环中可有微血栓形成，血流停止，出现不灌不流状态，组织几乎完全不能进行物质交换，得不到氧气和营养物质供应，甚至可出现毛细血管无复流现象（no-reflow phenomenon），即指在输血补液治疗后，血压虽可一度回升，但微循环灌流量仍无明显改善，毛细血管中瘀滞停止的血流也不能恢复流动的现象。

2. 微循环改变的机制　微循环衰竭期循环状态主要和以下因素有关：

（1）微血管反应性显著下降：血管反应性指的是动脉血管平滑肌细胞对缩血管物质（如去甲肾上腺素等）的收缩反应。在微循环衰竭期，即使在输血治疗以后，微血管对缩血管物质的反应性仍然低下，出现顽固性低血压。微循环衰竭期微血管反应性降低的机制可能与内源性儿茶酚胺失活和受体失敏有关。

（2）毛细血管无复流现象：微循环衰竭期通过大量输血补液，血压回升，毛细血管血流仍然不能恢复，称为无复流现象。无复流现象的发生主要与白细胞嵌塞有关，此外还与低灌流压、血小板激活和血管内凝血、血液黏稠度增高、内皮细胞肿胀等因素有关。

（3）弥散性血管内凝血的发生：微循环衰竭期易发生DIC，其机制涉及以下3个方面：

1）血液流变学的改变：血液浓缩、血细胞聚集使血黏度增高，使血液处于高凝状态。

2）凝血系统激活：严重缺氧、酸中毒或LPS等损伤血管内皮细胞，使组织因子大量释放，启动外源性凝血系统；内皮细胞损伤还可暴露胶原纤维，激活因子Ⅻ，启动内源性凝血系统；同时，严重创伤、烧伤等引起的休克，组织被大量破坏可导致组织因子的大量表达释放；各种休克时红细胞破坏释放的 ADP 等可启动血小板释放反应，促进凝血过程。

3）TXA_2-PGI_2 平衡失调：休克时内皮细胞的损伤，既可使 PGI_2 生成释放减少，也可因胶原纤维暴露，使血小板激活、黏附、聚集，生成和释放 TXA_2 增多。因为 PGI_2 具有抑制血小板聚集和扩张小血管的作用，而 TXA_2 则具有促进血小板聚集和收缩小血管的作用，上述 TXA_2-PGI_2 的平衡失调，可促进 DIC 的发生。

3. 微循环变化的后果　微循环的无复流现象及微血栓形成，导致全身器官的持续低灌流，内环境受到严重破坏，特别是溶酶体酶的释放以及细胞因子、活性氧等的大量产生，造成组织器官和细胞功能的损伤，严重时可导致多器官功能障碍或衰竭，甚至死亡。

4. 临床表现　本期病情危重，患者濒临死亡，其临床表现主要体现在 3 个方面：

（1）循环衰竭：患者出现进行性顽固性低血压，血压甚至测不到，采用升压药难以恢复；心音低弱，脉搏细弱而频速，甚至摸不到，中心静脉压下降；浅表静脉塌陷，静脉输液十分困难；出现循环衰竭，以至患者死亡。

（2）弥散性血管内凝血（DIC）：是微循环衰竭期的并发症之一。患者一旦并发 DIC，将对微循环和各个器官功能产生严重影响：DIC 时微血栓阻塞了微血管，使回心血量锐减；凝血与纤溶过程中的产物，如纤维蛋白原、纤维蛋白降解产物（fibrin degradation product，FDP）和某些补体成分，增加了血管通透性，血浆外渗，有效循环血量减少；DIC 时出血可导致循环血量进一步减少，加重循环障碍；器官梗死，加重急性器官衰竭，给治疗造成极大困难。

应当指出，并非所有的休克都有 DIC 发生，而 DIC 的发生也不仅限于微循环衰竭期，如感染性休克时，DIC 可发生在休克早期。但是，DIC 一旦发生，即可促进休克恶化，导致患者死亡。

目前认为，休克的微循环衰竭期除与 DIC 的发生有关以外，还与肠道严重缺血缺氧，屏障功能降低，内毒素及肠道细菌入血，作用于单核吞噬细胞系统，引起全身炎症反应综合征有关。

（3）重要器官衰竭：微循环衰竭期，微循环障碍和细胞损伤逐渐加重，使心、脑、肝、肾等重要器官功能代谢障碍也更加严重。休克时产生的许多体液因子，特别是溶酶体酶、活性氧和大量炎性介质的释放，将导致机体发生多器官功能障碍综合征（multiple organ dysfunction syndrome，MODs），甚至发生多系统器官衰竭（multiple system organ failure，MSOF）。患者可出现休克肺、肾衰竭、消化道出血、心力衰竭、脑水肿等症状。这些病变给临床救治带来很大困难，有人认为这些损害是不可逆的，但目前微循环衰竭期病程可逆与否尚无可靠的标准，临床工作者对此期的患者应给予积极救治，而不应轻易放弃治疗。

以上休克分期及其变化是典型失血性休克发生、发展的一般规律，但在临床上有时要对休克进行严格分期是比较困难的，因为休克的发生和发展还受休克的病因及其严重程度、患者体质等因素的影响，如严重的感染性休克，休克代偿期持续时间缩短，相应的临床表现可能不明显，过敏性休克一开始便表现出进展期的一般特征，而单纯失血休克常有较长的代偿期。所以临床上应根据休克的原因和临床表现，再结合休克发生、发展的一般规律来综合判断和预测休克的状态及发展，这样才能做出及时、正确的处理。

二、细胞分子机制

20 世纪 60 年代以来的研究发现，微循环学说并不能完全解释休克的有关问题。具体根据如下：休克时某些细胞分子水平的变化，发生在血压降低和微循环紊乱之前；器官微循环灌流恢复后，器官功能却未能恢复；细胞功能恢复促进了微循环的改善；促进细胞功能恢复的药物，具有明显的抗休克疗效。上述研究表明，休克时的细胞和器官功能障碍，既可继发于微循环紊乱之后，也可由休克的原始病因直接引起或通过释放多种有害因子引起。因此，休克的发生、发展还与许多细胞分子机制有关，其机制十分复杂，现仅从细胞损伤和炎症介质表达增多2个方面进行阐述。

（一）细胞损伤

细胞损伤是休克时各器官功能障碍的共同基础。其损伤首先发生在生物膜，继而细胞器发生功能障碍或结构破坏，直至细胞凋亡或坏死。

1. 细胞膜的变化　　细胞膜是休克时细胞最早发生损伤的部位。缺氧、ATP减少、酸中毒、高血钾、溶酶体酶、氧自由基以及其他炎症介质等均可损伤细胞膜，引起膜离子泵功能障碍或通透性增高，使 K^+ 外流而 Na^+、Ca^{2+} 内流，细胞水肿。如内皮细胞肿胀可使微血管管腔狭窄，组织细胞肿胀可压迫微血管，加重微循环障碍。

2. 线粒体的变化　　休克时最先发生变化的细胞器是线粒体，表现为肿胀、致密结构和嵴消失，钙盐沉着，甚至膜破裂。由于线粒体是细胞氧化磷酸化的部位，其损伤可使ATP合成减少，细胞能量生成严重不足，进一步影响细胞功能。

3. 溶酶体的变化　　休克时缺血缺氧和酸中毒等，可致溶酶体肿胀、空泡形成并释放溶酶体酶。溶酶体酶包括酸性蛋白酶（组织蛋白酶）和中性蛋白酶（胶原酶和弹性蛋白酶）以及β葡萄糖醛酸酶等，其主要危害是水解蛋白质引起细胞自溶。溶酶体酶进入血液循环后，可损伤血管内皮细胞、消化基底膜、扩大内皮窗、增加微血管通透性；可激活激肽系统、纤溶系统，并促进组胺等炎症介质释放。因此，溶酶体酶的大量释放加重了休克时微循环障碍，导致组织细胞损伤和多器官功能障碍，在休克发生、发展和病情恶化中起着重要作用。

4. 细胞死亡　　休克时的细胞死亡是细胞损伤的最终结果，包括凋亡和坏死两种形式。休克原发致病因素的直接损伤，或休克发展过程中所出现的缺血缺氧、酸中毒、代谢障碍、能量生成减少、溶酶体酶释放、炎症介质产生等，均可导致细胞凋亡或坏死。细胞凋亡和坏死是休克时器官功能障碍或衰竭的病理基础。

（二）炎症细胞活化及炎症介质表达增多

休克的原发致病因素或休克发展过程中所出现的内环境和血流动力学的改变等，都可刺激炎症细胞活化，使其产生大量炎症介质，引起全身炎症反应综合征（systemic inflammatory response syndrome，SIRS）而加速休克的发生、发展。

第三节　休克时机体功能和代谢改变

休克时，由于微循环灌流障碍，能量生成减少，神经内分泌功能紊乱和炎症介质的泛滥等，可使机体发生多方面的代谢与功能紊乱。

一、物质代谢紊乱

休克时物质代谢变化一般表现为氧耗减少，糖酵解加强，糖原、脂肪和蛋白分解代谢增强，合成代谢减弱。1996 年，Michie 将脓毒症休克时出现的这种现象，称为"脓毒性自身分解代谢"（septic autocatabolism）。休克早期由于休克病因引起的应激反应，可出现一过性高血糖和糖尿，这与血浆中胰高血糖素、皮质醇及儿茶酚胺浓度升高有关。这些激素促进脂肪分解及蛋白质分解，导致血中游离脂肪酸、甘油三酯、极低密度脂蛋白和酮体增多，血中氨基酸特别是丙氨酸水平升高，尿氮排出增多，出现负氮平衡。尤其是在脓毒症休克、烧伤性休克时，骨骼肌蛋白分解增强，氨基酸从骨骼肌中溢出向肝脏转移，促进急性期蛋白合成。

休克过程中机体因高代谢状态，能量消耗增高，所需氧耗量增大而导致组织氧债增大。氧债是指机体所需的氧耗量与实测氧耗量之差。氧债增大说明组织缺氧，主要原因有：微循环内微血栓形成使血流中断，组织水肿导致氧弥散到细胞的距离增大，使细胞摄取氧受限，组织利用氧障碍；休克时由于线粒体的结构和功能受损，使氧化磷酸化发生障碍，ATP 生成减少，导致能量生成减少。

二、电解质与酸碱平衡紊乱

（一）代谢性酸中毒

休克时的微循环障碍及组织缺氧，使线粒体氧化磷酸化受抑，葡萄糖无氧酵解增强及乳酸生成增多。同时，由于肝功能受损无法将乳酸转化为葡萄糖，肾功能受损无法将乳酸排除，进而导致高乳酸血症及代谢性酸中毒。增高的 H^+ 对 Ca^{2+} 具有作用，使心肌收缩力下降和血管平滑肌对儿茶酚胺反应性降低，导致心输出量减少和血压下降。酸中毒可损伤血管内皮，激活溶酶体酶，诱发 DIC，进一步加重微循环紊乱和器官功能障碍。

（二）呼吸性碱中毒

在休克早期，创伤、出血、感染等刺激可引起呼吸加深、加快，通气量增加，$PaCO_2$ 下降，导致呼吸性碱中毒。呼吸性碱中毒一般发生在血压下降和血乳酸增高之前，可作为早期休克的诊断指标之一。但需要注意的是，休克后期由于休克肺的发生，患者因通气、换气功能障碍，又可出现呼吸性酸中毒，从而使机体处于混合性酸碱失衡状态。

（三）高钾血症

休克时的缺血、缺氧使 ATP 生成明显减少，进而细胞膜上的钠泵（Na^+-K^+ATP 酶）运转失灵，细胞内 Na^+ 泵出减少，导致细胞内水钠潴留，细胞外 K^+ 增多，引起高钾血症。酸中毒可经细胞内外 H^+-K^+ 离子交换而加重高钾血症。

三、器官功能障碍

休克过程中由于微循环功能障碍及全身炎症反应综合征，常引起肺、肾、肝、胃肠、心、脑等器官受损。

（一）肾功能障碍

休克时，肾功能障碍主要表现为急性肾衰竭，其临床表现为少尿或无尿、水中毒、氮质血症、代谢性酸中毒和高钾血症等。休克早期，机体出现血流重新分布，肾脏微循环出现缺血缺氧的改变，因此肾脏是休克过程中最早发生功能障碍的器官之一。由于肾血流量减少，肾小球滤过率下降，机体出现少尿等肾衰竭的表现。如果及时恢复有效循环血量，灌流得到恢复，肾功能将很快恢复，所以称之为功能性急性肾衰竭，简称为功能性肾衰竭。如果肾脏持续缺血缺氧一段时间，可出现以基膜断裂为特点的急性肾小管坏死，此时即使肾脏血流量通过治疗恢复到正常水平，肾脏功能也不能在短期内恢复正常，只有当肾小管上皮细胞再生完成后肾脏功能才能得以恢复，因此称之为器质性肾衰竭。

（二）肺功能障碍

休克早期，由于创伤、感染等刺激引起交感-肾上腺髓质系统强烈兴奋，呼吸加快，出现代偿性通气过度，可导致低碳酸血症甚至发生呼吸性碱中毒。但休克晚期，经治疗，脉搏、血压和尿量等基本指标稳定后，部分患者仍可发生急性呼吸衰竭。临床上表现为急性呼吸窘迫综合征（ARDS）。患者有明显呼吸困难，动脉血氧分压低于 50mmHg（6.7kPa），需要吸入浓度在 50% 以上的氧气才能维持动脉血氧分压在 50mmHg（6.7kPa）以上，或为纠正低氧血症必须借助呼吸机维持通气 5d 以上。尸体检查可见肺充血、水肿、肺不张、血栓形成、肺出血、肺泡透明膜形成及肺重量增加等病理改变。急性呼吸窘迫综合征是引起休克患者死亡的主要原因之一。其发生机制主要包括：

1. 肺水肿　活化的中性粒细胞释放氧自由基、弹力蛋白酶和胶原酶，造成内皮细胞的损伤，毛细血管通透性增加，血浆蛋白和水分渗出，形成肺水肿。

2. 肺不张　缺血缺氧使Ⅱ型肺泡上皮细胞受损，以致肺泡表面活性物质合成减少，肺泡腔内水肿液中所含蛋白水解酶也可加速表面活性物质的分解，其结果是肺泡表面张力增高，肺顺应性降低而引起肺不张。

3. 肺内 DIC　毛细血管内中性粒细胞聚集、黏附，内皮细胞受损，导致肺毛细管内广泛微血栓形成。

4. 肺泡透明膜形成　血浆蛋白通过通透性增加的毛细血管，沉着在肺泡腔内形成透明膜。

（三）心功能障碍

除了心源性休克伴有原发性心功能障碍之外，其他类型的休克患者心功能障碍发生率均较低。非心源性休克早期，由于机体代偿，血流重新分布，冠状动脉灌流量能维持在正常水平，心脏功能不会受到明显影响。随着休克进展到中晚期，血压出现进行性下降，冠状动脉血流量减少，心肌缺血缺氧，加之其他影响因素，导致心脏功能发生障碍，并有可能发生急性心力衰竭。休克持续时间越久，对心功能影响越严重，越有可能发生心力衰竭。

非心源性休克引起心功能障碍的机制主要包括：

1. 交感神经系统兴奋　引起心率加快、舒张期缩短，加之血压降低，使冠状动脉流量减少，心肌出现缺血缺氧；而此时由于心率加快、心肌收缩力增强，使心肌耗氧量增加，加重心肌缺血缺氧。

2. 水、电解质和酸碱平衡紊乱　休克晚期患者多伴有酸中毒、高钾血症等水、电解质和酸碱平衡紊乱，影响心肌的收缩功能。

3. 心肌抑制因子抑制心肌收缩力　心肌抑制因子（myocardial depressant factor，MDF）主要由缺血的胰腺产生，到目前为止尚未分离出 MDF，根据其分子量推测可能是 IL-1 和 TNF-α 等细胞因子。

4. 微血栓形成　休克晚期在心内形成广泛微血栓影响心肌血液供应，发生心肌梗死使心肌细胞受损。

5. 肠源性内毒素　肠源性内毒素直接损伤心肌细胞。

心力衰竭出现后，应给予正性肌力药物进行救治，防止休克进一步恶化。

（四）脑功能障碍

休克早期，由于血流重新分布的代偿作用，可维持脑组织的血液灌流，患者可因应激而出现烦躁不安，但其意识清楚，并无明显脑功能障碍的表现。休克进展到中晚期，血压进行性下降，特别当平均动脉压（mean arterial pressure，MAP）低于 50mmHg（6.7kPa）时，组织出现血液供应不足。如果再并发 DIC，脑组织血液循环障碍便会更加严重，出现严重的缺血缺氧。脑组织对缺血、缺氧非常敏感，乳酸等代谢产物堆积，钠、水转运障碍引起脑细胞水肿；缺血、缺氧还会破坏内皮细胞，使脑血管壁通透性增高，引起脑水肿和颅内压增高，严重时出现脑疝危及生命。此时，患者脑功能障碍的主要表现为神志淡漠，甚至昏迷。

（五）消化系统功能障碍

1. 胃肠功能障碍　休克早期，交感神经兴奋，腹腔内脏血管收缩，胃肠血流量减少，出现缺血缺氧；使消化液分泌减少，胃蠕动减弱，消化功能明显障碍，持续的缺血缺氧还可造成消化道黏膜缺血性坏死，引起消化道溃疡、出血。此外，由于消化道功能紊乱，细菌大量繁殖，肠道的屏障功能严重受损，大量细菌内毒素进入血液，可进一步促进休克的发生、发展。消化道功能障碍是休克晚期发生肠源性内毒素血症的主要原因之一。急性创伤和大面积烧伤等病因引起的休克患者还可能出现应激性溃疡。休克患者胃肠功能障碍的主要临床表现为消化不良、腹痛、呕血和黑便等。

2. 肝功能障碍　休克时，由肠道移位、吸收入血的细菌、毒素首先通过血流进入肝脏，在肝脏与库普弗细胞（Kupffer 细胞）直接接触使其活化。活化的库普弗细胞既可分泌 IL-8 引起中性粒细胞和微血栓形成，导致微循环障碍；又可分泌 TNF-α、产生 NO、释放氧自由基等，直接损伤毗邻的肝细胞。休克患者肝功能障碍主要表现为黄疸和肝功能不全。

（六）凝血 - 纤溶系统功能异常

休克患者常出现凝血 - 抗凝血平衡紊乱，部分患者晚期出现 DIC。血液检查可见血小板计数减少，凝血时间、凝血酶原时间和部分凝血活酶时间均延长，血纤蛋白原含量下降，并有血纤蛋白原降解产物存在。

（七）免疫系统功能异常

休克时，机体免疫系统出现非特异性炎症反应，而特异性的细胞免疫功能降低。休克中晚期，发生肠源性内毒素血症，内毒素通过形成免疫复合物激活补体系统，产生 C3a 和 C5a，使血管舒张、血管通透性增高；内毒素还可被中性粒细胞摄取，从而激活中性粒细胞，引起其脱颗粒释放酶类物质，导致各系统器官出现非特异性炎症。而有些患者过度表达 IL-4 等抗炎介质，使免疫系统处于全面抑制状态。此时，中性粒细胞吞噬和杀菌功能低下，单核细胞杀菌功能受抑制，B 淋巴细胞产生分泌抗体的能力减弱，特异性免疫功能降低，感染容易扩散，机体出现菌血症和脓毒症，难以治疗。

在休克时，上述器官系统功能障碍可单独发生，也可多个器官系统功能障碍同时发生。当某个器官系统功能障碍发生时，可引起其他器官系统功能障碍，并可促进休克的进一步发展。例如，胃肠受损，肠黏膜屏障作用减弱，大量细菌内毒素入血，通过血流到达肝脏，继而活化库普弗细胞，导致微循环障碍和肝细胞损伤，继而这些细菌内毒素等又可到达肺，引起 ARDS，还可影响机体的凝血 - 纤溶系统等。因此，休克发生时应注意保护各器官系统功能，防止出现恶性循环。

下篇　各　论

第十章　肌肉骨骼系统疾病

第一节　肌 腱 断 裂

一、概念

肌腱（tendon）是一种特殊的结缔组织，肌肉借此连接于骨骼及其他组织。肌腱质地坚韧，无收缩性，其特殊的机械特性，能够对肌肉传递的负荷做出反应和适应，支配关节活动、身体运动或维持身体姿势。

肌腱断裂（tendon rupture）是比较常见的运动系统损伤。肌肉突然猛力收缩，可造成肌腱起止点或肌腱实质部的完全或部分撕裂，称为肌腱断裂。肌腱断裂的一般临床表现为局部疼痛、肿胀、压痛、偶有皮下溢血。肌腱断裂后，该处的功能将减弱或丧失。肌腱断裂的治疗应根据断裂的程度、该肌腱对肢体所起的作用而决定。

二、流行病学

随着我国体育事业的发展，我国肌腱病发病率逐年增加，因对肌腱的过度使用造成肌腱病占各种职业病总和的 48%，肌腱损伤占运动损伤的 30%～60%。急性跟腱断裂是最常见的肌腱断裂损伤，其发病率逐年增高，受伤人群范围逐渐扩大，占运动损伤的 6%～18%，男性多于女性，年龄为 30～50 岁。一旦肌腱出现损伤，便再难以恢复正常的生物力学性能，影响部分关节活动，甚至出现再断裂的可能。除少数外伤导致的开放性肌腱断裂外，大部分肌腱断裂多由间接外力所致，部分患者在肌腱断裂前多有慢性肌腱病。肌腱断裂多见于平时运动不规律，但休息日进行较大量体力活动人群。

三、病因

不同部位肌腱断裂的原因不尽相同，但主要原因包括直接原因与诱因。

（一）直接原因

肌腱断裂的直接原因可分为外在因素与内在因素。外在因素主要为外力、外伤，如股四头肌腱多发生在跌倒时。内在因素包括肌腱长期反复轻伤或磨损以及肌腱退变，与重复的异常机械负荷刺激和患者特定的工作性质相关，如在肌肉强力收缩时，肌腱被过度拉长超过其载荷而断裂。运动前准备活动不充分、肌肉过度疲劳与运动量过大也是导致肌腱断裂的重要原因。此外，某些基础疾病，如糖尿病、甲状腺功能亢进、风湿性关节炎等可导致患者体内代谢水平紊乱，激素水平异常，从而导致肌腱断裂，称为肌腱自发性断裂。

（二）诱因

诱因即为诱发因素，它须在直接原因的作用下，才可成为致伤因素。肌腱断裂的诱因包括：患者自身的身体条件与心理素质，如年龄、性别、肥胖与遗传因素；受伤环境，如气温等。若在运动中受伤，肌腱断裂的发生还与各项运动的技术特点以及不同组织的解剖生理学特点有关。例如，踝关节背屈60°时，发力跖屈，跟腱紧张度最高，胫后肌群和腓骨肌较为松弛，若此时突然用力踏跳，极易出现跟腱断裂。肌腱断裂多有肌肉剧烈收缩造成的外伤史，受伤时患者多能听到肌腱断裂的声响，随后出现活动能力减弱或无法活动。

四、发病机制

肌腱由致密结缔组织构成，为机械敏感组织，色白较硬，没有收缩能力。常见的上肢肌腱损伤有冈上肌腱、肱二头肌腱，常见的下肢肌腱损伤主要有股四头肌腱及跟腱。

（一）冈上肌腱断裂

冈上肌起于冈上窝，向外行经喙肩弓之下，以扁阔之腱止于大结节上部，且与关节囊紧密结合形成肩袖的顶和肩峰下囊的底。冈上肌腱是肩袖的重要组成部分，肩袖损伤是中老年常见的肩关节疾病，发病率占肩关节疾病的17%～41%。冈上肌腱断裂的病因概括起来有退变学说和撞击学说。

退变学说认为，随着年龄增长，老年人冈上肌腱在肱骨头附着点的肌腱纤维严重变性，细胞排列紊乱和肌腱纤维断裂。特别是从事体力劳动者和优势手一侧易发生肩袖撕裂，说明过度磨损是造成肩袖损伤的一个主要因素，有学者进行肩袖血管造影发现：冈上肌腱、冈下肌腱止点处均有明显的缺血表现。这些缺乏血管区是导致肩袖退变和撕裂的内在因素。

撞击学说认为，93%的肩袖撕裂是由于肩峰下撞击所致，依据撞击征发生的解剖部位分为冈上肌腱"出口撞击征"和"非出口部位撞击综合征"。这种撞击大多发生在喙肩弓。肩锁关节、肱骨大结节、肩锁关节增生，骨赘形成，钩形肩峰，肩袖肌腱水肿增厚以及喙肩弓异常是发生撞击征的主要病理因素。当肩关节外展上举时，肩袖受到肩峰和喙肩弓反复、轻微地撞击和拉伸，使肩峰前下方形成骨赘，发生充血水肿、变性，乃至冈上肌腱断裂（图10-1）。

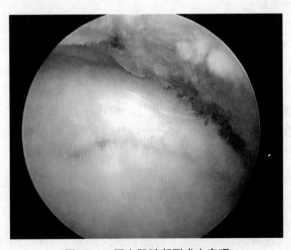

图10-1 冈上肌腱断裂术中表现

（二）肱二头肌腱断裂

肱二头肌全长跨越肩肘两个关节，近端分为长、短两头，分别起于盂上结节及喙突，远端止于桡骨粗隆，受肌皮神经支配，功能为屈肘和前臂旋后。急性肱二头肌长头肌腱断裂多发生于青壮年体力劳动者，当肘关节屈曲前臂旋后位提拿上举重物，使肱二头肌处于紧张收缩状态时，用力过猛或受到外力突然作用于前臂，常造成肱二头肌断裂，其中以肱二头肌长头肌腱断裂最多。慢性肱二头肌长头肌腱断裂多发生于老年人，主要是肱二头肌腱慢性炎症形成后，结节沟发生退变引起肌腱断裂，一般症状不明显，功能无显著改变，不需要手术治疗。肱二头肌除了参与屈肘运动外，还参与前臂旋后运动。肱二头肌长头肌腱位于肱骨头上方，与喙肩弓共同作用，防止肱骨头上移。青壮年如发生肱二头肌长头肌腱急性断裂（图10-2）后未经及时治疗，后期除上臂前方出现回缩肌肉团块影响美观外，屈肘及前臂旋后力量明显减弱，并且容易造成肩部撞击综合征。

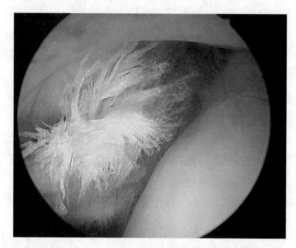

图 10-2　肱二头肌长头腱部分断裂术中表现

（三）股四头肌腱断裂

股四头肌腱由股内侧肌、股中间肌、股外侧肌和股直肌的 4 个头向下合并而成，包绕髌骨的前面和两侧，向下为髌韧带，止于胫骨粗隆。股四头肌腱在膝关节功能中起着十分重要的作用。股四头肌腱发生断裂比较罕见，创伤是其致伤的主要原因，多发生于青壮年人群，男性患者明显多于女性患者。自发性股四头肌腱或髌腱断裂在临床上比较少见，双侧断裂更为罕见，一般多发生于中老年人群，并且一般病程较长，绝大多数伴有慢性全身系统性疾病。现已有证据表明，部分内科疾病可影响肌腱质量，导致肌腱薄弱、韧性降低，如全身系统性疾病、代谢紊乱（包括肥胖、慢性肾衰竭、痛风、风湿性关节炎、糖尿病、甲状旁腺功能亢进、滥用激素、长期慢性损伤等）。此外，一些特定的手术史，也可能增加肌腱断裂的风险。有学者报道，全膝关节置换术后并发股四头肌腱断裂的病例，认为股四头肌腱断裂主要与置换假体的大小、患肢的力线和术中过多的暴露等因素有关。此外，慢性的劳累性损伤可使肌腱出现退变性腱病。这主要来自患者承受的外部负荷与肌腱愈合速度不匹配带来的问题，如运动量突然变化、休息不足等。

（四）跟腱断裂

跟腱是小腿三头肌，即腓肠肌和比目鱼肌的肌腹下端移行的腱性结构，止于跟骨结节，是人体最粗、最大的肌腱之一，对机体行走、站立和维持平衡有着重要的意义。研究表明，跟腱实质中 90% 的成分是 I 型胶原蛋白（含原纤维、纤维和纤维束的层级结构）与小分子基质（如蛋白聚糖）组成，虽然弹性蛋白仅占跟腱干重的 2%，但它对跟腱的机械性能至关重要；跟腱损伤后，腱结构受到破坏，载荷机制也随之消失，肌腱中的细胞 90%～95% 是腱细胞和成肌腱细胞，剩余的 5%～10% 由软骨细胞、腱鞘滑膜细胞、毛细血管内皮细胞和小动脉的平滑肌细胞构成。运动中的超负荷张力是跟腱断裂的直接原因，而跟腱退行性改变、结缔组织病以及治疗中使用糖皮质激素、喹诺酮等也是重要影响因素。此外，直接外伤也是跟腱断裂的原因之一，除了造成单侧断裂外也偶有双侧断裂。

距离跟骨近端的跟腱（2～5cm）区域为少血管区，跟腱断裂常在此发生，腓肠肌 - 比目鱼肌复合体提供踝关节 93% 的跖屈功能，跟腱断裂引起踝跖屈明显受限。急性跟腱断裂原因包括跟腱滋养血管退变减少、腓肠肌 - 比目鱼肌复合体功能缺失、一些药物的副作用以及运动导致的跟腱过热等，其损伤机制包括前足负重伸膝状态下的后足突然离地、踝关节中立位下突然背伸等。相对于急性跟腱断裂，陈旧性跟腱断裂者的腓肠肌 - 比目鱼肌复合体收缩能力会降低，从而可能引起踝关节跖屈曲无力及其相关步态紊乱；小腿三头肌持续收缩将引起跟腱断裂近端进一步回缩，造成跟腱断端出现间隙；回缩的近端会阻碍跟腱以断端吻合的方式愈合，引起跟腱鞘增厚与回缩的跟腱末端粘连，近侧断端与姆长屈肌肌腹后方的筋膜粘连，而慢性跟腱通常外观暗淡，形状不规则，与周围筋膜粘连。

五、病理变化

肌腱本身不具有收缩力，仅传导肌肉收缩所产生的力，牵拉骨骼使其产生运动。在肌腱肌腹移行部，胶原纤维进入肌内膜，附着在肌纤维的基膜上。在腱 - 骨连接处，腱束直接附着到骨和骨膜上，其中大部分胶原纤维进入骨形成穿通纤维，这些部位是肌腱较易受损处。

肌腱能抵抗很大的张力，一般情况下不容易发生断裂，但如同时存在与年龄相关及病理因素相关的腱结构强度减退，则可大大增加肌腱断裂的风险。若肌腱长期反复经受轻微外伤，而愈合不良，则可能导致腱纤维变性，较小的应力作用即有可能导致肌腱断裂。当机械负荷过大超过肌腱负载时，肌腱腱膜周围区域蛋白水解酶浓度改变，使肌腱内的分解反应大于合成反应，从而导致肌腱退行性变化，进一步造成肌腱损伤甚至肌腱断裂。研究发现，不正常的机械负荷可使肌腱病理标志物，包括炎症因子、前列腺素 E_2、基质金属蛋白酶等退行性酶表达增加，胶原纤维损伤。

此外，高龄、性别、肥胖、糖尿病、高血压、慢性肾衰竭、氟喹诺酮和皮质类固醇的使用、既往肌腱疾病史和遗传性疾病史等内在危险因素，以及如机械负荷过大、错误训练、运动设备以及重复性运动等外部危险因素，均可能导致肌腱发生病理性改变。

六、治疗与预防

（一）肌腱断裂的治疗

肌腱损伤、断裂和缺损的治疗应根据伤情而定。部分断裂以非手术疗法为主，将伤肢固定于肌松弛位 3 周。完全断裂应早期手术缝合并固定 4～6 周，应早期开展物理治疗及运动康复，来逐步恢复运动功能。临床上多采用直接缝合或肌腱移植等方法修复。无论哪种方法都需要用缝线将肌腱断端缝合起来，所用缝合方法要有足够强的抗张强度，以适应术后早期功能锻炼的需要。但术后需固定制动，常形成粘连。

（二）肌腱断裂的预防

相比肌腱损伤、断裂的治疗方法，其预防方法还十分缺乏。"治未病"显然比"治已病"事半功倍，因此，对肌腱病变的预防也应引起运动医学领域更多重视。目前，对于肌腱断裂预防主要为：在运动中做好热身和恢复，同时在日常训练中给予肌腱局部恰当的应力，尤其是离心力量训练，以帮助肌腱维持其结构强度。

循环训练预防肌腱断裂已有动物实验报道，但还未见其应用于人体。黄昌林等训练72只日本大耳兔（1次/d，每周6d，共10周）后发现，循环训练组（电击跳跃20min后休息10min，再跑步训练20min）动物跟腱末端区组织病理学评分在6～10周明显低于同时段的跑步训练组和跳跃训练组。这表明，循环训练能降低跟腱受损程度，增强其抗损伤能力，预防跟腱断裂的发生。循环训练不是单一的运动形式，既有跑步，又有跳跃，将跑跳结合起来为末端区提供了预热。正如提踵练习一样，将最易受伤部位在运动前进行针对性"热身"可作为肌腱断裂的重要预防方法之一。在应用于人体前，确定适当的跑跳方案是循环训练的重心，尤其是跑跳时的强度、持续时间和间歇的安排等，还需后续研究予以明确。另外，热水温浴虽然与循环训练和提踵练习方式不同，但是目的类似，都是使肌腱区域等进行局部"热身"，加快末端区对负荷的适应，使其尽早进入工作状态。

第二节 脊 椎 病

一、概念

脊椎病是指由于颈椎、胸椎、腰椎病变，功能紊乱而引发的一系列疾病的总称，其临床主要表现可因不同的疾病问题而有较大变化。例如，有局部疼痛、神经症状等，且长时间慢性脊柱疼痛的患者，还多见与疼痛相关的心理变化。脊椎病临床以颈椎病及腰椎病最为常见，胸椎病偶发。

二、流行病学

脊椎病是一种常见病与多发病，影响人群范围较广，患病率逐年增高，以25～55岁这一年龄范围的人群发病率最高。

（一）年龄

尽管不同地区人群的脊椎病发病率存在差异。但脊椎病仍被认为是在老龄人群中的常见病与多发病。随着年龄增长，脊椎病的发病率逐渐升高，40～60岁为其高发年龄阶段。目前，我国45岁以上群体腰椎病的患病率超过60%。如今脊椎病的发病特征已发生显著性改变，出现低龄化趋势，5～84岁均可发病。

（二）性别

流行病学研究表明，女性患病率较男性高。女性椎间隙较男性大，软骨厚度较低，因此女性的脊椎稳定性较男性存在先天差异，在同等负荷下脊椎损伤概率与退变概率较男性高。

（三）职业

随着生活方式改变，长期伏案工作者数量增多，导致颈部与肩背部肌肉劳损，脊柱形态结构改变。研究显示，脑力劳动者其颈椎病发病率较体力劳动者高。腰椎病常见于重体力劳动者、驾驶员、教学工作者，与久坐久立等强迫体位下长期劳作等因素有关。

（四）其他因素

脊椎病的发病还与高血压、冠心病有一定相关性，并受患者情绪紧张、潮湿、疲劳和外伤等因素的影响。脊椎病还与日常生活中的慢性劳损因素密切相关，如患者睡眠姿势、坐姿等。

三、病因及常见分型

（一）颈椎病

颈椎病是以颈椎周围各类组织因急、慢性损伤导致的颈部疼痛的总称。美国物理治疗协会、荷兰皇家物理治疗学会等发布的指南均将颈部疾病统称为颈部疼痛，根据原因及伴发症状将颈部疼痛分为 4 类：①颈部疼痛伴活动障碍；②颈部疼痛伴运动协调障碍；③颈部疼痛伴头痛；④颈部疼痛伴放射痛。每一种类型又分为急性期（<6 周）、亚急性期（6～12 周）和慢性期（>12 周）。4 种不同的分类分别对应颈椎小关节紊乱、颈椎挥鞭伤（属于颈部疼痛伴运动协调障碍）、姿势性颈痛（属于颈部疼痛伴运动协调障碍）、颈源性头痛、神经根型颈椎病这五大颈椎常见损伤与疼痛。也有分类是根据颈部疼痛及其伴随症状将颈椎病分为局部颈痛（local neck pain）、颈脊髓病变（cervical myelopathy）和颈神经根病变（cervical radiculopathy）3 类。颈脊髓病变患者，需要通过临床体格检查、影像学及神经电生理检查明确病因并确定脊髓病变的程度。

（二）腰椎病

腰椎病是指由各种原因引起的腰椎小关节紊乱、腰椎间盘突出、腰椎椎管狭窄、关节不稳、椎体滑脱以及腰椎周围软组织损伤等一系列急性与慢性损伤的疾病群。其多由腰椎退变、劳损性因素或外伤导致，可出现腰局部疼痛，腰部活动受限以及下肢放射痛或牵涉痛等症状。根据其常见病因，可分为以下几类：

1. 腰椎间盘突出　是由腰椎间盘变性、纤维环破裂、髓核组织突出压迫和刺激腰骶神经根、马尾神经引起的一种综合征，是临床上导致腰腿痛最常见的原因之一。其病因主要包括腰椎间盘退行性变化、生活中反复轻微损伤导致髓核突出产生症状、外伤、遗传以及先天性异常等，并与患者的职业、体力活动情况、日常生活习惯密切相关。

2. 腰椎椎管狭窄　指由各种原因导致的腰椎椎管、侧隐窝、神经孔渐进性狭窄，压迫或刺激到神经根以及马尾神经，从而引发一系列腰痛、腿痛等临床症状的疾病。腰椎椎管狭窄可分为原发性与继发性两类。原发性腰椎椎管狭窄多由椎管先天性发育狭窄导致。而继发性腰椎椎管狭窄主要与腰椎退行性变化、外伤等原因导致的黄韧带增厚，椎体骨质增生、骨赘等有关。临床上以继发性腰椎椎管狭窄最为常见。

3. 腰椎滑脱　指腰椎椎体向前滑移，从而导致腰椎椎管狭窄，使神经根或马尾神经受压，出现以腰痛或下肢痛为主要临床表现的疾病，主要由长期劳损、腰部外伤、腰椎先天发育异常等原因造成相邻腰椎椎体之间骨性结构异常导致。腰椎滑脱症以椎弓峡部裂性滑脱和退变性滑脱多见，与患者年龄、性别、肥胖情况、脊柱解剖结构、腰椎软组织退变情况、炎症介质水平及环境与生活方式与生活环境相关。

4. 腰椎侧凸 退行性腰椎侧凸（degenerative lumbar scoliosis, DLS）主要由椎间盘与腰椎小关节退变、骨质疏松等原因引起。其病因复杂，病程较长，与年龄相关，多见于老年患者。主要临床症状为腰痛、下肢疼痛以及神经源性间歇性跛行。除退行性腰椎侧凸外，还有特发性腰椎侧凸，多与遗传、患者激素水平、腰椎结构发育异常有关。

四、发病机制

（一）颈椎病病理生理机制

颈椎病的病理生理机制有很多，包括先天性因素、外伤和颈椎退行性病变等。先天性因素主要是指颈椎先天发育不良和畸形。外伤所致的颈椎病多由于摔伤、车祸撞击等因素造成。颈椎退行性病变是颈椎病发生的主要原因，年龄、寒凉的刺激、长时间低头伏案与不正确的姿势和习惯导致的慢性劳损均是颈椎退行性病变的危险因素。颈椎退行性病变包括椎间盘退变、小关节紊乱、颈部肌肉病变、颈部肌肉失衡等。此外，随着年龄增长，颈部肌肉也会出现退行性变化，表现为肌肉体积减小，肌肉力量和耐力下降，本体感觉障碍。

随着颈椎病趋于年轻化，并且临床中的青少年颈椎病患者主要以颈椎生理曲度改变为主要影像学表现，与其临床表现不相符合，而颈椎生物力学的研究恰好解释了这种现象。维持颈椎平衡具有两个不可或缺的方面：一个是静态平衡，包含椎体、椎间盘和韧带，这是一种内源稳定系统；另一个是动态平衡，主要指的是附着于颈椎的肌肉，是一种外源稳定系统。这两种稳定系统在神经系统的调节下维持着颈椎的稳定性和功能，任何一个环节受到破坏都会导致稳定性和功能的破坏。机械压迫、动静力失衡及自身免疫因子改变是目前研究颈椎病发生的三大机制。动静力平衡失调是促进颈椎病发生、发展的主要病理机制，已有学者提出了"动力失衡为先，静力失衡为主"的发病理论。

（二）腰椎病病理生理机制

姿势性的因素已逐渐成为脊柱疾病发病的最常见病因，脊柱周围软组织应力的不平衡是腰椎病产生的关键机制。近些年随着社会的发展，人们的生活也发生了较大的变化：生活节奏加快、高热量饮食比例增多、工作压力大、运动减少等，很多人由于无暇照顾身体，长期处于亚健康状态，以及经常处于单一姿势工作的人，容易患上腰椎病等脊椎疾病，可见，姿势性的因素已逐渐成为脊柱疾病发病的最常见病因。

腰椎前后的腰大肌与竖脊肌共同完成弯腰及背伸动作，共同保持脊柱的竖直与稳定。儿童青少年时期腰部前后运动基本对等，故不易患腰椎病。20 岁以上的人运动减少，并以弯腰动作为多，日久腰大肌变得粗壮有力，而竖脊肌因长期处于舒张状态而逐渐薄弱，二者对脊柱的固定保护作用减弱，脊柱就处于不稳定状态，当突然弯腰、转身时可能造成发病。脊柱周围软组织应力的不平衡是腰椎病产生的关键机制。

另外，腰椎间盘突出症也是腰部多发病和常见病，其好发于 L_4/L_5 以及 L_5/S_1 椎间盘。其主要病理机制是椎间盘的纤维环破裂以致髓核向外突出，从而压迫和刺激神经根，以及髓核释放出组胺等物质导致的化学刺激，从而引起神经根以及周围组织水肿、充血及组织变性等非特异性的炎症反应（图 10-3）。据调查，在临床上，至少有 1/3 患者的腰腿疼痛症状是由此病症引起的，其已严重降低了此患病群体的生活质量。随着现代生活习惯方式的变化，此病的发病率逐年增高，并有低龄化趋势。

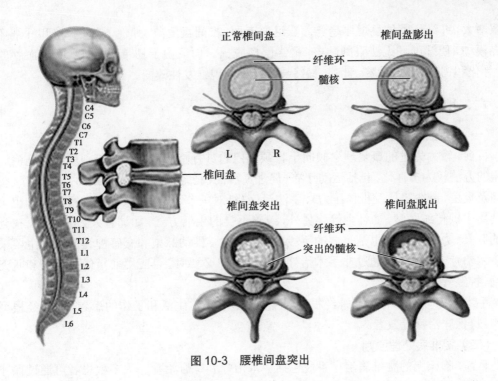

正常椎间盘　　　椎间盘膨出

纤维环
髓核

椎间盘

L　R

椎间盘突出　　　椎间盘脱出

纤维环
突出的髓核

图 10-3　腰椎间盘突出

五、病理变化

（一）颈椎病病理变化

椎间盘主要是由髓核、纤维环和上下软骨板所构成，异常应力的加载会导致颈椎退行性病变的发生，椎间盘膨出及突出、椎体移位、椎间隙变窄、骨赘等的形成将会压迫脊髓、血管和神经等结构，特别对于脊髓型颈椎病，反复的颈部屈伸活动会使椎间盘和黄韧带对脊髓形成一个动态机械压迫。相关生物力学实验发现，当切除部分椎间盘或者颈椎生理曲度发生改变后，$C_4 \sim C_6$ 及下颈椎小关节的应力将会增加，特别是 C_4 椎体应力集中最为明显，并且轴向、水平及垂直方向的位移将会增加，颈椎稳定性随之下降，出现失稳。而且相关研究进一步发现，颈椎病患者颈部肌群力学性能与正常人相比显著降低，并且颈椎失稳后，其颈后深部肌肉Ⅰ型肌纤维较正常者减少，Ⅱ型肌纤维增多，并且推测Ⅰ型肌纤维与颈后深部肌肉维持头颈部的生理姿势和调节颈部精细运动的功能有关。对颈椎病患者进行磁共振弥散成像检查可以发现，左侧颈半棘肌的表观扩散系数值较正常者增高，说明该处肌肉组织出现了渗出、水肿等病变。受压神经根局部产生的炎症因子可降解椎间盘基质，如 TNF-α、IL-1β、IL-18、IL-33 等。颈部肌肉中的炎症信号分子 TNF-α、IL-1β、IL-6，以及脊髓神经元和胶质细胞炎症因子 IL-10、IL-4 等也在颈椎病的发生中起重要作用。

（二）腰椎退变的病理过程

腰椎退变为一个复杂的渐近性过程，早期表现为椎间盘内紊乱以及椎间盘退变，包括纤维环应力分布失衡从而导致纤维环变性、肿胀以及断裂；髓核脱水变性并向后方突出，从而压迫到脊髓或刺激神经根，产生一系列腰痛或下肢放射痛的症状。在退变开始阶段，纤维环细胞密度增加，髓核内细胞聚集，髓核细胞与纤维环细胞形态多为圆形。随着退变程度加重，髓核脱水，纤维环失去板层排列结构，板层数量减少，但由于每层厚度和纤维束间空隙增大,纤维环整体呈增厚趋势。在退变末期,椎间盘变薄,弹性下降,髓核和纤维环的边界模糊,使纤维环无法限制髓核,最终髓核脱出。而后由于韧带-椎间盘间隙血肿的机化、骨化和钙化,形成骨赘、骨刺,最终导致腰椎出现继发性改变。

六、预防与治疗

(一)颈椎病处理原则

目前,较为先进的康复理念倾向于将颈椎问题进行临床功能分类鉴别后综合施治。可使用的方法较为多样化,包括运动疗法(促进灵活性、稳定性、颈椎肌肉耐力等)、理疗(缓解疼痛及炎症,减少卡压及椎体压力)、手法治疗(针对关节、软组织及神经进行处理),也可配合使用中国传统医学,如针灸等。另外,改善不良的生活方式,如调整人力工效学,找到合适的卧具、办公设备等也是重要的手段。神经根型、椎动脉型和交感神经型早期主要采用非手术治疗,而且多数通过非手术治疗可以治愈。必要时,可应用非甾体抗炎药和肌肉松弛剂、神经营养药等。

手术治疗多用于脊髓或神经根明显受压、影响正常生活和工作的患者,或神经根型疼痛剧烈、保守治疗无效者。

(二)腰椎病处理原则

目前,临床上的腰椎病治疗手段包括手术治疗和综合治疗。大多数患者可通过保守治疗有效控制临床症状,减少复发。综合治疗的手段包括药物、针灸、牵引、理疗、手法和封闭注射以及运动疗法等,一般性治疗还应包括纠正患者日常生活中的不良姿势以及错误的发力习惯,同时可进行腰背部深层肌肉的肌力训练,腹部核心肌群肌力练习以维持脊柱结构的稳定性。手术治疗具有严格的适应证,多用于先天性腰椎结构发育异常,脊髓、神经根被严重压迫或保守治疗无效者。

(三)预防

脊椎病应以预防为主,其包括以下方面内容:

1.避免脊柱外伤,避免危险性较高的运动,降低受伤概率。

2.注意颈背部、腰部的保暖,防止受凉。

3.纠正日常生活中的不正确姿势和错误的发力习惯。避免长时间坐立低头,脊柱长时间保持不动,应有意识定时进行脊柱活动,如伸展运动等。

4.定时参加体育锻炼,一方面,可预防骨质疏松;另一方面,可增强脊柱周围肌肉力量,提高脊柱的稳定性和灵活性,降低脊柱疾病的发病率。

5.重视脊柱疾病的早期症状,如上肢或下肢麻木,及早进行评估与治疗,避免症状恶化。

第三节 骨 关 节 炎

一、概念

骨关节炎(osteoarthrosis,OA)指由多种因素引起关节软骨纤维化、皲裂、溃疡、脱失而导致的关节疾病。具体病因尚不明确,其发生与年龄、肥胖、炎症、创伤及遗传因素等有关。其病理特点为关节软骨变性破坏、软骨下骨硬化或囊性变、关节边缘骨质增生、滑膜增生、关节囊挛缩、韧带松弛或挛缩、肌肉萎缩无力等。OA 主要影响负重大，活动多的关节，如膝关节、髋关节、脊柱关节和手关节。

原发性 OA 多发于中老年人群，无明确的全身或局部诱因，与年龄、遗传和体质有一定关系。继发性 OA 可发生于青壮年，由于创伤、炎症、关节不稳、慢性反复累积劳损而发病。

二、流行病学

随着全球人口老龄化，肥胖人群以及关节损伤者的增加，骨关节炎变得越来越普遍，全球估计目前约有 2.5 亿人受到影响。膝关节、骨关节炎约占全球骨关节炎负担的 85%。2015 年，骨关节炎占全球残疾人口的 3.9%，到 2020 年，骨关节炎成为全球导致残疾的第四大原因。

1. 年龄　OA 的总患病率为 15%，40 岁人群患病率为 10%～17%，60 岁以上人群患病率达 50%，75 岁以上人群患病率达 80%。OA 的致残率高达 53%。

2. 性别　女性 OA 的发病率高于男性，可能与绝经后内分泌改变有关。膝关节 OA 中，男女患病率分别为 24.7% 和 54.6%，髋关节 OA 中，男女患病率分别为 11.1% 和 26%。

3. 种族　有研究表明，髋关节 OA 较多见于白种人，而较少见于黑种人和黄种人；膝关节 OA 则较多见于东方人，较少见于西方人。

4. 遗传　遗传在骨关节炎的诱因中占总体的 40%～80%，尤其是手和髋关节的骨关节炎受遗传影响更大。与骨关节炎相关的单基因的罕见突变，导致早发性骨关节炎。相反，晚发性骨关节炎通常是由多因素引起的，包含常见的 DNA 变异体和其他风险因素。

5. 肥胖　肥胖人群骨关节炎的发病率高于正常体重者。膝骨关节炎人群中的肥胖人数是非肥胖人数的 2.06 倍。

三、病因

（一）原发性因素

1. 一般因素　年龄是患骨关节炎最明显的危险因素之一。随着年龄增长，骨关节炎发病率上升，是由于各种危险因素暴露的积累和关节结构的生物年龄相关变化的结果。此外，如上所述的性别、遗传和肥胖也是 OA 的发展因素。

2. 关节软骨成分的变化　OA 病变时尽管胶原含量基本不变，但通过电镜发现，胶原纤维发生肿胀，这是由于胶原网的破坏减弱了对来自蛋白聚糖的肿胀压力限制所致。随 OA 进展，软骨表面暴露的胶原纤维增粗，软骨修复性肉芽组织内出现较粗的 I 型胶原纤维。此外，动物实验和临床试验均显示，软骨的蛋白聚糖浓度随 OA 严重度增加而逐渐降低，蛋白聚糖的多聚合体解聚，分子变小，组成成分中硫酸软骨素的浓度降低，硫酸软骨素与硫酸角质素的相对比却是不定的。

（二）特发性因素

1. 关节损伤　如膝关节半月板损伤，骨折更易诱发膝关节骨关节炎。避免膝关节损伤，可使男性膝关节骨关节炎的发病率降低到 25%，女性降低程度可达 15%。另外，其他较少发生关节炎的关节（肩、踝）如有关节损伤基础，日后发生骨关节炎的风险会提升。

2. 机械应力因素　因职业因素需反复弯屈膝关节的运动员和工人，其膝关节骨关节炎的发病率均高于关节使用少的人群。

3. 肌力低下　伸膝肌肌力减弱是膝关节 OA 的低风险因素。同理，髋关节周围肌力减弱是髋关节 OA 发生和发展的风险因素之一。

4. 内分泌紊乱　甲状旁腺激素相关肽在 OA 的发病中有调节作用。

5. 骨质疏松　老年女性骨质疏松患者多发膝关节骨关节炎，长期从事体力活动且骨密度良好的男性患者发生骨关节炎的概率较低。相关性研究发现，骨质疏松患者发生腰椎椎体楔形变者的比例可达 30%。

四、发病机制

1. 机械损伤学说　骨关节炎是由于关节的过度负荷或应力分布不均造成软骨磨损，进而破坏软骨。早期一般伴随自身的修复，但修复力有限，最终产生软骨的完全破坏。

2. 软骨免疫机制学说　OA 患者的软骨存在抗 II 型胶原免疫球蛋白 IgG、IgA 和补体 C3；病理研究发现在 OA 的滑膜组织有淋巴细胞聚集及单核细胞的浸润。

3. 细胞因子学说　细胞因子在 OA 发生、发展中起重要作用，如 IL-1、IL-6、肿瘤坏死因子 -α（TNF-α）等在 OA 中明显增加。IL-1 具有刺激软骨细胞分泌一氧化氮、前列腺素 E 和 IL-6 的作用，引起滑膜炎症和疼痛。TNF-α 可激活多型核细胞，刺激滑膜细胞的地诺前列酮产生，增加骨、软骨的破坏。IL-6 可刺激正常软骨及滑膜细胞前列腺素和胶原酶的产生，增加滑膜中成纤维细胞对 IL-1 刺激的基质金属蛋白酶反应。

4. 软骨下骨内高压学说　由于骨的血流动力学改变，在骨髓腔容积不变的前提下增加内容物引起压力增高，即变现为骨内压力增高。骨内高压持续增高情况下关节滑液 pH 下降，成分改变，干扰并破坏了软骨细胞的正常代谢导致细胞变性、坏死，胶原纤维解聚，蛋白多糖分解，软骨下骨破坏、修复，最终产生骨性关节炎。

5. 自由基学说　自由基作用软骨细胞后，引发膜脂质过氧化，使脂质过氧化代谢产物丙二醛增多，丙二醛可与 DNA 发生交联自由基也可直接攻击软骨细胞 DNA 及合成 DNA 所需的酶。

五、病理变化

1. 关节软骨的破坏　关节软骨的变形发生最早，具有特征性病变。关节软骨表面的胶原纤维退化，软骨基质内糖蛋白丢失时使关节表层的软骨变薄，在承受压力的部位出现断裂，使软骨表面呈细丝绒状物。以后软骨逐渐片状脱落而使软骨层变薄甚至消失。软骨的深层发生裂隙，关节软骨失去原来的蓝白色和光滑的色泽而变成暗黄和颗粒状（图 10-4）。软骨面的缺损程度在病变不同时期各异。

2. 软骨下骨重塑　在 OA 的病程发展中，成骨细胞的成骨活性和破骨细胞降解活性动态平衡破坏，软骨下骨出现结构上的改变。软骨下骨重塑包括早期骨周转率增加，微骨折以及后期新生血管形成和骨硬化。软骨下的骨质出现微小的骨折、坏死，关节面及周围的骨质增生构成 X 线上的骨硬化和骨赘及骨囊性变。

3. 滑膜炎症　关节滑膜可因软骨和骨质破坏、代谢物脱落如关节腔而呈腔轻度增生性改变，包括滑膜细胞的增生和淋巴细胞的浸润，其程度远不如类风湿关节炎明显。

4. 关节囊及周围肌肉　严重的骨性关节炎的关节囊壁有纤维化，周围肌腱亦受损（图 10-5）。

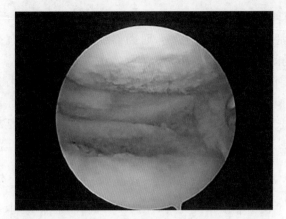

图 10-4　骨关节炎手术中所见

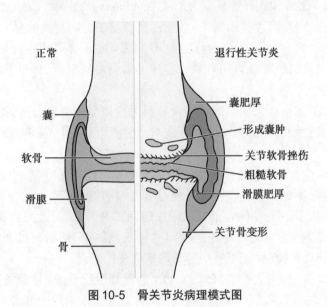

图 10-5　骨关节炎病理模式图

六、预防及治疗

OA 患者常表现为关节疼痛和运动障碍等。一般预防措施包括减少关节的磨损和外伤，注意关节的防寒保暖。

OA 治疗目的包括减轻或解除疼痛，矫正畸形，改善或恢复关节功能，提高生活自理能力。

（一）非药物治疗

1. 物理治疗　热疗、水疗、超声波、红外线等，增加局部血液循环，减轻炎症反应。

2. 辅助具及矫形器　使用手杖、拐杖、助行器等，减轻关节负荷。如有膝内翻或外翻畸形者可佩戴膝关节支具以改善下肢生物力线，使关节面均匀承重。

3. 运动疗法　运动康复训练能够改善膝骨关节炎患者疼痛，生理功能，但应避免高强度的膝关节抗阻训练，否则会引起疼痛程度加重。训练方式多样，具体如下：

（1）肌力训练：急性炎症期采用等长肌力训练，不会引起关节腔内压力升高，对关节的损伤也最小。随着炎症的消散，可开始等张肌力训练，以进一步增强全关节活动范围内的肌力，并改善肌肉运动的神经控制，提高关节的稳定性。

（2）关节活动范围训练：急性期 OA 患者的关节活动应加以限制，因重复的活动会加剧症状，延缓炎症消除，此时可以每天进行 1～2 次被动关节活动训练，以防止活动受限。慢性期关节活动范围训练应从不负重的主动运动过渡到负重的全关节活动范围的主动运动。

（3）身体适应性训练：通过散步、游泳、打太极拳和跳舞等有氧运动减轻患者体重，有效地降低 OA 的发生。

（二）药物治疗

1. 局部药物治疗　使用非甾体抗炎药（NSAIDs）的乳胶剂、膏剂、擦剂等。

2. 全身镇痛药物　对乙酰氨基酚，每天最大剂量不超过 4 000mg；口服的非甾体抗炎药包括非选择性 NSAIDs 和选择性环氧合酶 -2（cyclooxygenase-2，COX-2）抑制剂；上述治疗无效者，可使用曲马多、阿片类镇痛剂，或对乙酰氨基酚与阿片类的复方制剂。

3. 关节腔注射　如果口服药物治疗效果不显著，可联合关节腔注射透明质酸钠；对 NSAIDs 药物治疗无效的严重 OA，可行关节腔内注射糖皮质激素，每年不超过 3～4 次。

（三）手术治疗

1. 关节软骨修复术　指采用组织工程及外科手段修复关节表面损伤的透明软骨，包括自体骨软骨移植、软骨细胞移植和微骨折等技术，适用于活动量大、单处小面积负重区软骨缺损的年轻患者。

2. 关节镜清理术　对伴有机械症状的膝关节 OA 治疗效果好，如存在游离体、半月板撕裂、髁间窝狭窄等；不适合于累及软骨下骨、广泛的软骨损伤等。

3. 截骨术　多用于膝关节 OA，能最大限度地保留关节，通过改变力线来改变关节接触面；适用于青中年活动量大、力线不佳的单间室病变，膝关节屈曲超过 90°，无固定屈曲挛缩畸形、无关节不稳及半脱位、无下肢动静脉严重病变的患者。

4. 关节融合术　不作为大关节（髋，膝）OA 的常规治疗手段，易造成关节功能障碍，但可用于严重的慢性踝关节、指间关节、趾间关节 OA 且非手术治疗无效者。

5. 人工关节置换术　对于终末期 OA 是成熟且有效的治疗方法，具体应用有肩关节置换术、髋关节置换术、膝关节置换术等。

第四节　骨　折

一、概念

骨折（fracture）是指骨的完整性或连续性中断。

创伤性骨折（traumatic fracture）是指由于意外事故或暴力造成骨的完整性或连续性中断。根据暴力的作用机制分为直接暴力或间接暴力骨折。

疲劳性骨折（fatigue fracture）是指长期、反复、轻微的直接或间接外力导致肢体某一特定部位骨折，如远距离行军易致第 2、第 3 跖骨及腓骨下 1/3 骨干骨折，也称为应力性骨折。

病理性骨折（pathologic fracture）是指如骨髓炎、骨肿瘤、严重骨质疏松所致的骨骼病变，受轻微外力即发生的骨折。

二、流行病学

暴力因素（直接暴力和间接暴力）是导致骨折的最常见因素，而骨质疏松症等骨质量较差者更容易造成骨折，女性发病率高于男性，随年龄增长而呈指数增加。

三、病因

骨折可由暴力作用、积累性劳损和骨骼疾病所致。其中暴力作用分为：①直接暴力：暴力的直接作用使受伤部位发生骨折，常伴有不同程度的软组织损伤；②间接暴力：暴力通过传导、杠杆、旋转和肌收缩使肢体受力部位的远处发生骨折。

四、病理变化

详见第二章第三节中的骨折愈合部分。

五、常见骨折的成因及机制

（一）常见上肢骨折

1. 桡骨远端骨折（distal radial fracture，DRF）　指距桡骨远端关节面 3cm 以内的骨折，多见于骨质较差的中、老年人，一般为间接暴力所致。例如摔倒时，手部着地，力向上传导造成骨折（图 10-6）。

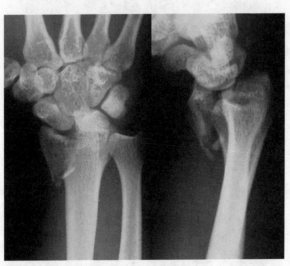

图 10-6　桡骨远端骨折

2. 舟骨骨折（scaphoid fracture）　占所有腕骨骨折的 60%～70%。多发生于青壮年，常由间接暴力致伤。例如，跌倒手掌触地，手腕强度背屈，轻微桡偏，桡骨背侧缘切断舟骨。舟骨主要由桡动脉分支经附着舟骨结节、腰部韧带内细小血管分支供血，近 1/3 为关节软骨覆盖，无血管分支进入。腕舟骨、腰部骨折时，舟骨近骨折端血供阻断，易发生骨吸收坏死，造成骨折延迟愈合或不愈合（图 10-7）。

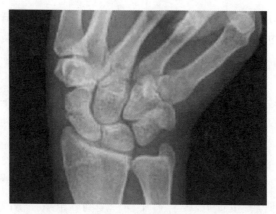

图 10-7　舟骨骨折

（二）常见下肢骨折

1. 胫、腓骨骨干骨折（tibia - fibula fracture）　见图 10-8。胫、腓骨骨干骨折占全身骨折的 10%～13.7%，其中以胫、腓骨双骨骨折最多，单纯胫骨骨干骨折次之，单纯腓骨骨干骨折最少。胫、腓骨骨干骨折多为直接暴力所致，以重物打击、撞击伤或车轮碾轧伤等多见，暴力多来自小腿的前外侧，骨折线多呈横断形或短斜形。胫骨位于皮下，易发生开放性骨折，骨折端穿破皮肤可引起肌肉挫伤。间接暴力骨折为高处坠下，旋转暴力扭伤或滑倒等所致，特点为骨折线多呈斜行或螺旋形，腓骨骨折线较胫骨骨折线高。

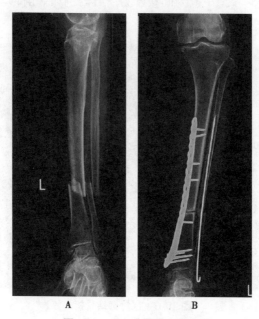

图 10-8　胫、腓骨骨干骨折

2. 足部骨折　以距骨、趾骨及跟骨多见，这 3 类骨折总共占足部骨折的约 90%。距骨骨折约占足部骨折的 35%，多由重物砸伤等直接暴力所致。距骨也是全身最容易发生应力性骨折的部位，第五跖骨近端骨折是特殊且严重的骨折，容易发生骨折延迟愈合或不愈合。趾骨骨折属于前足常见骨折，多因重物压砸足背、足趾撞触硬物造成。此外，劳损、高龄、肥胖等因素也可增加骨折风险。跟骨骨折占足部骨折的30.3%,主要为外力创伤因素所致。特别是高处坠落,足跟先着地,引起粉碎性塌陷骨折,较严重者可波及跟距关节。

(三)脊柱和骨盆骨折

1. 脊柱骨折(fracture of the spine) 占全身骨折的5%~6%,最多见的是胸腰段骨折。由于脊柱中柱和后柱包裹脊髓和马尾神经,若骨碎片或髓核组织突入该区会引起脊髓或马尾神经损伤。胸腰段脊柱($T_{10} \sim L_2$)处于两个生理弧度的交汇处,应力作用最为集中,容易发生骨折。颈椎骨折也比较常见,伴有颈髓损伤者,可出现截瘫或四肢瘫,严重影响患者生存质量,甚至会危及生命。

2. 骨盆骨折(pelvic fracture) 多由直接暴力挤压骨盆所致,占全部骨骼损伤的1%~3%,半数以上伴有合并症或多发伤。车祸以及高处坠落伤是最多见的原因,包括发生在骶骨、尾骨、髂骨、耻骨、坐骨等部位的骨折。骨盆遭受暴力(多由直接暴力引起,少数间接暴力)时,副弓(一个副弓经耻骨体及耻骨联合水平连接骶股弓,另一个副弓经耻骨及坐骨连接骶坐弓)远不如主弓坚强,先发生断裂,多伴有主弓骶髂韧带不同程度损伤。骨盆骨折对盆腔内脏器官也容易造成严重损伤,并发症有失血性休克、腹膜后血肿、尿道膀胱损伤等。

六、防治

(一)预防措施

避免和减少暴力因素导致的骨折,遵守交通法规,安全生产作业。对于老年人还应进行运动、饮食的干预,补充维生素D促进对钙磷的吸收,以预防骨质疏松性骨折的发生。

(二)治疗原则及方法

1. 复位 将移位的骨折端恢复正常或近乎正常的解剖关系,重建骨的支架作用。早期正确复位,是骨折愈合过程顺利的必要条件。

2. 固定 将骨折维持在复位后的位置,使其在良好对位情况下达到牢固愈合,是骨折愈合的关键。

3. 功能锻炼

(1)运动疗法:在不影响固定的情况下,尽快恢复患肢肌肉、肌腱、韧带、关节囊等软组织的舒缩活动。早期合理的功能锻炼和康复治疗,可促进患肢血液循环,消除肿胀;减少肌萎缩,保持肌肉力量;防止骨质疏松、关节僵硬和促进骨折愈合,是恢复患肢功能的重要保证。

(2)物理治疗:急性期可给予局部冰敷,慢性期可应用蜡疗、超声波、超短波(有金属内固定物禁用)等。对于骨折延迟愈合或不愈合,应用低强度脉冲超声可促进骨折愈合。

第十一章　心血管系统疾病

第一节　运动性心源性猝死

一、概述

心源性猝死(sudden cardiac death)是一种由心脏原因导致的意外死亡,发生时间短(一般在急性症状出现后 1h 内),患者患有已知或未知的心脏疾病。大多数心源性猝死病例与心律失常有关。大约 1/2 的心脏猝死可以被归类为心源性猝死。心源性猝死是一种公共卫生概念,具有自然、迅速和意外的特点。

运动性心源性猝死是指在运动过程中发生的心源性猝死,它不是由运动这个单一因素导致的,而是由运动和潜在的心脏疾病共同引起的心肌缺血所致。心源性猝死是运动性猝死的最主要原因,也是其最主要的表现形式。

二、流行病学

由于缺乏强制性的国家报告制度,运动性心源性猝死的实际发病率很难估计。运动员可能因为身体活动的增加而处于更高的风险中,与非运动员和休闲运动员相比,体育活动和训练的体力活动会使心搏骤停和心源性猝死风险增加 2.4~4.5 倍。虽然运动活动似乎增加了心源性猝死的相对风险,但在非运动人群的绝对病例数更大。

1. 发病率　在我国心血管病死亡率居首位,高于肿瘤及其他疾病,占居民死亡构成的40%以上。而在世界上,心血管疾病每年造成约 1 700 万人死亡,其中约 25% 是心源性猝死。

2. 年龄　心源性猝死是年轻运动员死亡的主要医学原因。随着年龄的增长,心源性猝死的风险也在增加,这是由于老年冠心病的发病率较高。研究表明,心源性猝死在大学运动员中的发病率是 1/50 000,而在高中运动员中,每 80 000 人中有 1 个心源性猝死高危者。

3. 性别　男性患有心源性猝死的风险高于女性。男性打篮球时出现心源性猝死的风险更大,约为 1/9 000。

4. 遗传　心源性猝死更容易发生于有家族性心脏病病史的年轻运动员中,或者有 50 岁前突然不明原因死亡的心源性猝死家族史的年轻运动员中。

5. 病史　在发生心源性猝死的运动员中,50%~90% 的运动员有过心血管病病史的症状,如劳累性胸痛、劳力性晕厥或晕厥史、呼吸困难或疲劳程度与用力程度不成比例、心悸或心律失常等。

6. 存活率　在美国每年超过 30 万心源性猝死的病例中,有很大一部分(高达 40%)没有人亲眼看见。心源性猝死具有时间依赖性，在主要心血管事件后的前 6～24 个月，心血管事件数量增加。对于大多数经历过心源性猝死的人来说，他们的生存取决于有能力完成基本生命支持者的存在、快速到达的除颤人员和除颤设备以及转移到医院的及时性。即使在理想情况下，估计也只有 20% 的院外心搏骤停患者能存活到出院。在社区、运动场所内放置自动体外除颤器并训练相关人员使用除颤器，有可能显著改善运动性心源性猝死患者的预后。

三、病因

心源性猝死患者病史和相关症状在一定程度上取决于潜在的病因。

（一）心血管疾病

1. 缺血性心脏病　包括隐匿型心脏病（无症状性冠心病）、心绞痛、心肌梗死、缺血性心肌病、猝死。症状性和无症状性心肌缺血是心源性猝死的危险因素。心搏骤停的幸存者，表现出心电图 ST 段下降发生率的增加，另外在 40%～86% 的患者中观察到血管狭窄 >75% 的冠心病患者。与 5 年药物治疗相比，改善或恢复缺血心肌的血流量可降低心源性猝死的风险性。

2. 非缺血性心肌病　可分为扩张型心肌病和肥厚型心肌病。非缺血性心肌病患者是第二大心源性猝死患者群体。在心源性猝死病例中，估计有 10% 可归因于非缺血性心肌病。这些患者的预后非常差，1 年死亡率为 10%～50%。

3. 瓣膜病　在瓣膜心脏病的外科治疗出现之前，心源性猝死在进展性主动脉狭窄患者中相当常见。主动脉瓣手术后心源性猝死的发生率在手术后的前 3 周最高，然后在 6 个月的随访中稳定。与主动脉狭窄相比，其他瓣膜疾病的心源性猝死风险要低得多。

4. 先天性心脏病　在已知的（包括修复的）先天性心脏病患者中，获得性心源性猝死病因包括：皮肤黏膜淋巴结综合征（川崎病）、扩张型心肌病、心肌炎。在患有结构性心脏病的患者中，先前未被确认的心脏病，心源性猝死的原因包括肥厚型心肌病、先天性冠状动脉异常。

5. 电生理学的异常　有些患者虽然没有明显的结构性心脏病，但由于存在电生理异常（长 QT 综合征、短 QT 综合征、Brugada 综合征），使他们易发生室性心动过速或心室纤维性颤动。

6. 其他猝死原因　肺栓塞是危险人群猝死的常见原因。危险因素包括既往深静脉血栓栓塞、恶性肿瘤、高凝状态的个人或家族病史，以及最近的机械创伤，如髋关节或膝关节手术等。主动脉夹层或动脉瘤破裂是院外非心律失常性心脏性死亡的另一个主要原因。

心源性猝死相关的心脏病在年轻人和老年人中有所不同。在年轻人中，主要是通道病、心肌病、心肌炎和药物滥用。而在老年人群中，以慢性退行性疾病为主（冠心病、心脏瓣膜病、心力衰竭）。有几个因素削弱了对两个年龄组的心源性猝死病因的识别，例如，年龄较大的患者可能患有多种慢性心血管疾病，因此很难确定哪一种疾病对心源性猝死的影响最大。在年轻人中，即使经过尸检，心源性猝死的病因也可能难以捉摸，因为在这个年龄组中，遗传性离子通道病或无结构异常的药物性心律失常在流行病学上与心源性猝死是相关的。

大约 50% 的心搏骤停发生在没有已知心脏病的人身上，但这其中大多数人患有隐性缺血性心脏病。有心源性猝死风险的患者可能有胸痛、疲劳、心悸和其他非特异性的前驱症状。而与冠状动脉疾病、心肌梗死和缺血性心肌病发展相关的因素，也构成运动性心源性心脏病的影响因素。这些影响因素包括早期冠状动脉家族史、吸烟、血脂异常、高血压、糖尿病、肥胖、缺乏体育运动。

鉴于尸体解剖规程和各地医学检查人员专业知识的多样性，一个标准化病理标准的裁决过程对于确定每个病例中运动性心源性猝死最可能的病因至关重要，但是目前为止这方面仍然存在局限性。

（二）运动强度超负荷

剧烈运动中，人体会产生大量儿茶酚胺，其对心肌起毒性作用，并且容易引起自主神经平衡紊乱、电解质紊乱，引起心肌代谢障碍、缺血缺氧、血管痉挛，引起心律失常或者心肌梗死，从而导致运动性心源性猝死的发生。

（三）情绪因素

激烈的比赛过程中，因强烈的求胜欲望、情绪紧张、交感神经系统兴奋、机体的疲劳感和疼痛感受到抑制、心率加快、心肌耗氧量增加、运动强度更容易超过机体的承受能力，导致急性心力衰竭，从而引起肺淤血、静脉回流障碍，最终全身循环障碍，发生运动性猝死。

（四）滥用药物

违禁药物能够增加心率、血压、能量代谢，使机体的疲劳感消失，减轻剧烈运动带来的疼痛感，增加机体力量和耐力，提高运动能力，更容易使机体耗竭。服用过量会对中枢系统产生抑制，还会导致血管收缩或者血管痉挛，引起呼吸、循环衰竭，导致心脏衰竭而造成死亡。

四、发病机制

正常情况下，冠状动脉的供血与心肌的血氧需求两者保持着动态平衡（图11-1），而当冠状动脉供血不足和心肌耗氧量剧增时，易引起心肌缺血缺氧。冠状动脉供血不足可由于斑块致管腔狭窄（> 50%），加之继发性病变和冠状动脉痉挛，使冠状动脉灌注期血量下降；血压骤升、情绪激动、体力劳累、心动过速等导致心肌耗氧量增加，可导致冠状动脉相对供血不足。

1. 人体在进行紧张、剧烈的运动时，体内代谢速度加快，血液中的儿茶酚胺水平增高，心肌需氧量增加，易出现心肌缺血缺氧，缺血若超过30min，有可能发生心肌坏死。

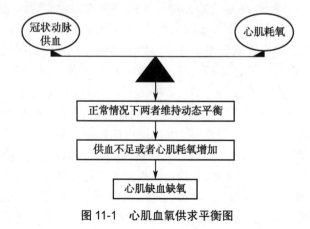

图 11-1　心肌血氧供求平衡图

2. 运动中诱发冠状动脉痉挛或栓塞,痉挛持续 20min 以上,也会引起心肌的缺血、坏死。

3. 运动时体内电解质、内分泌激素的改变和代谢产物的堆积,可引起血液理化特性的改变。

五、病理变化

广泛性冠状动脉粥样硬化病变是运动性心源性猝死的主要病理表现。动脉粥样硬化时相继出现脂纹、纤维斑块、粥样斑块、继发性病变的变化(图 11-2)。

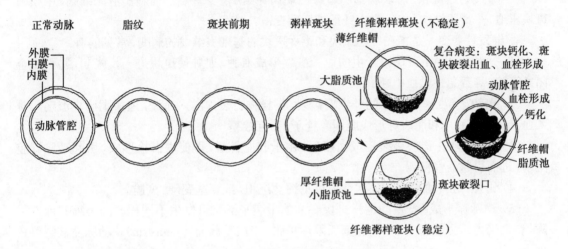

图 11-2 动脉粥样硬化血栓进展过程

(一)基本病理变化

1. 脂纹(fatty streak) 是动脉粥样硬化可见的最早病变。肉眼观,为点状或条纹状黄色不隆起或微隆起于内膜的病灶(图 11-3)。光镜下,病灶处的内膜下有大量泡沫细胞聚集。泡沫细胞体积大,圆形或椭圆形,细胞质内含有大量小空泡(图 11-4)。泡沫细胞来源于巨噬细胞和平滑肌细胞,苏丹Ⅲ染色呈橘黄(红)色,为脂质成分。

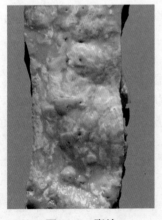

图 11-3 脂纹

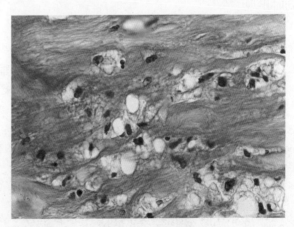

图 11-4 泡沫细胞

2.纤维斑块（fibrous plaque） 由脂纹发展而来。肉眼观，内膜表面见散在不规则隆起的斑块，颜色浅黄、灰黄色或瓷白色。光镜下，病灶表面为一层厚薄不一的纤维帽，在纤维帽之下可见数量不等的泡沫细胞、平滑肌细胞、细胞外基质和炎症细胞。

3.粥样斑块（atheromatous plaque） 也称粥瘤（atheroma），由纤维斑块深层细胞的坏死发展而来，是动脉粥样硬化的典型病变。肉眼观，内膜面可见明显的灰黄色斑块。切面，斑块既向内膜表面隆起又向深部压迫中膜。斑块的管腔面为白色质硬组织，深部为黄色或黄白色质软的粥样物质。光镜下，在纤维帽下含有大量不定形的坏死崩解产物、胆固醇结晶（针状空隙）、钙盐沉积，斑块底部和边缘出现肉芽组织，少量淋巴细胞和泡沫细胞，中膜因斑块压迫、平滑肌细胞萎缩、弹力纤维破坏而变薄。

4.继发性病变 是指在纤维斑块和粥样斑块的基础上继发的病变，常见的有：

（1）斑块内出血：斑块内新生的血管破裂形成血肿，血肿使斑块进一步隆起，甚至完全闭塞管腔，导致急性供血中断。

（2）斑块破裂：斑块表面的纤维帽破裂，粥样物自裂口溢入血流，遗留粥瘤样溃疡。排入血流的坏死物质和脂质可形成胆固醇栓子，引起栓塞。

（3）血栓形成：斑块破裂形成溃疡后，由于胶原暴露，可促进血栓形成，引起动脉管腔阻塞，进而引起器官梗死。

（4）钙化：在纤维帽和粥瘤病灶内可见钙盐沉积，致管壁变硬、变脆。

（5）动脉瘤形成：严重的粥样斑块底部的中膜平滑肌可发生不同程度的萎缩和弹性下降，在血管内压力的作用下，动脉壁局限性扩张，形成动脉瘤（aneurysm）。动脉瘤破裂可致大出血。

（6）血管腔狭窄：弹力肌层动脉（中等动脉）可因粥样斑块而导致管腔狭窄，引起所供应区域的血量减少、致相应器官发生缺血性病变。

冠状血管反应性的改变是粥样硬化性冠状动脉疾病的特点。冠状动脉粥样硬化常并发冠状动脉痉挛，造成急性心脏供血减少甚至中断，引起心肌缺血和相应的心脏病变，如心绞痛、心肌梗死等，成为心源性猝死的原因。

（二）病理分期

动脉粥样硬化发展过程可分为4期，但临床上各期并非严格按序出现，各期还可交替或同时出现。

1.无症状期或称亚临床期 其过程长短不一，包括从较早的病理变化开始，直到动脉粥样硬化已经形成，但尚无器官或组织受累的临床表现。

2.缺血期 由于血管狭窄而产生器官缺血的症状。

3.坏死期 由于血管内急性血栓形成使管腔闭塞而产生器官组织坏死的表现。

4.纤维化期 长期缺血，器官组织纤维化萎缩而引起症状。按受累动脉部位的不同，本病有主动脉及其主要分支、冠状动脉、颈动脉、脑动脉、肾动脉、肠系膜动脉和四肢动脉粥样硬化等类别。

六、预防

1.家族评估 有一级亲属存在心血管事件（心肌梗死、脑卒中、需住院治疗的不稳定型心绞痛、心力衰竭、冠状动脉重建术等）的运动员存在潜在风险，应告知运动员接受心脏评估。反复发作的早产儿或遗传性心脏病家族史是一个危险的信号，强烈建议相关人员进行家族性评估。对猝死受害者的一级亲属进行家庭筛检是一项重要的干预措施，以确定有危险的个人，就可用的治疗提出建议，并充分预防猝死。

2. 运动前评估 进行运动前个体评估，包括病史和体格检查。美国心脏协会发布了竞技运动员参与运动前筛查的指导方针，包括病史和体格检查共14项（表11-1）。

表 11-1 竞技运动员参与运动前筛查指导方针

评估类别	评估项目
个人史	胸部疼痛、身体不适、紧张、与劳累有关的压力
	不明原因晕厥、最近晕厥
	过度和无法解释的呼吸困难、与运动有关的疲劳或心悸
	心脏杂音的早期识别
	全身血压升高
	运动的优先限制
	由医生指定的心脏病早期检查
家庭史	有1个或1个以上亲属在50岁之前死于心脏病（突发、意外或其他原因）
	一位近亲在50岁之前因心脏病致残
	肥厚型或扩张型心肌病、长QT综合征或其他离子通道病、马方综合征或临床上显著的心律失常，家族成员遗传性心脏疾病的特殊内容
体格检查	心脏杂音
	排除缩窄的股动脉搏动
	马方综合征的体表特征
	肱动脉血压（坐姿）

3. 心电图检查 心电图检测潜在心血管异常的敏感性优于病史和体格检查，因此有研究者建议在标准个人防护装备上增加心电图。

4. 形成心脏护理团队 尽管在运动员中有大量关于运动性心源性猝死的知识，但还有很多工作要做，因此需要形成心脏护理团队登记并跟踪有特定异常的运动参与者。心脏护理团队需要了解相关医疗防御策略，以识别高危人群并对心血管事件做出反应。心脏护理团队应该是医生、运动员、家庭、学校和/或管理机构之间的共同参与（图11-5），以供做出全面的护理决策。

5. 应急策略 在任何运动场所，治疗心搏骤停是运动员心源性猝死防治的重要组成部分。通过快速识别、快速心肺复苏和应用自动体外除颤器，可以有效地使发生心搏骤停的运动员恢复知觉。有效的应急救援计划需要充分的培训（包括教练），快速获得有效的应急救援设备，与当地紧急救援机构进行有效沟通，并定期审查和演练应急救援计划。

6. 科学运动 运动要坚持科学，循序渐进，因个人情况量力而行，避免情绪过度紧张和运动强度超过身体负荷。训练和比赛之前要做好热身活动，运动结束后，做好整理运动，避免剧烈运动后立即终止运动而引发回心血量不足。运动过程中，要合理安排运动强度，有目的、有计划地进行体育运动。有心脏疾病的患者应在医生指导下合理锻炼，一般应禁止参加剧烈运动。

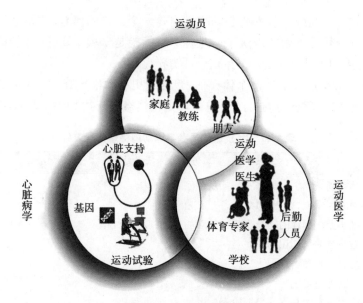

图 11-5　心脏护理团队

7. 生活方式干预　为了预防运动员发生运动性心源性猝死,建议对其进行生活方式的干预和调节,如平衡膳食、戒烟少酒、控制体重、抵制违禁药物、定期检测血压和血脂以及接受心脏护理团队的教育指导。

8. 关于运动员重返赛场的建议　明确或可能患心肌炎的运动员不应参加比赛;在疾病开始后 3～6 个月内不应该考虑运动;如果运动员的心室收缩功能、心肌损伤血清标志物恢复正常,临床相关的心律失常就不复存在,运动员可回归竞技体育。

第二节　心 肌 病

一、概述

心肌病(cardiomyopathy)是一组异质性心肌疾病,即由不同病因(遗传性病因较多见)引起心肌病变导致心肌机械和 / 或心电功能障碍的疾病,常表现为心室肥厚或扩张。心肌病可局限于心脏本身,也可为系统性疾病的部分表现,最终可导致心源性猝死和心力衰竭。

二、分类

目前,人们对心肌病的病因和发病机制逐步有所了解,其分类是以病理生理学、病因学、病原学和发病因素为基础进行的,包括扩张型心肌病、肥厚型心肌病、限制型心肌病、致心律失常型右心室心肌病、未分类的心肌病及特异性心肌病。此外,地方性心肌病(克山病)也被列入特异性心肌病之中。

1. 扩张型心肌病(dilated cardiomyopathy)　是一种异质性心肌病,以心室扩大和心肌收缩功能降低为特征,发病时除高血压、心脏瓣膜病、先天性心脏病或缺血性心脏病等外,扩张型心肌病的患者会发生心脏逐渐扩大、心室收缩功能降低、心力衰竭(心衰)、室性和室上性心律失常、传导系统异常、血栓栓塞和猝死。

2. 肥厚型心肌病（hypertrophic cardiomyopathy） 是一种以心肌肥厚为特征的心肌疾病，主要表现为左心室壁增厚，通常指二维超声心动图测量的室间隔或左心室壁厚度≥15mm，或者有明确家族史者厚度≥13mm，通常不伴有左心室腔的扩大，需排除负荷增加如高血压、主动脉瓣狭窄和先天性主动脉瓣下隔膜等引起的左心室壁增厚。

3. 限制型心肌病（restrictive cardiomyopathy） 是以单侧或双侧心室充盈受限和舒张期容量减少为特征，收缩功能和室壁厚度正常或接近正常，间质纤维组织增生的疾病。

4. 致心律失常型右心室心肌病（arrhy-thmogenic right ventricular cardio-myopathy, ARVC） 又称右室心肌病，是指右心室心肌被纤维脂肪组织进行性替代的心肌病，早期呈区域性，晚期累及整个右心室或向左心室和心房蔓延，多见于中青年，男性多发。

三、流行病学

根据心肌病发生的年龄或性别分别进行统计时，患病率有所不同。肥厚型心肌病在成人中的发病率似乎无种族差异，疾病通常发生在青少年和青壮年。儿童心肌病的发病率在1岁时最高（4.58/10万），1~18岁的发病率要低得多（0.34/10万）。扩张型心肌病发病率呈现增长趋势，平均发病年龄约为40岁，男性多于女性（3:1），全球年发病率为7/10万，患病率为40/10万，国内2年病死率为41.2%，5年病死率为80%。ARVC的患病率为1/2 000~5 000，占运动员心源性猝死原因的3%~27%。限制型心肌病在热带地区多发，我国仅有散发病例，多数患者年龄在15~50岁。

年轻运动员尸检结果显示，肥厚型心肌病、ARVC、扩张型心肌病是猝死的主要原因。心脏性猝死常见于10~35岁的年轻患者，心力衰竭死亡多发生于中年患者，肥厚型心肌病相关心房颤动（房颤）导致的卒中则以老年患者多见。

四、病因

（一）肥厚型心肌病

1. 遗传因素 绝大部分肥厚型心肌病呈常染色体显性遗传，约60%的成年肥厚型心肌病患者可检测到明确的致病基因突变。目前分子遗传学研究证实，40%~60%肥厚型心肌病患者为编码肌小节结构蛋白基因突变，已发现27个致病基因与肥厚型心肌病相关。

2. 非遗传相关因素 临床诊断的肥厚型心肌病中，5%~10%是由其他遗传性或非遗传性疾病，包括先天性代谢性疾病（如糖原贮积病、肉碱代谢疾病、溶酶体贮积病）、神经肌肉疾病（如Friedreich共济失调）、线粒体疾病、畸形综合征、系统性淀粉样变等引起的。这类疾病临床罕见或少见。

3. 其他因素 另外还有25%~30%为不明原因的心肌肥厚。值得注意的是，近年的研究发现，约7%的肥厚型心肌病患者存在多基因或复合突变，发病可能较单基因突变者更早，临床表现更重，预后更差。

（二）扩张型心肌病

伴随着分子遗传学的发展，新的分类方案基于遗传学将扩张型心肌病的病因分为原发性和继发性两类。

1. 原发性扩张型心肌病 家族性扩张型心肌病遗传学改变的主要方式为常染色体遗

传。获得性扩张型心肌病指遗传易感与环境因素共同作用引起的扩张型心肌病。特发性扩张型心肌病原因不明，需要排除全身性疾病，据文献报道约占扩张型心肌病的50%。

2. 继发性扩张型心肌病　指全身性系统性疾病累及心肌，心肌病变仅是系统性疾病的一部分。继发性扩张型心肌病是由长期未治疗的全身性高血压、缺血性心脏病、病毒性心肌炎、浸润性疾病（如结节病、淀粉样变性、血色素沉积症）、自身免疫性疾病或毒素（如乙醇）引起的。

（三）限制型心肌病

限制型心肌病可能与非化脓性炎症、体液免疫反应异常、变态反应和营养不良有关，也有报道称本病可呈家族性发病。

（四）致心律失常型右心室心肌病

ARVC家族性发病多见，占30%～50%，多为常染色体显性遗传，已经证实7种基因突变与ARVC有关。约2/3患者的心肌可见散在或弥漫性的炎细胞浸润，提示炎症反应在ARVC的发病中起到重要作用。

五、发病机制

（一）肥厚型心肌病

基因突变引起肥厚型心肌病的发病机制目前仍不明确。有两种解释：第一，基因突变导致肌纤维收缩功能受损，从而代偿性地出现心肌肥厚和舒张功能障碍；第二，基因突变导致钙循环或钙敏感性、能量代谢受到影响，从而出现心肌肥厚、纤维化、肌纤维排列紊乱及舒张功能改变。以上两种解释互为补充，但是都不能够完全阐明其厚型心肌病的发机制。

（二）扩张型心肌病

扩张型心肌病是遗传因素、自身免疫异常、病毒感染、毒物或药物等多因素共同作用所致的。

1. 基因突变　在扩张型心肌病的致病机制中有重要作用，与编码心肌结构蛋白、细胞骨架、核膜蛋白、离子通道蛋白等相关的基因突变也被发现与扩张型心肌病相关。目前已发现超过40个基因突变可导致扩张型心肌病。

2. 遗传　随着分子遗传学及全基因连锁分析检测技术的发展，近年来的研究发现，超过40%的扩张型心肌病患者具有家族遗传倾向。扩张型心肌病的遗传模式多种多样，包括常染色体显性遗传、常染色体隐性遗传、X连锁遗传及线粒体遗传，其中最主要的为常染色体显性遗传。

六、病理

（一）扩张型心肌病

扩张型心肌病主要表现为心脏扩大，并有一定程度的心肌肥厚。肉眼观，心脏重量增加，可达500～800g或更重（男性>350g，女性>300g）。两侧心腔明显扩张，心室壁略厚或正常（离心性肥大），心尖部室壁常呈钝圆形（图11-6）。二尖瓣和三尖瓣可因心室扩张致关闭不全。心内膜增厚，常见附壁血栓。光镜下，心肌细胞不均匀性肥大、伸长，细胞核大，浓染，核型不整。肥大和萎缩的心肌细胞交错排列。心肌细胞常发生空泡变、小灶性肌溶解，心肌间质纤维化和微小坏死灶或瘢痕灶。

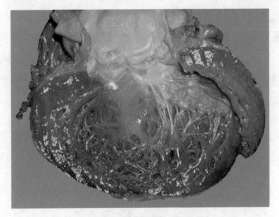

图 11-6　扩张型心肌病

（二）肥厚型心肌病

肥厚型心肌病患者心脏质量增加，可达正常心脏的 2 倍，约 600g，甚至 1 000g 以上。大体病理可见心脏肥大、心壁不规则增厚、心腔狭小，一般左心室壁肥厚程度重于右心室（图 11-7）；90% 为非对称性肥厚，其他表现为左心室向心性肥厚、左心室后壁肥厚、心尖部肥厚等。组织病理可见心肌纤维排列紊乱及形态异常，也称为心肌细胞紊乱或无序排列；其他表现包括心肌细胞肥大、间质纤维化和心肌间质小冠状动脉异常（管壁增厚、管腔严重缩小）。肥厚型心肌病患者心肌亚微结构改变包括肌小节结构异常、肌原纤维排列紊乱和多种细胞器数量增多等。

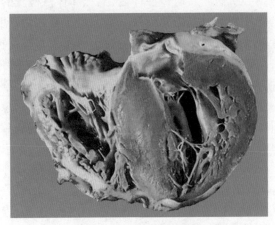

图 11-7　肥厚型心肌病
室间隔非对称性肥厚，心室腔及左室流出道狭窄。

（三）限制性闭塞性心肌病

肉眼观，心腔狭窄，心内膜及心内膜下纤维性增厚可达 2～3mm，呈灰白色，以心尖部为重，向上蔓延，累及三尖瓣或二尖瓣（可引起关闭不全）。光镜下，心内膜纤维化，可发生玻璃样变和钙化，伴有附壁血栓形成。心内膜下心肌常见萎缩和变性改变，称为心内膜心肌纤维化。

（四）致心律失常型右心室心肌病

ARVC 的主要病理变化是右室局部或全部心肌为脂肪组织或纤维脂肪组织替代，主要累及流出道、心尖或前下壁，心肌组织可见散在或弥漫性的淋巴细胞浸润（图 11-8）。病变区域的心室壁变薄，可伴瘤样扩张。临床上，主要表现为右心室进行性扩大、难治性右心衰竭和/或室性心动过速。

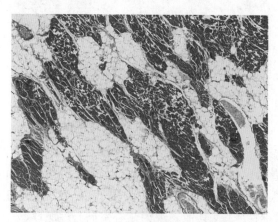

图 11-8　致心律失常性右心室心肌病

右心室局部被脂肪组织所替代

七、预防

1. 运动前评估　包括心肌病家族遗传性评估、病史和体格检查的评估。

2. 心电图检测　心电图在运动员心血管评估中起着重要作用，可检测心肌病患者的心脏功能。心电图不仅可以反映运动员中常见的良性运动所致心脏重构的特征，而且可以用于区分运动员的生理性心脏增大和病理心肌疾病。心电图提示有心肌病症状的运动员需要进行全面和明确的评估，包括无创心脏成像、运动测试和动态节律监测相结合。

3. 心脏护理团队　负责运动员心血管护理的临床医生应该熟悉与心肌病相关的心电图结果。在包括心电图在内的运动前筛查中，发现有任何异常的无症状运动员都应该进行进一步检查。如果运动员出现潜在心肌病症状（如运动不耐受、不适当的劳力性呼吸困难、胸痛、心悸或晕厥），应立即进行评估。这项评估应由一个运动医学小组进行。该小组成员包括一名熟悉心肌病并具有照顾运动员经验的心血管专家。

4. 运动指导　与久坐不动的患者相比，患肥厚型心肌病的运动员表现出较少的左心室肥大和正常的舒张功能指数。有研究显示，在低风险肥厚型心肌病的成年运动员中，与减少或退出体育活动的人群相比，自愿决定参加竞技体育活动与重大心脏事件风险增加或临床恶化无关。在较年轻或种族多样化的运动员人群、具有更严重肥厚型心肌病的患者中，可能看不到类似的结果。根据欧洲预防心脏病学协会的建议，对于心源性猝死风险评分低和轻度肥厚型心肌病的无症状成人，综合临床评估结果，可以考虑让其参加高强度运动或竞争性运动。

5. 生活指导　无症状肥厚型心肌病患者可参加低强度运动和娱乐活动。肥厚型心肌病患者不适合参加剧烈的竞技运动，与年龄、性别、种族、是否存在左心室流出道梗阻、是否有经皮室间隔心肌消融术或室间隔心肌切除术治疗史、是否植入心律转复除颤器无关。

6. 运动员重返赛场建议　目前认为，安装植入型心律转复除颤器是预防肥厚型心肌病患者发生心源性猝死的唯一可靠方法。肥厚型心肌病患者应避免参加竞技性体育活动，这有助于预防心源性猝死。建议扩张型心肌病运动员除了低强度运动外，不参加任何竞技运动。致心律失常型右心室心肌病患者，因为身体活动会促进疾病进展，所以不能参加竞技运动。

第三节　冠状动脉粥样硬化性心脏病

一、概念

冠状动脉粥样硬化性心脏病（coronary atherosclerotic heart disease, CHD）是冠状动脉发生动脉粥样硬化病变而引起血管腔狭窄或阻塞，导致心肌缺血缺氧或坏死而引起的心脏病，简称为冠心病（coronary heart disease）或缺血性心脏病（ischemic heart disease）。

二、分类

1. 无症状性心肌缺血　患者无症状，但静息、动态时或负荷试验心电图示有 ST 段压低，T 波减低、变平或倒置等心肌缺血的客观证据；或心肌灌注不足的核素心肌显像表现。

2. 心绞痛　稳定型心绞痛（stable angina pectoris）也称劳力性心绞痛，是在冠状动脉固定性严重狭窄基础上，由于心肌负荷增加引起心肌急剧、暂时缺血缺氧的临床综合征。其特点为阵发性前胸压榨性疼痛或憋闷感觉，主要位于胸骨后部，可放射至心前区和左上肢尺侧，常发生于劳力负荷增加时，持续数分钟，休息或用硝酸酯制剂后疼痛消失。而劳力性心绞痛以外的缺血性胸痛统称为不稳定型心绞痛（unstable angina）。

3. 心肌梗死　在冠状动脉病变基础上，发生冠状动脉血供急剧减少或中断，使相应的心肌严重而持久地急性缺血导致心肌坏死。

4. 缺血性心肌病　表现为心脏增大、心力衰竭和心律失常，为长期心肌缺血或坏死导致心肌纤维化而引起，临床表现与扩张型心肌病类似。

5. 猝死　因原发性心搏骤停而猝然死亡，多为缺血心肌局部发生电生理紊乱，引起严重的室性心律失常所致。

近年来，人们趋向于根据发病特点和治疗原则 CHD 分为慢性心肌缺血综合征和急性冠脉综合征两大类。慢性心肌缺血综合征也称慢性冠脉病，包括稳定型心绞痛、缺血性心肌病和隐匿性冠心病。急性冠脉综合征是指在冠状动脉粥样硬化的基础上，斑块破裂、出血或痉挛，导致血栓形成，完全或不完全堵塞冠状动脉的急性病变为病理基础的一组临床综合征，包括不稳定型心绞痛、非 ST 段抬高心肌梗死及 ST 段抬高心肌梗死，这 3 种病症的共同病理基础均为不稳定的粥样斑块。

三、流行病学

冠心病是 30 岁以上运动员中最常见的心源性猝死原因。在发达国家，冠心病是导致死亡和残疾的主要原因。尽管在过去数十年里，这种疾病的死亡率在西方国家已经逐渐下降，

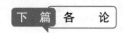

但35岁以上的人群中仍有1/3的人死于这种疾病。2016年美国心脏协会心脏病和脑卒中统计数据中，在美国20岁及以上的人群中，冠心病患者有1551万人。随着年龄的增长，女性和男性的患病率都在增加。大约每42s就有一个美国人患上心肌梗死。

我国心血管疾病患者现有人数为2.9亿，其中冠心病患者1100万人。根据《中国卫生和计划生育统计年鉴（2017）》，2016年中国城市和农村居民冠心病死亡率继续保持2012年以来的上升趋势，农村地区冠心病死亡率上升趋势明显，男性冠心病死亡率高于女性。2002—2016年急性心肌梗死死亡率总体仍呈上升态势，从2005年开始，急性心肌梗死死亡率呈现快速上升趋势，至2016年急性心肌梗死死亡率城市为58.69/10万，农村为74.72/10万。

国家卫生健康委员会冠心病介入治疗注册数据显示：2017年我国冠心病介入治疗总例数为753 142例（包括网络直报数据及部队医院数据）较2016年增长13%。2017年经皮冠状动脉介入治疗（percutaneous coronary intervention，PCI）平均置入支架数为1.47枚。经桡动脉路径进行介入手术仍占绝对优势（90.89%）。PCI术后患者死亡率稳定在较低水平（0.23%）。ST段抬高型心肌梗死患者中直接PCI比例为42.2%，较2016年（38.91%）进一步提升。

四、病因

冠心病的病因尚未完全明确，一般认为是多种因素作用于不同环节所致的多病因疾病（表11-2）。其中最常见的病因为冠状动脉粥样硬化，约占冠心病的90%。其他病因有糖尿病、高血压、高胆固醇血症、代谢综合征、肥胖症、吸烟、缺乏体育锻炼等，还有一些不能改变的因素，如家族遗传史、年龄、性别等。

表11-2　冠心病的危险因素

可逆性因素	不可逆性因素
高血压	心血管病家族遗传史
低高密度脂蛋白血症（<0.9mmol/L）	性别（男＞女）
高胆固醇血症（>5.20mmol/L）	年龄（40岁以上）
高脂蛋白A	
高甘油三酯血症（2.8mmol/L）	
肥胖（腹型肥胖）	
高胰岛素血症	
糖尿病	
代谢综合征	
吸烟	
缺乏运动	

1. 糖尿病　是冠心病发展及再发的最重要危险性因素之一。糖尿病患者由于胰岛素分泌不足，作为能量来源的葡萄糖大量流失，人体靠分解脂肪供给能量，使大量甘油三酯、胆固醇及游离脂肪酸进入血液，从而为动脉粥样硬化和糖尿病微血管病变提供了条件，促进冠心病的发生和发展。严格的血糖控制通过减缓动脉粥样硬化的形成以及减少后续并发症（如肾型高血压）的发生，可以降低冠心病的风险。

2．高血压　病情较重或病程较长者多半会并发轻重不等的冠心病。收缩压在 115～185mmHg，每增加 20mmHg，发生缺血性心脏病的风险就会增加 1 倍。长期高血压使血管内压力持续增高，血液对管壁的冲击力显著加大，结果使血管内壁发生机械性损伤；血管内膜一旦损伤，胆固醇、甘油三酯很容易渗入血管壁，并在那里沉积而形成微血栓，这些微血栓又不断吸引血脂，增加沉积。另外，高血压时，血管长期处于痉挛状态，使管壁营养不良也易引起胆固醇等脂质沉着。

3．胆固醇血症　患高胆固醇血症者血脂含量长期处于高水平，机体对血脂的调节作用发生紊乱，在精神紧张、情绪剧烈波动、血压升高及吸烟过多的情况下可导致动脉内膜损伤，使本来不能渗入动脉血管壁内的血脂成分渗入动脉管壁之中，并逐渐在那里沉积起来，形成微小血栓，使管腔逐渐变窄，血流受阻，并且使动脉管壁弹性降低，质地变硬，形成动脉粥样硬化。

4．代谢综合征　是多个危险性因素并存的状态，包括高血压、腹型肥胖、血脂异常和胰岛素抵抗。当出现代谢综合征时，患者发生致死性冠心病的概率增加 4 倍。预防代谢综合征措施主要是控制体重增长、改变行为习惯，如增加锻炼、避免久坐、减少热量和盐的摄入等。

5．肥胖症　肥胖使心脏负担加重、血压上升。过多食用高热量食物可使血脂增高，冠状动脉粥样硬化形成并加重。此外，肥胖者往往体力活动少，妨碍冠状动脉粥样硬化病变部位侧支循环的形成。减肥可以减轻高血压、高血脂等的危险因素，也可减轻心脏负担。因此，为了预防冠心病，应坚持运动锻炼，注意预防肥胖。

6．吸烟　是最主要的可逆性心血管危险因素之一。卷烟的烟雾中含有 3 000 多种有害物质，其中危害最大的是煤焦油、尼古丁、一氧化碳等。一氧化碳与血红蛋白的结合力比氧与血红蛋白的结合力约大 250 倍，吸烟后进入血液的一氧化碳抢先与血红蛋白结合，导致血液含氧量明显减少，碳氧血红蛋白可引起动脉内壁水肿，妨碍血液流通，在此基础上胆固醇易沉积，血小板易附着，从而为动脉粥样硬化奠定了基础。

7．遗传因素　冠心病有家族发病的倾向，说明冠心病可能与遗传因素有关。冠心病的病变基础是冠状动脉粥样硬化，而动脉粥样硬化与内分泌功能失调、饮食结构不当及家族遗传等因素有关。研究发现，大约每 500 人中就有 1 人的动脉硬化是通过基因缺陷遗传的。

8．性别　女性冠心病发病率明显低于男性，主要是雌激素对女性心脏起了十分重要的保护作用。雌激素通过对血脂的影响抑制了动脉粥样硬化的过程，从而减少了女性冠心病的发生。女性在绝经期后由于雌性激素分泌减少，这种保护作用明显减弱，因此冠心病的发病率迅速上升。另外，男性所处的人际关系更复杂，精神更紧张也是原因之一。

9．寒冷刺激　调查资料表明，我国北方寒冷地区的冠心病发病率明显高于南方地区。由于低温刺激引起体表小血管痉挛，导致动脉血管的收缩、舒张功能发生障碍，血液流速减慢而不能完成正常的循环功能，为了进行功能补偿，心脏必须加强工作以维持正常血流速度，从而加重了心脏的负担。当寒冷刺激使心脏负担加重时，即可导致心肌缺血缺氧，轻则发生心绞痛，重则导致心肌梗死。

10．饮食　在冠心病的发病过程中，高胆固醇血症是其重要原因之一，而高胆固醇血症又与饮食有密切的关系。胆固醇和甘油三酯是导致心血管病发病的最具有临床意义的两种血脂，它们的来源是从食物中摄取和体内合成。动物脂肪摄入过多，血液中的胆固醇、甘油三酯水平就会增高。在正常情况下，碳水化合物食物主要生理功能是为机体提供热量，但食入过量时未被消耗的部分被肝脏转化为脂肪，储存在体内。因此，经常饮食不节制的人易患冠心病。

11. 缺乏运动　不运动的人会有更高的心血管风险以加速动脉粥样硬化。久坐人群较低水平的体力活动与颈动脉内膜厚度的增加呈现显著相关，而内膜厚度明显增加是早期动脉硬化的标志。对于久坐不动的冠心病患者，少量轻度或中强度的运动可能有较大的健康益处。

五、发病机制

冠心病是动脉粥样硬化导致器官病变的最常见类型。关于动脉粥样硬化的发病机制，曾有多种学说从不同角度来阐述，包括损伤-应答反应学说、脂质浸润学说、炎症学说、氧化应激学说。

（一）损伤-应答反应学说

损伤-应答反应学说即内皮损伤学说。内皮细胞不仅是血液和血管平滑肌之间的一层半通透性屏障，而且可通过释放具有抗增生效应的扩血管物质以及具有促有丝分裂作用的缩血管物质，对血管进行局部调节。各种刺激因素（机械性、低密度脂蛋白、高胆固醇血症、吸烟、毒素和病毒等）都可使内皮细胞结构和功能发生不同程度的损伤。轻者使其通透性增加，重者使内皮细胞变性、坏死、脱落。内皮细胞屏障功能的损伤，使血浆成分（包括脂蛋白）易过量沉积在内膜，同时引起血小板黏附、聚集和释放各种活性物质，进一步加重内皮细胞的损伤。

损伤的内皮细胞分泌细胞因子或生长因子，吸引单核细胞聚集、黏附于内皮，并迁入内皮下间隙，经其表面的清道夫受体、CD36 受体和 Fc 受体的介导，源源不断地摄取已进入内膜发生氧化的脂质，形成单核细胞源性泡沫细胞。内皮细胞的损伤或非剥脱性的功能障碍以及内皮细胞更新、增生，均可引起其分泌生长因子，从而激活动脉中膜平滑肌细胞经内弹力膜的窗孔迁入内膜，并发生增生、转化、分泌细胞因子以及合成细胞外基质。平滑肌细胞经其表面的淋巴浆细胞性淋巴瘤（lymphoplasmacytic lymphoma，LPL）受体介导而吞噬脂质，形成平滑肌细胞源性泡沫细胞（图 11-9）。

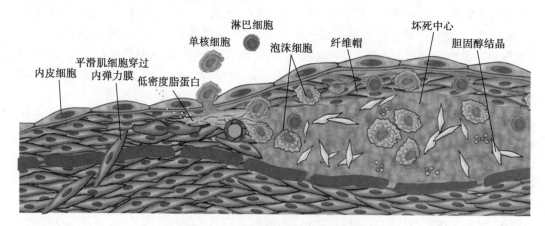

图 11-9　动脉粥样硬化的发病机制

（二）脂质浸润学说

胆固醇引起血管内皮损伤，血管通透性改变，脂质经内皮侵入动脉壁并沉积，引发单核巨噬细胞黏附于内皮并吞噬脂质形成泡沫细胞，导致动脉粥样硬化病变形成。降低低密度脂蛋白胆固醇水平，可明显减少高胆固醇血症患者发生心血管疾病的危险，也可使低密度脂蛋白胆固醇水平正常的患者获益。

（三）炎症反应学说

炎症病变贯穿动脉粥样硬化病变的起始、进展和并发症形成的全过程，动脉粥样硬化发病初期主要表现为急性渗出性炎症，而在进展期主要表现为慢性增生性炎症的特点。

在动脉粥样硬化病变的早期（脂纹期），炎症反应主要表现为氧化型 - 低密度脂蛋白（oxidized low density lipoprotein，ox-LDL）等损伤血管内皮细胞，刺激血管内皮细胞表达血管细胞黏附因子等黏附分子，促进单核细胞、T 细胞等黏附于血管内皮细胞，通过血管内皮细胞连接处迁移至内膜下，活化为巨噬细胞，后者摄取脂蛋白变为泡沫细胞。除了 ox-LDL 外，胆固醇、氧化性磷脂、炎症细胞因子（IL-1B、TNF-α 等）也可刺激血管内皮细胞表达血管细胞黏附因子、P 选择素、E 选择素等黏附分子。炎症细胞迁移的方向取决于化学趋化蛋白，单核细胞趋化蛋白 -1 吸引单核细胞，干扰素 -γ 诱导的趋化因子 CXC 吸引淋巴细胞，嗜酸性粒细胞趋化因子吸引肥大细胞至血管内膜。来自间质细胞的单核细胞集落刺激因子能刺激单核细胞表达清道夫受体，介导巨噬细胞的吞噬反应。在血管内膜，单核细胞集落刺激因子可刺激巨噬细胞分泌大量生长因子和细胞因子，粒细胞 - 单核细胞集落刺激因子增加巨噬细胞数量，刺激巨噬细胞释放髓过氧化物酶，诱导炎症反应。

在动脉粥样硬化进展期（纤维性斑块、粥样斑块），管壁局部主要表现为增生性炎症。在生长因子和细胞因子的作用下，血管平滑肌细胞表型改变，由中膜迁移至内膜并大量分裂、增殖，同时伴有巨噬细胞、T 细胞浸润，结缔组织增生，导致血管重构。病理学检查表明，动脉粥样硬化斑块的纤维帽由血管平滑肌细胞、T 细胞、巨噬细胞、胶原纤维、弹力纤维、糖蛋白、脂质和坏死细胞碎屑组成。

在动脉粥样硬化后期（不稳定斑块、斑块破裂和血栓形成），局部炎症、活化的杀伤性 T 细胞可使血管内皮细胞死亡或凋亡，加之局部炎症介质诱生的基质金属蛋白酶，导致动脉粥样硬化斑块破裂。斑块内炎症细胞可分泌血管生长因子，促使斑块内微血管形成；在炎症细胞因子刺激下，斑块内胶原酶增多，降解细胞外基质中的胶原纤维，导致动脉粥样硬化斑块破裂、出血及继发性血栓形成。

（四）氧化应激学说

氧化应激和抗氧化防御失衡导致机体活性氧簇紊乱、产生过多活性氧自由基，从而导致机体病理损伤。脂质被组织代谢过程中产生的氧自由基氧化形成 ox-LDL，ox-LDL 本身的细胞毒作用促进巨噬细胞形成泡沫细胞，刺激内皮细胞多种炎症因子和黏附分子表达释放，诱导内皮细胞和平滑肌细胞增生、移位。血小板的黏附、聚集，进一步加剧了炎症反应。ox-LDL 被认为是引起炎症反应形成动脉粥样硬化的关键物质。

六、病理

冠心病最常由动脉粥样硬化斑块引起，运动可能会刺激斑块破裂。其进展性发展与冠状动脉危险因素，如高血压、糖尿病、血脂异常、吸烟、非法使用药物和动脉粥样硬化家族史有关。详细的病理变化描述参见第十二章第一节相关内容。

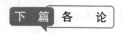

七、预防

(一)危险因素管理

1. **血脂管理** 饮食治疗和改善生活方式是治疗血脂异常的基础措施。无论是否选择药物调脂治疗,都必须坚持控制饮食和改善生活方式。冠心病患者建议低脂饮食。低密度脂蛋白胆固醇的治疗目标是低于 1.8mmol/L(70mg/dL),或在无法达到目标水平时,低密度脂蛋白胆固醇降低幅度超过 50%。

2. **血压管理** 建议所有冠心病患者进行生活方式调整:控制体重,增加身体锻炼,节制饮酒,限盐,增加新鲜果蔬和低脂饮食,避免过度劳累。如果冠心病患者血压≥140/90mmHg(1mmHg=0.133kPa),在生活方式调整的同时,考虑使用降压药物。降压药物应根据患者具体情况选择,但建议包括血管紧张素转换酶抑制剂或血管紧张素Ⅱ受体拮抗剂和/或β受体阻滞剂,血压治疗目标应<140/90mmHg。糖尿病患者血压控制目标建议为130/80mmHg。

3. **糖尿病患者血糖管理** 对于糖尿病病程较短,预期寿命较长的冠心病患者,糖化血红蛋白目标值≤7%是合理的。对年龄较大、糖尿病病程较长、存在低血糖高危因素患者,糖化血红蛋白目标应控制在<8.0%。对慢性疾病终末期,如终末期肾脏病、恶性肿瘤伴有转移、中重度认知功能障碍等患者,糖化血红蛋白控制目标可适当放宽至<8.5%。为达到糖化血红蛋白的目标值,推荐给予药物治疗。冠心病患者不应选用罗格列酮治疗。

4. **体重管理** 医生应建议冠心病患者通过有计划的锻炼、限制热量摄取和日常运动来控制体重,目标体重指数(body mass index,BMI)为 18.5~24.9kg/m²。减重治疗的起始目标为体重较基线下降5%~10%。如成功,可尝试进一步减重。

5. **戒烟** 冠心病患者应戒烟,避免被动吸烟,必要时可借助药物戒断。

6. **社会心理因素管理** 对于冠心病患者,筛查其是否合并抑郁、焦虑、严重失眠等心理障碍,如有指征,建议进行心理治疗或药物治疗。

7. **酒精管理** 酒精对心血管系统的影响尚有争议,故不推荐饮酒。对于有饮酒史的冠心病患者,如对酒精无禁忌,建议非妊娠期女性每天饮用酒精不超过 15g(相当于 50 度白酒30mL),男性每天不超过 25g(相当于 50 度白酒 50mL)。

(二)运动指导

1. **运动影响冠心病的发生、发展** 运动可协调血脂水平,减少脂质的沉积,从而影响冠状动脉粥样硬化的发生和发展;能够抑制血管内氧化应激反应,改善内皮功能,改善冠状动脉粥样硬化;能够增加心肌毛细血管的密度,并改善稳定型冠心病患者冠状动脉侧支循环的生长和血流状况,进而促进心肌的血氧供应;还可调控冠心病的危险因素,如高血压、高血糖、高血脂(高脂血症),间接影响冠心病的进展过程。

2. **冠心病患者的运动指导** 冠心病运动康复被列入美国心脏协会、美国心脏病学会和欧洲心脏病学会的 I 级推荐。2018 年的美国运动指南推荐:每周应进行 5d 及以上、30min/d以上(即每周 150min 以上)中等强度的有氧运动;或者每周应 3d 及以上、25min/d 以上(即每周共 75min 以上)高强度的有氧运动;或者每周 2d 及以上中高强度有氧运动组合的运动。运动的方式众多,如跑步、步行、登山、游泳等。

对所有冠心病患者,建议根据体育锻炼史和/或运动试验情况进行风险评估,以指导运动和预防治疗。根据心功能水平,确定可进行的体力活动水平(表 11-3)。推荐首诊时发现具有缺血风险的患者参与医学监督项目（如心脏运动康复）和医生指导下基于家庭的锻炼项目。

表 11-3 不同心功能水平及其可进行的体力活动

心功能	能量代谢水平/MET	可进行的体力活动
Ⅰ级	≥7	携带 10.90kg 重物连续上 8 级台阶，携带 36.29kg（80 磅）重物进行铲雪、滑雪、打篮球、回力球、手球或踢足球、慢跑或快走（速度为 8.045km/h）
Ⅱ级	≥5,<7	携带 10.90kg 以下重物上 8 级台阶、进行养花种草类型的工作、步行（速度为 6.436km/h）
Ⅲ级	≥2,<5	徒手走下 8 级台阶，可以自己淋浴、换床单、拖地、擦窗、步行（速度为 4.023km/h），打保龄球，连续穿衣
Ⅳ级	<2	不能进行上述活动

注：代谢当量（metabolic equivalent，MET）是以安静、坐位时的能量消耗为基础，表达各种活动时相对能量代谢水平的常用指标。1MET 相当于 VO$_{2max}$ 3.5mL/（kg•min）。Ⅰ级：患者患有心脏病，但活动量不受限制，平时一般活动不引起疲乏、心悸、呼吸困难或心绞痛。Ⅱ级：心脏病患者的体力活动受到轻度限制，休息时无自觉症状，但一般体力活动下可出现疲劳、心悸、呼吸困难或心绞痛。Ⅲ级：心脏病患者体力活动明显受限，小于平时一般活动即引起上述症状。Ⅳ级：心脏病患者不能从事任何体力活动，休息状态下出现心力衰竭症状，体力活动后加重。

第四节 高 血 压

一、概念和分类

1. 高血压（hypertension） 是指体循环动脉血压（blood pressure，BP）持续升高，是一种可导致心、脑、肾和血管改变的常见临床综合征。成年人收缩压≥140mmHg 和 / 或舒张压≥90mmHg 被定为高血压。另外根据血压升高的水平，进一步将高血压分为 1～3 级（表 11-4）。

表 11-4 血压水平分类和定义

分类	收缩压 /mmHg		舒张压 /mmHg
正常血压	<120	和	<80
正常高值血压	120～139	和 / 或	80～89
高血压	≥140	和 / 或	≥90
1 级高血压（轻度）	140～159	和 / 或	90～99
2 级高血压（中度）	160～179	和 / 或	100～109
3 级高血压（重度）	≥180	和 / 或	≥110
单纯收缩期高血压	≥140	和	<90

注：当收缩压和舒张压分属于不同分级时，以较高的级别作为标准。以上标准适用于任何年龄的成年男性和女性。

2. 运动员高血压 高血压是世界范围内普遍存在的疾病，一般人群和职业运动员都有可能患上这种疾病。运动员高血压即发生在运动员身上的高血压。

3. 运动性高血压　指在一定的运动负荷下,运动过程中或刚刚结束时,血压超出正常人反应性增高的生理范围的一种现象,运动时收缩压≥200mmHg 和 / 或舒张压≥90mmHg,且较运动前上升≥10mmHg。

二、流行病学

(一) 高血压

目前,我国高血压患者已超过 2.7 亿,估算由高血压带来的直接经济负担超 2 104 亿元。近几十年来,我国人群高血压患病率持续增长。2012—2015 年对我国 31 个省(自治区、直辖市)45 万余名居民调查,18 岁以上成年人抽样加权得到的高血压患病率为 23.2%,知晓率为 46.9%,治疗率为 40.7%。但控制率只有 15.3%。2010 年中国儿童高血压患病率为 14.5%,且男性高于女性,儿童高血压患病率也呈现随着年龄增加逐渐上升的趋势。对住院病例的回顾性分析发现,住院高血压儿童以继发性高血压为主(占 52.0%～81.5%),肾源性疾病是中国儿童继发性高血压的首位病因。高血压患病率男性高于女性,北方高南方低的现象仍然存在,但目前差异正在转变,呈现出大中型城市高血压患病率较高的特点,如北京、天津和上海居民的高血压患病率分别为 35.9%、34.5% 和 29.1%。农村地区居民的高血压患病率增长速度较城市快。不同民族间比较,藏族、满族和蒙古族高血压的患病率较汉族人群高,而回族、苗族、壮族、布依族高血压的患病率均低于汉族人群。

(二) 运动员高血压

运动员高血压患病率与一般人群比较,运动员受高血压影响的百分比低于一般人群。在针对 2 040 名大量竞技运动员(年龄为 18～40 岁)的一项研究中,只有 65 名运动员(占比 3%)患有高血压,其中 5 例是继发性高血压。因此,与年龄相仿的普通人群相比,运动员高血压患病率比较低,而且这些运动员高血压主要与家族史和超重有关。

三、病因

(一) 高血压

高血压危险因素包括遗传因素、年龄以及多种不良生活方式等多方面。人群中普遍存在危险因素的聚集,随着高血压危险因素聚集的数量和严重程度增加,血压水平呈现升高的趋势,高血压患病风险增大。

1. 遗传和基因因素　高血压有明显的遗传倾向、家族聚集性,双亲无高血压、一方有或双亲均有高血压,子女发生高血压概率分别为 3%、28%、46%。

2. 高钠、低钾饮食　研究发现,24h 尿钠排泄量中位数增加 2.3g(100mmol/d),收缩压 / 舒张压中位数平均升高 5～7/2～4mmHg。

3. 超重和肥胖　超重和肥胖人群的高血压发病风险是体重正常人群的 1.16～1.28 倍。

4. 过量饮酒　过量饮酒包括危险饮酒(男性 41～60g,女性 21～40g)和有害饮酒(男性 60g 以上,女性 40g 以上)。

5. 长期精神紧张　精神长期紧张的人和从事相应职业的人,大脑皮质易发生功能失调,失去对皮质下血管舒缩中枢的调控能力,当血管舒缩中枢持久以收缩为主的兴奋时,小动脉痉挛而增加外周阻力,血压升高。

6. 其他　其他危险因素还包括年龄、缺乏体力活动,以及糖尿病、血脂异常等。

（二）运动员高血压和运动性高血压

运动员高血压和运动性高血压的病因如表11-5所示。

表 11-5 运动员高血压和运动性高血压的病因

运动员高血压病因	运动性高血压病因
运动性高血压	过度训练或过度紧张引起高血压
少年性高血压	专项运动训练，即从事力量性运动项目（举重、投掷、健美等）或其他项目的运动员在一段时间内力量练习过多而引起高血压
反应增高所致高血压	
高动力状态所致高血压	
原发性高血压	
肾炎所致高血压	

四、发生机制

（一）血压发生机制

血压取决于心输出量和外周血管阻力。血压主要由心输出量和血管外周阻力平衡决定。心输出量受每搏输出量和心率决定，血管外周阻力受血液黏稠度、血管顺应性、血管舒缩状况的影响。正常状况下，运动时随着神经和内分泌的调节，机体产生应激过程，心输出量增加，外周血管扩张，血压在一定的生理范围内升高。

（二）运动中血压变化的机制

由于心输出量的增加，收缩压随着运动强度的增加而升高，而舒张压通常保持不变或由于血管床的扩张而适度降低。进行性运动的正常收缩压反应既取决于性别（男性较高），也取决于年龄（年龄越大越高）。在进行性运动试验中，收缩压的平均升高约为10mmHg/MET。最大运动量后，收缩压通常会下降，因为心输出量迅速减少，通常在6min内达到静息水平或更低，甚至在数小时内都低于运动前的水平。当运动突然终止时，一些健康的人收缩压会急剧下降，这是因为静脉淤积（特别是直立姿势）和运动后立即延迟的全身血管阻力增加，以匹配心输出量的减少。

（三）高血压发生机制

1. 肾素-血管紧张素-醛固酮系统（RAAS） 由肾素、血管紧张素原（angiotensinogen，Ang）、Ang I、Ang II、Ang 转换酶、Ang 代谢产物、Ang II 受体等组成，Ang II 是导致血压在短时间内出现波动的直接因素，且以升高为主，其机制：①强烈收缩小动脉，增加外周阻力；收缩微静脉，增加回心血量和心输出量。②促进原癌基因表达，促进平滑肌细胞增生，增加外周阻力。③作用于交感神经，使交感缩血管活性增强，并释放儿茶酚胺，促进血管内皮细胞释放缩血管因子。④促进醛固酮的释放，增加钠、水的重吸收，增加循环血量。⑤促进神经垂体释放抗利尿激素，增加血容量。⑥直接作用于肾血管，使其收缩，致尿量减少，增加血容量。

2. 交感神经系统 分布于各种组织和器官，与血压调节相关的主要器官是心脏、血管、肾脏和肾上腺。①交感神经递质兴奋心脏 β_1 受体，导致心率增快、心肌收缩力增强，心输出量增加，致血压升高；②交感神经递质作用于血管，收缩动脉，使血管重构，增加外周阻力；③交感神经作用于肾脏，可通过减少肾脏的血流量，增加肾素的释放；④交感神经作用于肾上腺髓质，增加儿茶酚胺的释放。

3. 血管内皮功能紊乱　血管内皮不仅是血液与血管平滑肌之间的生理屏障，也是人体最大的内分泌、旁分泌器官，能分泌数十种血管活性物质，还是许多血管活性物质的靶器官。高血压患者存在血管内皮功能紊乱，表现为内皮一氧化氮（NO）水平或活性下调，局部RAAS过度激活，类花生四烯酸物质代谢异常。

4. 胰岛素抵抗　胰岛素有舒张血管、抗炎、抗凋亡和抗动脉粥样硬化等心血管保护效应，50% 高血压患者，特别是伴有肥胖的患者，具有胰岛素抵抗和高胰岛素血症。高胰岛素血症导致高血压的机制如下：

（1）水钠潴留：肾小管对水和钠的重吸收增强，使血容量增加。

（2）内皮细胞功能障碍：内皮细胞分泌的内皮素与 NO 失衡，加重高血压的进展。

（3）增加交感神经活性，提高 RAAS 的兴奋性。

（4）Na^+-K^+-ATP 酶和 Ca^{2+}-ATP 酶活性降低，使细胞生长因子更敏感、促进平滑肌细胞生长及内移、血管壁增厚等。

（5）刺激血管平滑肌细胞增殖。

5. 血管重构机制　血管重构是指血管结构任何形式的病变。高血压血管重构分为以下 4 型：

（1）壁 / 腔比值增大型：是由于压力增加，使血管壁增厚。

（2）壁 / 腔比值减小型：主要是由于持续的高血流状态致血管扩张。

（3）壁 / 腔比值不变型：主要是由于血流缓慢减少的缘故。

（4）微血管减少型：毛细血管面积减少，血管外周阻力增加。

（四）运动性高血压可能的机制

1. 机体外周适应的顺应性异常　运动过程中，当氧气不满足肌肉代谢的需要时，代谢副产物会激活肌纤维中的代谢性受体，产生肌肉代谢性反射，引起动脉血压增高；运动时心输出量增加，收缩压上升，以适应运动时机体的外周反应；运动性高血压患者，与明显增高的心输出量相比，血管扩张相对不足，在运动中血压异常升高。

2. 血管内皮功能障碍　运动过程中，心输出量增加，血流速度加快，血液对血管内皮的切应力增加，刺激血管内皮释放 NO，从而激活平滑肌细胞的可溶性鸟苷酸环化酶，使环鸟苷酸浓度上升，进一步激活环鸟苷酸依赖的蛋白激酶，导致血管扩张，以抵消神经性缩血管张力，调节血流和血压。若血管内皮功能缺陷，导致血管扩张不足，就可能导致运动性高血压。

五、病理变化

（一）功能紊乱期

此期为高血压的早期阶段，全身细小动脉间歇性痉挛收缩，血压升高，因动脉无器质性病变，痉挛缓解后血压可恢复正常。此期临床表现不明显，但有波动性血压升高，可伴有头晕、头痛，经过适当休息和治疗，血压可恢复正常。

（二）动脉病变期

1. 细动脉硬化　是高血压病的主要病变特征，表现为细小动脉玻璃样变。细小动脉玻璃样变最易累及肾入球动脉（图 11-10）、视网膜动脉和脾中心动脉。由于细动脉长期痉挛，加之血管内皮细胞受长期的高血压刺激，内皮细胞及基底膜受损，内皮细胞间隙扩大，通透性增强，血浆蛋白渗入血管壁中。同时，平滑肌细胞分泌大量细胞外基质，平滑肌细胞因为缺氧而变性坏死，遂使血管壁逐渐由血浆蛋白、细胞外基质、坏死平滑肌细胞产生的修复性胶原纤维及蛋白多糖所替代，正常管壁结构消失，逐渐凝固成红染、无结构、均质的玻璃样物质，致使细动脉壁增厚，管腔缩小甚至闭塞。

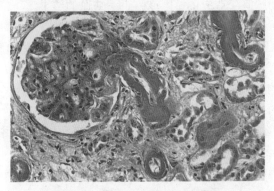

图 11-10　肾小球入球动脉玻璃样变

2．小动脉硬化　主要累及肌型小动脉，如肾小叶间动脉、弓状动脉及其脑的小动脉等。小动脉内膜胶原纤维及弹性纤维增生，内弹力膜分裂。中膜平滑肌细胞增生、肥大，不同程度的胶原纤维和弹性纤维增生，血管壁增厚，管腔狭窄。

3．大动脉硬化　弹力肌型或弹力型大动脉无明显变化或并发动脉粥样硬化，此期临床表现为明显的血压升高，失去波动性，需服用降压药。

（三）内脏病变期

1．心脏病变　主要为左心室肥大，是对持续性血压升高、心肌工作负荷增加的一种适应性反应，心脏重量增加可达到400g或更重，肉眼观，左心室壁增厚，可达1.5～2.0cm。左心室乳头肌和肉柱明显增粗，心腔不扩张，相对缩小，即向心性肥大（图11-11），晚期可表现为离心性肥大。光镜下，心肌细胞增粗、变长，分支较多。心肌细胞核增大，核深染。

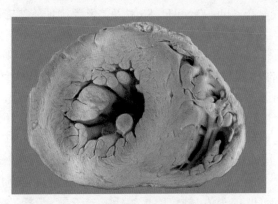

图 11-11　原发性高血压左心室向心性肥大

2．肾脏病变　由于肾入球动脉的玻璃样变和肌型小动脉的硬化，管壁增厚，管腔狭窄，病变区肾小球缺血发生纤维化和硬化或玻璃样变。相应的肾小管因为缺血而萎缩，淋巴细胞浸润,病变相对较轻的肾单位肾小球代偿性肥大,肾小管代偿性扩张。

3.脑病变 脑细小动脉硬化造成局部组织缺血、毛细血管通透性增加,脑可发生一系列病变。

(1)脑水肿(高血压脑病):脑小动脉硬化和痉挛,局部组织缺血,毛细血管通透性增加,发生脑水肿。

(2)脑软化:细小动脉病变造成供血区域脑组织缺血的结果。

(3)脑出血:是高血压最严重的、往往致命的并发症。

4.视网膜病变 视网膜中动脉发生细动脉硬化、眼底检查可见血管迂曲、反光增强、动静脉交叉处出现压痕。严重者视网膜出血、视力减退。

Ⅰ级:轻度或中度的视网膜动脉狭窄,动静脉迂曲。

Ⅱ级:中度到重度的视网膜动脉狭窄,动静脉交叉压迫改变。

Ⅲ级:小动脉呈铜丝状或银丝状改变,明显动静脉交叉压迫,合并视网膜出血、渗出和棉绒斑。

Ⅳ级:Ⅲ级基础上加上视盘水肿、视网膜水肿。

Ⅴ级:表现并非循序进展,可跳跃发展或相互重叠。

六、预防

(一)高血压的预防

1.血压测量 规范测量血压是评估血压水平、诊断高血压以及观察降压疗效的主要手段。定期测量血压,以提高高血压的知晓率和达标率。鼓励进行家庭自测血压。结合诊室血压、家庭自测血压以及动态血压监测,有助于识别人群中的隐匿性高血压,以便正确诊断,防止误诊、漏诊。

2.互联网+血压管理 随着可穿戴式医疗设备的开发应用,利用互联网技术,可将所测血压值随时随地上传至医师手机或电脑中,可明显提高对血压监测和管理效果。

3.控制目标 一般高血压患者,如无其他伴发症或并发症,血压应控制在 <140/90mmHg(如能耐受可控制在 <130/80mmHg);糖尿病患者血压控制在 <130/80mmHg;65～79 岁高血压患者如可耐受,血压应控制在 <140/90mmHg;80 岁以上患者,血压应控制在 <150/90mmHg。

4.药物治疗原则 小剂量起始,尽量选择长效药物,联合使用不同作用机制的药物和个体化治疗。常用降压药物有五大类:钙通道阻滞剂、血管紧张素转换酶抑制剂、血管紧张素Ⅱ受体拮抗剂、利尿剂、β受体阻滞剂。降压治疗的获益主要来自血压下降本身,故血压下降优先于药物种类的选择。因此,以上五大类降压药及复方制剂均可作为高血压初始或维持治疗的选择。联合用药是高血压药物治疗的基本原则,优选的联合治疗方案包括血管紧张素转换酶抑制剂与利尿剂、血管紧张素转换酶抑制剂与钙通道阻滞剂、利尿剂与钙通道阻滞剂、β受体阻滞剂与钙通道阻滞剂。

5.生活方式干预 是预防成人血压升高以及治疗成人轻度高血压的有效手段。对于血压水平高于 130/80mmHg 的个体,建议给予生活方式干预,包括:减少钠盐摄入(食盐摄入量应 <6g/d);通过规律运动和限制总热量摄入,控制腰围(男性 <90cm,女性 <85cm)和体重(BMI <24.0kg/m^2);戒烟、限酒;保持心理平衡,减轻精神压力。高血压伴同型半胱氨酸升高者应多吃新鲜蔬菜、水果,必要时补充叶酸。

（二）运动性高血压的建议

1. 在开始竞技体育训练之前，仔细评估血压，最初血压水平高（>140/90mmHg）的运动员应该停止训练，然后测量血压。

2. 鼓励高血压前期（收缩压 120～139mmHg，舒张压 80～89mmHg）患者改变生活方式，但不限制体育活动。

3. 患有持续性高血压者应进行超声心动图检查。

4. 左心室肥厚超过"运动员心脏"水平，应限制参与运动，直到经适当的药物治疗使血压正常。

（三）运动员高血压的管理

1. 高血压 1 级（收缩压 140～159mmHg，舒张压 90～99mmHg）者在没有靶器官损伤（心室肥厚、器质性心脏病）的情况下，不应限制参加任何竞技运动的资格。一旦开始训练计划，高血压运动员应该每 2～4 个月重新测量 1 次血压（或者多次），以监测运动的影响。

2. 运动员患有更严重高血压（2 级，收缩压 160～179mmHg，舒张压 100～109mmHg），即使没有证据表明靶器官损伤，运动也应受到限制，直到血压通过生活方式改变或药物治疗得到控制。

3. 所有服用药物必须在适当的管理机构注册。值得注意的是：一些抗高血压药物被认为是兴奋剂，被一些体育协会禁止使用；一些抗高血压药物对运动表现有负面影响。

4. 当高血压与其他心血管疾病并存者能否参加竞技体育，通常取决于相关疾病的类型和严重程度。

5. 运动员生活方式中的血压管理　①减少钠摄入量；②增加钾摄入量；③控制体重；④禁止任何形式的吸烟；⑤避免使用非甾体抗炎药、中药、人体生长激素、合成代谢类固醇；⑥学习放松技巧，如冥想、瑜伽、太极拳等有氧运动。

第五节　心　肌　炎

一、概述

心肌炎（myocarditis）是由各种原因引起的心肌局限性或弥漫性炎症病变。常规尸检中可发现有 1%～2% 的病例在心肌细胞内可见局限性的炎细胞浸润，但一般临床无症状。

二、分类

心肌炎的分类尚无统一的标准，根据病因将其分型如下：

（一）感染性心肌炎

1. 病毒性心肌炎（viral myocarditis）　是由多种病毒侵犯心脏，引起局灶性或弥漫性心肌间质炎性渗出和心肌纤维变性、坏死或溶解的疾病，有的可伴有心包或心内膜炎症改变，可导致心肌损伤、心功能障碍、心律失常和周身障碍。心肌炎大多数由病毒感染引起。本章重点叙述病毒性心肌炎。

2. 细菌性心肌炎（bacterial myocarditis）　可由细菌直接感染，或细菌产生的毒素作用于心肌，或细菌产物所致的变态反应而引起，主要有白喉杆菌、伤寒杆菌、化脓性球菌（葡萄球菌、链球菌、肺炎球菌、脑膜炎球菌）、结核分枝杆菌等细菌及其毒素所致的心肌炎。细菌感染累及心脏并非常见，而一旦累及，通常是细菌性心内膜炎的并发症（典型的是由金黄色葡萄球菌和肠道球菌引起的）。

3. 真菌性心肌炎　致病菌主要有放线菌、白念珠菌、曲菌、组织胞浆菌和隐球菌等。

4. 螺旋体性心肌炎　病原体主要有钩端螺旋体、梅毒螺旋体等。

（二）过敏或变态反应所致的心肌炎

此类心肌炎可见于一些变态反应性疾病，如风湿病、类风湿关节炎、系统性红斑狼疮、结节性多动脉炎等。某些药物可引起变态反应性心肌炎，如磺胺、抗生素（青霉素、四环素、链霉素、金霉素等）、消炎药（保泰松、吲哚美辛）、抗抑郁药（阿密曲替林）以及抗癫痫药（苯妥英）等。病变主要累及左心室、室间隔。镜检下常表现为间质性心肌炎，可见心肌细胞坏死溶解，淋巴细胞、浆细胞和嗜酸性粒细胞浸润。

（三）药物等所致的心肌炎

化学品或药物如依米丁、三价锑、多柔比星等，或电解质平衡失调如缺钾或钾过多时，均可造成心肌损害，病理上有炎症变化。

（四）孤立性心肌炎

孤立性心肌炎（isolated myocarditis）又称特发性心肌炎（idiopathic myocarditis），至今原因不明，多见于 20～50 岁的青、中年人。因其首先由 Fiedler 所描述，故又称 Fiedler 心肌炎，急性型常导致心脏扩张，可突然发生心力衰竭致死。根据组织学变化分为弥漫性间质性心肌炎、特发性巨细胞性心肌炎。

三、流行病学

心肌炎占运动员心源性猝死原因的 3%～13%。我国病毒性心肌炎的发病率呈逐年增长趋势，且在湖北、云南均有过暴发流行。但由于诊断标准不一致、病毒检测手段的灵敏性与特异性及实验条件等方面的限制，尚无全国范围大规模的病毒性心肌炎流行病学调查，使得病毒性心肌炎在人群中的真正发病率仍不清楚。约 5% 的病毒感染可累及心脏，尤其是在柯萨奇病毒、流感病毒及脊髓灰质炎病毒流行时，部分地区此数字可达 10%以上。

1. 年龄　成人心肌炎以青壮年人群发病率最高。在小儿心肌炎患者中，婴幼儿的占比最大，约 50%。病毒性心肌炎在新生儿中最先被发现。病毒性心肌炎可发生于各个年龄阶段，4 岁以下较多，占 35.2%。近年来，心肌炎的发病有逐渐增多趋势，已成为小儿多发病，是常见的后天性心脏病。

2. 性别　在病毒性心肌炎患者中，男性多于女性。

3. 季节　病毒性心肌炎的发病多具有明显季节性，发病率一般以夏季最高，冬季最低。我国报道的几次病毒性心肌炎流行都发生在夏季。这可能与病毒性心肌炎中柯萨奇病毒感染所致者占多数，而柯萨奇病毒流行多见于夏季和初秋有关。但在居住条件比较拥挤、环境卫生比较差的地方，病毒性心肌炎发病的季节性不明显。

4. 地区　本病分布范围较广，在我国各地均有发生，多为散发，少数地区有小范围流行。流行地区一般卫生条件较差、气候温湿，同时有肠道感染的流行。在西方发达国家，有报道居住条件较差的地区比条件较好的地区发病率高 3～6 倍。

四、病因

心肌炎的病因学仍没有确定，各种各样的病原体、系统性疾病、药物、毒素都可导致心肌炎的发生（表11-6）。研究表明，病毒感染为病毒性心肌炎的直接原因。国内外学者通过研究证实可引起心肌炎的病毒有30余种，其中常见的有柯萨奇病毒、埃可病毒、脊髓灰质炎病毒、腺病毒、流感及副流感病毒、麻疹病毒、单纯疱疹病毒等，以柯萨奇病毒最为常见，约占50%，且可导致一定范围内的流行。感染、营养不良、酗酒、妊娠、劳累、寒冷、缺氧是病毒性心肌炎的诱发因素。

表11-6 心肌炎的病因

分类	病因
感染性心肌炎	
细菌	葡萄球菌、链球菌、肺炎球菌、脑膜炎球菌、淋病奈瑟球菌、沙门菌、白喉棒状菌、流感嗜血杆菌
螺旋体	包柔螺旋体（莱姆病）、钩端螺旋体（威尔病）
真菌	曲霉菌、放线菌、芽孢杆菌、念珠菌、球虫、隐球菌、毛霉真菌
原生动物	克氏锥虫、刚地弓形虫、内阿米巴原虫、利什曼原虫
寄生虫	旋毛虫、颗粒棘球绦虫、猪带绦虫
立克次体	柯克斯体、恙虫病立克次体
病毒	RNA病毒：柯萨奇病毒A和B、脊髓灰质炎病毒、甲型和乙型流感病毒、呼吸道合胞病毒、腮腺炎病毒、麻疹病毒、风疹病毒、丙型肝炎病毒、登革热病毒、黄热病毒、基孔肯亚病毒、胡宁病毒、拉沙热病毒、狂犬病毒、人类免疫缺陷病毒 DNA病毒：腺病毒、人类细小病毒B19、巨细胞病毒、人类疱疹病毒-6、EB病毒、水痘-带状疱疹病毒、单纯疱疹病毒、天花病毒、牛痘病毒
免疫介导性心肌炎	
过敏原	破伤风类毒素、疫苗、一些药物（青霉素、头孢克洛、秋水仙碱、呋塞米、异烟肼、利多卡因、四环素、磺胺类药物、苯妥英、噻嗪类利尿剂、阿米替林）
同种异系抗原自身抗原	心脏移植排斥反应 淋巴细胞感染阴性、巨细胞感染阴性 自身免疫性或免疫导向疾病相关疾病：系统性红斑狼疮、类风湿关节炎、变应性肉芽肿性血管炎、川崎病、炎症性肠病、硬皮病、多发性肌炎、重症肌无力、胰岛素依赖型糖尿病、甲状腺毒症、结节病、韦格纳肉芽肿病、风湿性心脏病（风湿热）
中毒性心肌炎	
药物	苯丙胺、蒽环霉素、可卡因、环磷酰胺、乙醇、氟尿嘧啶、锂、儿茶酚胺、IL-2、曲妥珠单抗
混杂因素	蝎蜇伤、蛇和蜘蛛叮咬、蜜蜂和黄蜂蜇伤、一氧化碳、吸入剂、磷、砷
激素类	嗜铬细胞瘤
重金属	铜、铁、铅

五、发病机制

病毒性心肌炎发病包括 3 个阶段：第一阶段，病毒损伤心肌细胞；第二阶段，病毒感染免疫细胞，进而诱发免疫反应；第三阶段，发生自身免疫反应。病毒性心肌炎的发病机制如下：

1. 病毒直接损害作用　病毒感染损伤心肌细胞过程分 3 个步骤：①与细胞表面特异性受体蛋白结合形成复合体；②病毒内吞、脱壳，释放病毒核糖核酸（ribonucleic acid，RNA）；③病毒 RNA 以自身基因组作为 mRNA，利用宿主蛋白质合成系统指导合成蛋白。

2. 免疫机制　以病毒诱发的免疫损伤为主，通常发生在病毒感染 2 周后。免疫介导的间接损伤，包括细胞免疫、体液免疫及自身免疫损伤等，是引起心肌炎症及坏死的重要原因。

3. 氧自由基引起心肌损伤　正常心肌可产生高活性物质，即活性氧类，心肌中存在多种抗氧化物质，如超氧化物歧化酶、过氧化氢酶等，维持活性氧类生成及清除平衡。柯萨奇病毒 B 感染心肌后，细胞免疫耗氧量增加，进而产生氧自由基；心肌缺血缺氧导致腺苷三磷酸代谢障碍，生成氧自由基，可使蛋白质、核酸等大分子物质失活，有效清除活性氧类，进而抵抗心肌损伤或细胞凋亡。病毒性心肌炎患者的超氧化物歧化酶水平在急性期降低，恢复期则升高，抗氧化治疗对其有效，说明氧自由基对心肌损伤具有重要作用。

4. 心脏结构、功能改变及微血管损伤　病毒性心肌炎心肌细胞病理改变与细胞凋亡有关。细胞凋亡是遗传基因编码细胞程序性死亡，急性期主要为病毒复制的心肌细胞引起损伤和凋亡；后期则以心肌细胞凋亡为主。

六、病理

病毒可以直接导致心肌细胞损伤，也可以通过 T 细胞介导的免疫反应间接引起心肌细胞损伤。肉眼观，心脏略增大或无明显变化。光镜下，心肌细胞间质水肿，其间可见淋巴细胞和单核细胞浸润（图 11-12），将心肌分割成条索状，有的心肌断裂，伴有心肌间质纤维化等。临床表现轻重不一，如炎症累及传导系统，可出现不同程度的心律失常。

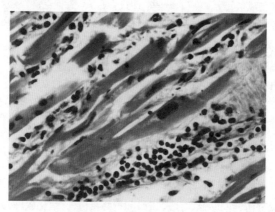

图 11-12　病毒性心肌炎
淋巴细胞性（病毒性）心肌炎：淋巴细胞炎性浸润，并伴有心肌细胞变性或坏死。浸润以淋巴细胞为主，浆细胞、巨噬细胞和中性粒细胞较少。

七、预防

(一) 生活习惯管理

1. 经常参加体育锻炼，提高身体抗病能力。

2. 保持良好的卫生习惯　经常洗手有助于防止疾病传播。

3. 避免危险行为　如进行安全的性行为，降低感染人类免疫缺陷病毒（艾滋病病毒）相关的心肌感染的概率；禁忌使用非法药物。

4. 尽量减少接触蜱虫　当在有蜱虫的地区时穿长袖衬衫和长裤，以尽可能多地覆盖皮肤；使用含有避蚊胺的驱虫剂。

5. 及时接种疫苗　如风疹疫苗和流感疫苗，因为风疹和流感可能导致心肌炎。

6. 一旦发现病毒感染，要注意休息，避免过度疲劳，更不宜吸烟、酗酒。

(二) 运动管理

心肌炎急性期患者应避免运动，直到疾病完全解决。无论年龄、性别、症状严重程度或治疗方案如何，运动员心肌炎患者应暂时避免参加竞技和其他较激烈的体育活动；临床表现好转后（至少发病后 6 个月），进行临床检查。在运动员恢复竞技运动之前，需要进行重新评估。随访期间，每 6 个月进行 1 次运动前筛查。

(三) 心肌炎患者的随访

心肌炎患者可部分或全部临床康复，有些人可能在首次发病多年后复发。没有治愈的患者可能继续亚临床表现，并发展至心肌病。

第六节　心　力　衰　竭

一、概述

心力衰竭（heart failure）简称心衰，是由于各种心脏结构或功能异常的疾病导致心室充盈或射血能力受损，心输出量不能满足机体组织代谢需要的一组复杂临床综合征，其主要临床表现为呼吸困难、乏力（体力活动受限）以及体液潴留（肺淤血和外周水肿）。心力衰竭为各种心脏疾病的严重和终末阶段，发病率高。

二、分类

(一) 左心衰竭、右心衰竭和全心衰竭

左心衰竭由左心室代偿功能不全所致，以肺循环淤血为特征，临床上较为多见。单纯的右心衰竭主要见于肺源性心脏病及某些先天性心脏病，以体循环淤血为主要表现。左心衰竭后肺动脉压力增高，使右心负荷加重，继之出现右心衰竭，即为全心衰竭。

(二) 急性心力衰竭和慢性心力衰竭

急性心力衰竭（acute heart failure）是指心力衰竭症状和体征迅速发生或恶化。急性左心衰竭是指急性发作或加重的左心功能异常所致的心肌收缩力明显降低，造成急性心输出量骤降、肺循环压力突然升高、周围循环阻力增加，引起肺循环充血而出现急性肺淤血、肺水肿，以及伴组织、器官灌注不足的心源性休克的一种临床综合征。急性心力衰竭既可以

是急性起病，也可以表现为慢性心力衰竭急性失代偿（acute decompensated heart failure），其中后者更为多见，占 70%～80%。临床上最为常见的急性心力衰竭是急性左心衰竭，急性右心衰竭虽较少见，但近年有增加的趋势。

在原有慢性心脏疾病基础上，逐渐出现心力衰竭症状和体征的称为慢性心力衰竭。慢性心力衰竭症状和体征稳定 1 个月以上称为稳定性心力衰竭。

（三）收缩性心力衰竭和舒张性心力衰竭

心脏收缩功能障碍，心输出量下降并有循环淤血的表现即为收缩性心力衰竭，临床常见。心脏收缩功能不全者常同时存在心脏舒张功能障碍。舒张性心力衰竭是由心室主动舒张功能障碍、心室肌顺应性减退及充盈障碍所导致的。单纯的舒张性心力衰竭可见于冠心病和高血压心脏病心功能不全的早期，收缩期射血功能尚未明显降低，但因舒张功能障碍而致左心室充盈压增高，肺循环淤血。严重的舒张性心力衰竭见于限制型心肌病、肥厚型心肌病等。

（四）按左室射血分数分类的心力衰竭

根据左室射血分数（left ventricular ejection fraction，LVEF），可将心力衰竭分为 3 类。①射血分数降低的心力衰竭：LVEF＜40；②射血分数中间值的心力衰竭：LVEF 在 40～49，利钠肽升高、左心室肥厚、左心房扩大、心脏舒张功能异常；③射血分数保留的心力衰竭：LVEF≥50，利钠肽升高、左心室肥厚、左心房扩大、心脏舒张功能异常。

三、流行病学

在《中国心血管病报告 2018》概要中显示，我国心力衰竭患者有 450 万人。一项针对中国 10 省 20 个城市和农村 15 518 人的调查结果显示：2000 年中国 35～74 岁人群慢性心力衰竭患病率为 0.9%；北方高于南方，城市高于农村。心力衰竭患病率随年龄增长而显著上升。我国急性心力衰竭预后很差，6 个月的再住院率约为 50%，5 年内病死率高达 60%。

有资料显示，在美国，心力衰竭影响着将近 620 万人，每年约有 100 万人在出院时被诊断为心力衰竭，约有 200 万人在住院时被诊断为心力衰竭；到 2030 年，美国将有 800 多万人患心力衰竭（相当于每 33 人中就有 1 人患心力衰竭）；用于治疗心力衰竭的费用占美国总医疗预算的 1%～2%，其中住院费用占 1/2；住院患者死亡率为 4%～12%，在高风险人群中可能增加到 20%～25%。心力衰竭患者再入院和发生心血管事件是常见的，其年龄调整后的全因死亡风险是非心力衰竭患者的 3 倍，1 年内死亡风险为 20%～30%。

四、病因

（一）危险因素

1. 高血压　是心力衰竭发生和发展主要危险因素之一。相比正常血压人群，高血压人群经年龄校正的心力衰竭发病率增加 2～3 倍。各种抗高血压药物治疗均证实可以减少心力衰竭，包括射血分数降低的心力衰竭或射血分数保留的心力衰竭的发生和进展。

2. 冠心病　冠心病是心力衰竭主要病因之一，也是心力衰竭反复失代偿的常见诱因。

3. 利钠肽升高　B 型利钠肽（B type natriuretic peptide，BNP）或 N 末端 B 型利钠肽前体（N-terminal pro B type natriuretic peptide，NT-proBNP）是心力衰竭重要的生物标志物。它们作为心力衰竭早期的"吹哨者"受到高度重视。心力衰竭危险人群的早期诊断和早期干预,可帮助延缓和预防心力衰竭的出现与进展。有心血管危险因素者、2型糖尿病或冠心病患者,若不伴有心力衰竭,预后相对良好;但若伴BNP/NT-proBNP浓度增高,则提示存在心功能不全。B型利钠肽应作为心力衰竭危险人群的常规筛查项目,以帮助识别高危人群。

4. 肥胖　研究表明,肥胖倾向的基因特性与心力衰竭发生风险相关。

5. 性别　女性心力衰竭患者的症状和体征更多,生活质量更差。

6. 年龄　心力衰竭患病率随年龄增长显著上升。心力衰竭临床结局改善的决定因素包括年龄和治疗。

7. 缺乏运动　缺乏运动是心力衰竭发展的一个重要危险因素。低体力活动水平人群的心血管死亡率和全因死亡率更高。

8. 低适能　心肺适能和心力衰竭风险之间存在剂量依赖性反比关系。在慢性心力衰竭患者中,心肺适能和体力活动水平较低与较差的生活质量和临床结果相关。低适能可能通过增加传统心血管危险因素的负担,间接增加射血分数保留的心力衰竭的风险;还可能对心脏结构和功能产生有害影响,直接导致射血分数保留的心力衰竭的发展(图11-13)。

9. 其他　有资料显示,流感流行与心力衰竭住院之间存在关联。

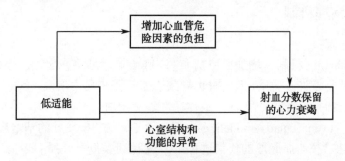

图11-13　低适能导致心力衰竭风险增加的机制

(二)基本病因

心力衰竭主要是由原发性心肌损害和心脏长期负荷过重导致心肌功能由代偿发展为失代偿。

1. 原发性心肌损害

(1)缺血性心肌损害:冠心病、心肌梗死是心力衰竭最常见的病因之一。

(2)心肌炎和心肌病:各种类型的心肌炎和心肌病均可造成心力衰竭,其中病毒性心肌炎和原发性扩张型心肌病最为常见。

(3)心肌代谢障碍性疾病:以糖尿病性心肌病最为常见,其他如继发于甲状腺功能亢进或减退的心肌病、心肌淀粉样变性等。

2. 心脏负荷过重

(1)压力负荷(后负荷)过重:见于高血压、主动脉瓣狭窄、肺动脉高压、肺动脉瓣狭窄等左、右心室收缩期射血阻力增加的疾病。心肌代偿性肥厚以克服增高的阻力,保证射血量,久而导致心肌结构、心脏功能发生改变而出现失代偿。

(2)容量负荷(前负荷)过重:见于心脏瓣膜关闭不全,血液反流及左、右心或动、静脉分流性先天性心血管病。此外,伴有全身循环血量增多的疾病如慢性贫血、甲状腺功能亢进症、围生期心肌病等可造成心脏容量负荷增加,早期心室腔代偿性扩大,心肌收缩功能尚能代偿,但心脏结构和功能改变超过一定限度后即出现失代偿表现。

(三)诱发因素

有基础心脏病的患者,其心力衰竭症状往往由一些增加心脏负荷的因素所诱发。

1. 感染 呼吸道感染是最常见、最重要的诱因;感染性心内膜炎也不少见,因发病隐匿而易漏诊。

2. 心律失常 心房颤动是器质性心脏病最常见的心律失常之一,也是诱发心力衰竭最重要的因素之一。其他各种类型的快速型心律失常以及严重缓慢型心律失常均可诱发心力衰竭。

3. 血容量增加 如钠盐摄入过多,静脉液体输入过多、过快等。

4. 过度体力消耗或情绪激动 如妊娠后期及分娩过程、暴怒等。

5. 治疗不当 如不恰当停用利尿药物或降血压药等。

6. 原有心脏病变加重或并发其他疾病 如冠心病发生心肌梗死、风湿性心瓣膜病出现风湿活动、合并甲状腺功能亢进或贫血等。

五、病因病理机制

(一)代偿机制

1. Frank-Starling 机制 增加心脏前负荷,回心血量增多,心室舒张末期容积增加,从而增加心输出量及心脏做功量,但同时也导致心室舒张末压力增高,心房压、静脉压随之升高,达到一定程度时可出现肺循环和/或体循环静脉淤血。

2. 心室重塑(ventricular remodeling) 是心力衰竭发生、发展的基本病理机制。在心脏功能受损,心腔扩大、心肌肥厚的代偿过程中,心肌细胞、胞外基质、胶原纤维网等均发生相应改变,即心室重塑。除了因为代偿能力有限和代偿机制的负面影响外,心肌细胞的能量供应不足及利用障碍导致心肌细胞坏死、纤维化也是失代偿发生的一个重要因素。心肌细胞减少使心肌整体收缩力下降;纤维化的增加又使心室顺应性下降,心室重塑更加明显,心肌收缩力不能够发挥射血效应,形成恶性循环,进而导致无法逆转的终末阶段。

(二)神经系统的改变

1. 交感神经系统 交感神经兴奋性增强:心力衰竭患者血中去甲肾上腺素水平升高,作用于心肌 β_1 肾上腺素能受体,增强心肌收缩力并提高心率,从而提高心输出量。但同时,周围血管收缩,心脏后负荷增加及心率加快,均使心肌耗氧量增加。去甲肾上腺素还对心肌细胞有直接毒性作用,促使心肌细胞凋亡,参与心室重塑的病理过程。

2. 肾素-血管紧张素-醛固酮系统(RAAS) 心输出量降低致肾血流量减低,RAAS 激活(图 11-14),心肌收缩力增强,周围血管收缩维持血压,调节血液再分配,保证心、脑等重要脏器的血供,并促进醛固酮分泌,水、钠潴留,增加体液量及心脏前负荷,起到代偿作用。但同时,RAAS 促进心脏和血管重塑,加重心肌损伤和心功能恶化。

3. 自主神经 自主神经调节失衡也参加了心力衰竭的发生和发展过程,不仅存在交感神经系统激活,而且存在副交感神经功能减退。心力衰竭早期,交感神经张力增高,迷走神经张力减弱。在心力衰竭进展阶段,交感、迷走神经均受损,以迷走神经损害严重。除交感神经兴奋外,副交感神经功能减退也是心力衰竭时的自主神经调节失衡的一个重要方面。

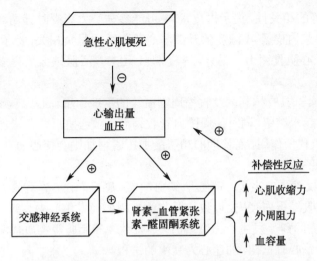

图 11-14 急性心肌梗死后神经和体液的反应
交感神经系统和 RAAS 被激活，以应对心输出量和血压的降低。
另外，交感神经系统和 RAAS 可帮助增加心肌收缩力、外周阻力
和血容量。

（三）体液因子的改变

1. 抗利尿激素　当心力衰竭时，心输出量下降刺激颈动脉窦的压力感受器，促使垂体
后叶分泌抗利尿激素，导致水钠潴留和外周血管阻力增加，使心脏前后负荷加重。另外，抗
利尿激素还可以通过心脏的 V_1 受体发挥负性变力作用，加重心力衰竭。

2. 心房利钠肽和脑钠肽　心房利钠肽主要由心房细胞分泌，而脑钠肽主要由心室细胞
分泌。心力衰竭时，心房内压增高可导致心房利钠肽分泌增加，左室收缩功能降低和室壁
张力增加可促进脑钠肽分泌，从而导致血浆中心房利钠肽和脑钠肽的浓度增高，这对于慢
性心力衰竭，特别是无症状心力衰竭的早期诊断有重要意义。发生心力衰竭时，患者出现
心房利钠肽和脑钠肽抵抗，心房利钠肽和脑钠肽生物效能降低，导致不能及时排出多余的
水、钠，加重心脏负荷。脑钠肽在充血性心力衰竭早期或左心室功能不全时，血浆中的含量
就已增加，因而脑钠肽可作为诊断心力衰竭的一个敏感指标。利钠肽是心力衰竭的一种代
偿机制，其作用通常经鸟苷酸环化酶实现，促进血管扩张和尿钠排泄，对抗去甲肾上腺素释
放和 RAAS 的作用，因而被称为反向调节激素。

3. 一氧化氮（NO）　当发生心力衰竭时，由于神经内分泌过度激活，导致 NO 释放增加。
研究表明，心力衰竭时 NO 代谢产物排出增多，也说明了心力衰竭时 NO 增加。心力衰竭时
NO 合成增加对调节外周血管及心脏舒缩功能具有一定代偿作用。但随着心力衰竭病情的
发展，NO 释放增加，对心脏具有负性肌力作用，对心肌产生损害作用。NO 还可以通过抑
制三羧酸循环和与细胞色素氧化酶上的氧竞争而抑制酶活性，减少 ATP 生成，从而抑制心
脏收缩。另外，NO 还可以诱导心肌细胞凋亡，使心肌细胞减少。

4. 内皮素（endothelin）　是一类多功能的生物活性多肽，是目前已知的最强烈的血管收
缩因子。血浆内皮素水平的升高、心肌内皮素合成与释放增加都对心力衰竭有重要的致病
作用，并与心力衰竭严重程度呈正相关。研究发现，血浆中内皮素 -1 浓度与肺血管阻力和

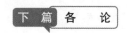

全身血管阻力呈良好的相关性,提示内皮素 -1 可能参与心力衰竭时肺循环阻力和后负荷的增加;心力衰竭时血浆内皮素 -1 浓度的升高与心肌收缩力呈负相关,提示内皮素 -1 可直接损伤心肌细胞,降低心肌收缩力。另外,内皮素 -1 还参与心脏缺血后再灌注损伤。以上因素都会进一步加重心力衰竭。

5. 精氨酸加压素 具有抗利尿及收缩周围血管的生理作用。心力衰竭时血浆中精氨酸加压素水平升高,引起水潴留,同时使周围血管收缩而导致心脏后负荷增加;心力衰竭早期,精氨酸加压素有一定代偿作用,而长期的精氨酸加压素增加则会使心力衰竭进一步加重。

(四)细胞和分子机制

1. 心肌细胞和收缩蛋白丧失 当心肌缺血缺氧、感染、中毒等造成大量心肌纤维变性坏死时,心肌细胞和收缩蛋白丧失,以致心肌收缩性减弱而发生心力衰竭。

2. 心肌能量代谢障碍 发生心力衰竭时,心肌糖类和脂肪等物质代谢紊乱引起心脏能量代谢途径改变,导致心肌重构,加速心力衰竭的进程。

(1)心脏底物利用的转变:脂肪酸和葡萄糖是心肌能量代谢的重要底物。在正常成人,心肌能量代谢中 60%～90% 的能量由脂肪酸氧化提供,10%～40% 的能量由葡萄糖氧化提供。心力衰竭时,心肌能量代谢底物的利用发生转变,葡萄糖氧化供能相对增强,脂肪酸氧化供能的比例下降。

(2)线粒体功能障碍:多种亚细胞结构,如胞外基质、肌膜、肌质网、肌原纤维、线粒体和细胞核在心力衰竭时发生生化组分和分子结构的变化,称为心肌亚细胞重构。其中,线粒体重构是亚细胞重构的重要部分。

(3)心肌高能磷酸盐的改变:心力衰竭时肌酸转运体功能下调是导致衰竭心肌组织总肌酸和磷酸肌酸水平下降的重要原因。高能磷酸化合物减少导致收缩功能储备减少,这既是心力衰竭时心肌代谢的特征,也是心肌代谢重构的促进因素。

(4)缺血性心肌病代谢改变:心肌缺血不仅是重要的临床病理生理状态,也是引起慢性心力衰竭的重要原因。心肌轻度缺血时,心肌细胞能量代谢无明显变化;中度缺血时,心肌细胞糖酵解加速,脂肪酸氧化代谢增强;心肌组织严重缺血或无血流供应时,无法进行氧化磷酸化,糖酵解产生的 ATP 成为维持心肌细胞存活的唯一能量来源。

(五)心脏舒张功能不全的机制

1. 能量供应不足时钙离子回摄入肌质网及泵出胞外的耗能过程受损,导致主动舒张功能障碍。

2. 心室肌顺应性减退及充盈障碍,主要见于心室肥厚(如高血压及肥厚型心肌病),心室充盈压明显增高,当左心室舒张末压过高时,肺循环出现高压和淤血,即舒张性心功能不全,此时心肌的收缩功能尚可保持,心脏射血分数正常,故又称为左室射血分数正常(代偿)的心力衰竭。

(六)炎症机制

炎症反应是心力衰竭病理生理的重要机制之一,是不同病因心力衰竭的共同特征。主要的促炎性细胞因子有肿瘤坏死因子 -α、白细胞介素 -1、白细胞介素 -6、白细胞介素 -18、C 反应蛋白等。促炎性细胞因子在心力衰竭中的作用包括:

1. 抑制心肌收缩 细胞因子可直接或间接降低心肌收缩性。

2. 诱导心肌细胞凋亡。

3.参与心肌重构　细胞因子可促使心肌细胞肥大，增加心肌间质纤维化和胶原纤维沉积，使心肌僵硬度增加。

总而言之，心力衰竭的原发病多种多样，发病机制也错综复杂。心力衰竭从发生、代偿到失代偿的过程中涉及的细胞结构变化繁多，从病理生理到细胞水平，到分子基因水平，不能用单一的机制来解释心力衰竭的形成和发展，不同的发病机制之间既有其独自特点，又相互联系。

六、防治

（一）针对未患心力衰竭者的运动和生活管理建议

1.改善心肺适能　运动训练和相关心肺适能的改善是减少日益加重的心力衰竭负担的重要预防策略。通过体育锻炼提高心肺适能，以降低心力衰竭发生的风险。

2.生活方式干预　对冠心病、高血压、超重和肥胖糖尿病患者进行强化生活方式干预和常规护理，以降低心力衰竭发生的风险。

3.运动锻炼　健康者可以进行个性化的运动训练方案，如高强度间歇训练、辅助减肥策略和/或综合有氧训练，以提高心肺适能。

（二）针对心力衰竭患者的运动和生活管理建议

1.掌握运动训练的禁忌证（表 11-7），以降低运动训练的风险。

表 11-7　心力衰竭患者运动训练的禁忌证

相对禁忌证	绝对禁忌证
1.在过去 1～3d 内体重增加≥1.8kg	1.在过去 3～5d 休息或劳力时运动耐量或呼吸困难进行性恶化
2.正在接受间断或持续的多巴酚丁胺治疗心律失常	2.低功率<2MET 时出现明显缺血
3.运动时收缩压下降	3.未控制的糖尿病
4.NYHA 心功能分级为Ⅳ级	4.急性全身性疾病或发热
5.休息或劳力时出现复杂的室性	5.近期栓塞
6.仰卧位休息时心率≥100 次/min	6.血栓性静脉炎
7.先前存在并发症	7.活动性心包炎或心肌炎
	8.中重度的主动脉狭窄
	9.需要手术治疗的反流性瓣膜性心脏病
	10.过去 3 周内的心肌梗死
	11.新发生的心房颤动

NYYHA：纽约心脏病学会（New Heart Association）。

2.根据患者的身体能力，指定合理的运动处方，以指导心力衰竭患者的运动训练。运动处方的主要因素包括运动强度、运动方式、持续时间、运动频率。

（1）运动强度：是运动处方的核心，与运动的效果和安全性相关联。训练起始阶段的运动强度一般为 60%～65% VO_{2max}，以 70%～75% VO_{2max} 为靶强度较常用。主观用力程度（rating of perceived exertion，RPE）也是衡量运动强度的有效指标，心力衰竭患者一般可耐受 RPE 分值 11～13 的强度。如果不能直接测定气体代谢，应采取较低强度的运动方案，以尽可能防止高估运动能力而造成训练过度。

（2）运动方式：是多种多样的，可以是太极拳、八段锦、步行、功率车、骑车等。

（3）运动的时间和频率：运动训练开始时，为避免长时间训练引起疲劳，一般应控制 5～10min，且运动 2～4min 休息 1min；此后运动时间可以按 1～2min 的节奏增加，直到 30～40min。运动的频率一般为每周 3～5 次。

3. 心理治疗　具有改善或消除心力衰竭患者焦虑、抑郁和绝望心理的作用。一般采用心理安慰、支持和疏导的治疗方法，鼓励患者正确认识疾病，树立战胜疾病的信心，积极配合治疗，使其从支持系统中得到帮助、消除心理障碍。

4. 饮食　慢性心力衰竭患者血容量增加，体内水钠潴留，应给予低盐、低脂饮食。食盐的推荐摄入量：轻度心力衰竭患者 5g/d 左右，中度心力衰竭患者 2.5/d，重度心力衰竭患者 1g/d。选择富含必需氨基酸的优质蛋白，如牛奶、瘦肉、鱼类等；多食新鲜蔬菜、水果及豆制品。少食多餐，不暴饮暴食；食物粗细搭配。限制水分摄入，一般患者液体摄入量为 1 000～1 500mL/d（夏季可增加至 2 000～3 000mL/d）。

第十二章 呼吸系统疾病

第一节 慢性阻塞性肺疾病

一、概述

1. 概念 慢性阻塞性肺疾病（chronic obstructive pulmonary disease，COPD）简称慢阻肺，是一种以不完全可逆性气流受限为特征，多呈进行性发展的，呼吸系统疾病中的常见病和多发病，主要累及肺脏，也可引起全身（或称肺外）不良效应。

2. 分期 慢阻肺分为急性加重期和稳定期。急性加重期的患者呼吸道症状加重，表现为咳嗽、咳痰、气短和/或喘息加重，痰量增多，脓性或黏液脓性痰，可伴有发热等。急性加重期的患者呼吸道症状超过日常变化水平，需要改变治疗方案。稳定期患者咳嗽、咳痰和气短等症状稳定或症状微轻，病情基本恢复到急性、加重前的状态。

3. 鉴别诊断 慢阻肺与慢性支气管炎（chronic bronchitis）和阻塞性肺气肿（obstructive pulmonary emphysema）密切相关。通常，慢性支气管炎是指气管、支气管黏膜及其周围组织的慢性非特异性炎症。在排除慢性咳嗽的其他已知原因情况下，患者每年咳嗽、咳痰3个月以上，并持续2年以上，即可诊断为慢性支气管炎。阻塞性肺气肿简称肺气肿，是指肺部终末细支气管远端气腔出现异常持久的扩张，并伴有肺泡壁和细支气管破坏而无明显的肺纤维化。当慢性支气管炎和肺气肿患者的肺功能检查显示持续气流受限并且不能完全可逆时，则可以诊断为慢阻肺；如患者仅有慢性支气管炎和/或肺气肿，而无持续气流受限，则不能诊断为慢阻肺，而视为慢阻肺的高危期。

另外，支气管哮喘与慢阻肺属于慢性气道炎症性疾病，部分哮喘患者随着病程延长，可出现较明显的气道重塑，导致气流受限的可逆性明显减小，临床很难与慢阻肺相鉴别。但大多数哮喘患者的气流受限具有显著的可逆性，这是支气管哮喘区别于慢阻肺的一个关键特征。慢阻肺和哮喘可以同时发生于一个患者身上，且概率并不低。一些已知病因或具有特征性病理表现的气流受限疾病，如支气管扩张症、肺结核、弥漫性泛细支气管炎和闭塞性细支气管炎等，均不属于慢阻肺。

二、流行病学

慢阻肺是一种严重危害人类健康的疾病，不仅影响患者的生命质量，而且病死率较高，给患者及其家庭和社会带来了沉重的经济负担。在2018年中国成人肺部健康研究中，10个省市50 991人参与了调查，结果显示≥20岁成人的慢阻肺患病率为8.6%，40岁以上人群患病率则高达 13.7%,首次明确我国慢阻肺患者人数近 1 亿,慢阻肺已经成为与高血压、糖尿病"等量齐观"的慢性疾病,共同构成重大疾病负担。据统计,2013 年中国死于慢阻肺人数约 91.1 万人,占全世界慢阻肺总死亡人数的 1/3,远高于中国肺癌年死亡人数。

有资料显示,我国男性慢阻肺患病率高于女性。女性吸烟者死于慢阻肺可能性是不吸烟女性的 13 倍,而男性吸烟者死于慢阻肺可能性是不吸烟男性的 12 倍。

三、病因

慢阻肺的发病是个体易感因素与环境因素两者共同作用的结果。

1. 遗传因素　某些遗传因素可增加慢阻肺发病的危险性,即慢阻肺有遗传易感性。已知的遗传因素为 α_1- 抗胰蛋白酶缺乏。α_1- 抗胰蛋白酶是一种蛋白酶抑制剂,重度 α_1- 抗胰蛋白酶缺乏与非吸烟者的肺气肿形成有关。在我国,α_1- 抗胰蛋白酶缺乏引起的肺气肿迄今尚未见正式报道。

2. 吸烟　患肺部疾病的风险随着吸烟次数和时间的增加而增加,随着开始吸烟年龄和戒烟时间的增加而降低。吸烟也是慢阻肺最重要的环境发病因素。吸烟的数量、持续时间、开始吸烟的年龄、戒烟的年龄、戒烟的时间和烟草产品的种类都对慢阻肺的发展有影响。吸烟者的肺功能异常率较高,吸烟者死于慢阻肺的人数多于非吸烟者。被动暴露在烟草烟雾的环境中(85% 来自燃烧烟头的侧流烟雾,15% 来自主动吸烟者呼出的烟雾)也可能导致呼吸道症状及慢阻肺的发生。在子宫内或儿童早期被动吸烟可能对肺发育产生不利影响,并易导致随后的慢阻肺发展。

3. 空气污染　空气中的烟尘或二氧化硫明显增加时,慢阻肺急性加重显著增多。其他粉尘也能刺激支气管黏膜,使气道清除功能遭受损害,为细菌入侵创造条件。研究表明,大气中直径 2.5~10μm 的颗粒物(particulate matter,PM),即 PM2.5、PM10 水平的升高与慢阻肺的发生显著增加相关。木材、动物粪便、农作物残梗、煤炭等以明火或在通风功能不佳的火炉中燃烧,可导致严重的室内空气污染,是导致慢阻肺的重要危险因素之一。

4. 职业性粉尘和化学物质　接触某些刺激性物质、有机粉尘、过敏原等可使气道反应性增加。职业性粉尘及化学物质(塑料、纺织、橡胶、皮革、柴油废气)的浓度过大或接触时间过久,均可增加慢阻肺发生的风险性。接触生物质烟雾可使慢阻肺发病概率增加 2~3 倍。

5. 感染　呼吸道感染是慢阻肺发病和急性加重的另一个重要因素。既往肺结核患者患阻塞性肺病的风险增加。人类免疫缺陷病毒感染也是慢阻肺的另一个危险因素,在控制吸烟的情况下,50 岁以上人类免疫缺陷病毒感染者的慢阻肺发病率比未感染者高 11%,50 岁以下人类免疫缺陷病毒感染者的慢阻肺发病率比未感染者高 25%。感染人类免疫缺陷病毒的注射吸毒者患阻塞性肺病的可能性是未感染吸毒者的 3.4 倍。病毒和 / 或细菌感染与气道的炎症增加有关,是慢阻肺急性加重的常见原因。儿童期有严重的呼吸道感染史与成年时肺功能降低及呼吸系统症状的发生有关。

6. 社会经济地位　慢阻肺的发生风险和患者的社会经济地位呈现负相关。可能的原因是:低社会经济状态与室内外的空气污染暴露、营养状态差或其他因素。

四、发病机制

（一）慢阻肺的发生机制

1. 慢性炎症反应　慢阻肺主要以外周气道、肺实质和肺血管的慢性炎症为特征，巨噬细胞、中性粒细胞和淋巴细胞（细胞毒性 T 细胞、辅助性 T 细胞、固有淋巴细胞）均参与了慢阻肺的发病过程。急性加重期较稳定期炎症反应更为明显。一些患者也可能出现嗜酸性粒细胞、辅助性 T 细胞 2（helper T cell 2，Th2）或固有淋巴细胞 2（innate lymphoid cells 2，ILC2）增加，尤其是临床上和哮喘有重叠时。所有这些炎症细胞和上皮细胞及其他结构细胞一起释放多种炎症介质。炎症介质水平增高，吸引循环中的炎症细胞，推动炎症过程，诱导结构改变。

2. 氧化应激　研究表明，慢阻肺患者的氧化应激增加，氧化应激可能是慢阻肺重要的炎症推动机制。氧化应激的生物标志物（如过氧化氢，8- 异前列腺素）在慢阻肺患者呼出气冷凝液、痰、体循环中浓度升高。慢阻肺急性加重时，氧化应激进一步加重。氧化剂由香烟及其他吸入颗粒刺激产生，并通过巨噬细胞和中性粒细胞等活化的炎症细胞释放出来。慢阻肺患者也可能会存在内源性抗氧化剂的减少。这源于核转录因子红系 2 相关因子 2（nuclear factor-erythroid 2-related factor 2，Nrf2）的减少，它参与调节多种抗氧化基因。

3. 蛋白酶 - 抗蛋白酶失衡　蛋白水解酶对组织有损伤、破坏作用，抗蛋白酶对弹性蛋白酶等多种蛋白酶具有抑制作用。在慢阻肺患者肺组织中蛋白酶与抗蛋白酶表达失衡。蛋白酶介导弹性蛋白的破坏，而弹性蛋白是肺实质中重要的结缔组织成分，这种破坏是肺气肿的重要特征。

4. 细支气管周围和间质纤维化　慢阻肺患者或无症状吸烟者中存在细支气管周围纤维化和间质改变。吸烟者或有气道炎症的慢阻肺患者中发现有过量的生长因子产生，炎症可先于纤维化发生，或气道壁反复损伤本身导致肌纤维组织过度产生，从而促进小气道气流受限的发生，最终导致气道闭塞，继发肺气肿。

（二）慢阻肺的运动受限机制

1. 肺通气受限　慢阻肺患者通常表现出有限的运动能力，与健康个体相比，慢阻肺患者表现出较低的运动能力和较低的峰值耗氧量水平。在慢阻肺中发生肺的机械特性改变，将导致呼吸做功的增加和气体交换受损。由于气道炎症和肺弹性的丧失而导致呼气量限制，导致空气滞留在肺内，从而增加了呼气末肺容量（即肺的静态恶性充气）。在运动过程中，微小的通气主要是由呼吸速度的增加而增加，呼吸速度的增加导致了呼气时间的缩短，并导致呼气末肺容量的进一步增加（即肺的动态恶性充气）。因为当肺容量增大时，呼吸系统的顺应性较差，静态和动态的恶性充气将会增加吸气时的呼吸做功。

2. 外围肌肉功能障碍　外围肌肉功能障碍也在慢阻肺患者的运动受限中发挥重要作用。慢阻肺中的骨骼肌异常是由活动水平下降引起的骨骼肌退化和全身炎症引起的。这些异常的特征是 I 型抗疲劳纤维比例减少，低效型纤维比例增加，I 型纤维横截面积减少，即肌肉萎缩，以及氧化酶活性降低。

3. 心脏功能和血液分布的变化　当运动中增加氧气供应的能力有限时，为了维持所需的通气，患有严重慢阻肺的患者被迫产生较大的胸腔内压。较大的胸腔内压进而限制了静脉回流、左右心室血容量，从而限制了心输出量。此外，肺气肿导致肺血管功能丧失，肺血管阻力增加，最终可能损害左心室的充盈。

五、病理

慢阻肺的病变特点是气流受限,其发病机制在于气道内阻塞(气流的阻力增大)和肺的弹性回缩力低下(气流的驱动压减少)。引起上述气流受限的病理基础主要是气道的炎症和肺实质的破坏,形态学上前者表现为支气管和细支气管炎症,而后者表现为肺气肿(图 12-1)。由于缺氧和炎症过程中释放的各种生长因子和炎症介质的作用,慢阻肺患者还可能出现心、脑等全身脏器的改变。

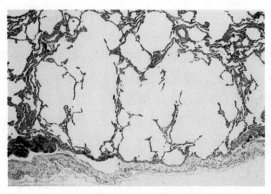

图 12-1　肺气肿病理表现

1. 小气道病变　是持续存在气流受限的主要原因。早期病变是呼吸性细支气管单核细胞炎症。炎症性纤维化、杯状细胞化生、黏液栓或黏液脓栓,以及终末支气管平滑肌肥大是气流受阻的重要原因。附着于细支气管的肺泡由于肺气肿破坏而使细支气管塌陷,也是气流受阻的重要原因。

2. 肺气肿的病理改变　可见肺过度膨胀、弹性减退、外观灰白或苍白,表面可见多个大小不一的大疱。镜检见肺泡壁变薄,肺泡腔扩大、破裂或形成大疱,血液供应减少,弹力纤维网破坏。按累及肺小叶的部位,可将阻塞性肺气肿分为小叶中央型、全小叶型及介于两者之间的混合型三类,其中以小叶中央型为多见。小叶中央型是由于终末细支气管或一级呼吸性细支气管炎症导致管腔狭窄,其远端的二级呼吸性细支气管呈囊状扩张,其特点是囊状扩张的呼吸性细支气管位于二级小叶的中央区(图 12-2)。全小叶型是呼吸性细支气管狭窄,引起所属终末肺组织,即肺泡管、肺泡囊壁及肺泡的扩张,其特点是气肿囊腔较小,遍

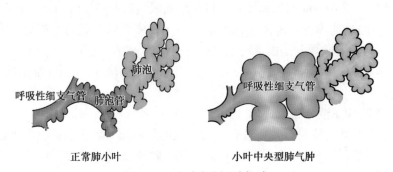

正常肺小叶　　　　　　　　小叶中央型肺气肿

图 12-2　小叶中央型肺气肿

布于肺小叶内。有时两型同时存在一个肺内称为混合型肺气肿，多在小叶中央型基础上，并发小叶周边区肺组织膨胀。

3．肺血管的改变　长期慢性缺氧可导致肺血管广泛收缩和肺动脉高压，常伴有血管内膜增生，某些血管发生纤维化和闭塞，导致肺循环的结构重构。慢阻肺晚期出现肺动脉高压是其重要的心血管并发症，进而导致慢性肺源性心脏病及右心室衰竭，提示预后不良。

4．慢阻肺和间质性肺疾病并存　吸烟不仅是慢阻肺的高危因素，而且会导致间质性肺炎/特发性间质纤维化的发病率增高。这些疾病与肺气肿的共存并不罕见。

六、防治

（一）预防

1．控制危险因素　减少室内污染或远离室外污染，尤其是有毒、有害的气体对呼吸道的刺激。戒烟可降低慢阻肺各阶段的肺功能下降率，尤其对疾病早期的影响最大。各种年龄及各期的慢阻肺患者均应戒烟。

2．预防感冒　慢阻肺患者易患感冒，继发细菌感染可加重支气管炎症，可采用防感冒按摩、冷水洗脸、食醋熏蒸等方法增强体质，预防感冒。

（二）治疗

1．掌握能量节省技术　除了常规药物治疗以外，慢阻肺患者需掌握能量节省技术，以提高身体功能的储备力。

慢阻肺患者能量节省的原则为：可以事先准备好日常家务杂事或活动所需要的物品或资料，并放在一处；把特定工作所需的物品放在活动开始就要用的地方；尽量坐位活动，并使工作中减少不必要的伸手或弯腰；移动物品时要用双手，搬动沉重物体时要用推车；工作中尽量只左右活动，避免不必要的前后活动；活动要缓慢而连贯地进行；工作中要经常休息，至少每小时休息 10min，轻重工作要交替进行；工作中，缩唇并缓慢呼气。

2．改善营养状态　通常慢阻肺患者绝大多数存在营养不良，往往出现体重下降、肌肉萎缩等情况，并直接影响呼吸肌。约 25% 的慢阻肺患者体重指数下降，是患者死亡的独立危险因素。改善营养状态可增强呼吸肌力，最大限度地改善患者整体健康状态。慢阻肺患者一般给予低脂、复合碳水化合物饮食，伴有高碳酸血症者，应给予必要的饮食指导，饮食中应避免过多的液体量引起水肿和加重心脏负担。

3．关注心理健康　长期的疼痛过程常使慢阻肺患者焦虑、沮丧，不能正确对待疾病，因此，心理及行为干预是非常必要的。通过指导患者学会放松肌肉，减压及控制惊慌，有助于减轻呼吸困难及焦虑。热情关心、同情、帮助患者，通过耐心细致地说服和解释，使患者消除不必要的顾虑。鼓励患者参加力所能及的社会交往和活动，并动员患者的家属和朋友一起做工作。

4．健康教育　包括呼吸系统的解剖、生理、病理生理、药物使用等内容。

5．运动指导　运动耐力下降是慢阻肺患者的主诉之一，因此运动训练是慢阻肺恢复中的重要组成部分。慢阻肺患者可以进行下肢运动训练、上肢运动训练、柔韧性、牵拉（伸展）运动、平衡力运动和呼吸肌训练。每种运动可以按照运动处方进行计划。运动处方包括：运动方式、运动强度、运动时间、运动频率。每个患者的运动处方需要按运动耐力和肌力测试结果而决定，即时调整运动的难度。

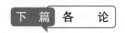
第二节 特发性肺纤维化

一、概述

特发性肺纤维化（idiopathic pulmonary fibrosis，IPF）是一种慢性、进行性、纤维化性间质性肺炎，组织学和／或胸部高分辨率CT（high resolution computer tomography，HRCT）特征性表现为普通型间质性肺炎，主要表现为劳力性呼吸困难、慢性干咳或velcro啰音、较低的肺一氧化碳弥散量。

二、流行病学

随着人口老龄化的发展，特发性肺纤维化的发病率和患病率呈上升趋势。特发性肺纤维化多见于老年人，男性多于女性，大多数患者有吸烟史，诊断后平均生存时间2～4年，发病率随年龄增长而升高，常见于60～70岁人群。欧洲和北美地区每年特发性肺纤维化的发病率为（3～9）/10万，亚洲和南美洲每年特发性肺纤维化发病率<4/10万。由于病因不清，无特效药，其预后极差。

三、病因

特发性肺纤维化原因复杂且病因不明，导致特发性肺纤维化发病风险和发病率明显提高的重要因素是吸烟，还包括病毒、真菌、环境污染、毒性物质等因素。特发性肺纤维化患者长期接触金属粉尘如铝、锌、镉、汞等，可加速其病情发展。上述多种因素在特发性肺纤维化形成中发挥着关键作用。

1. 遗传　如果在同一家族的多个体中发生肺纤维化，则提示了该疾病的遗传性。端粒酶复合体和表面活性系统的蛋白质突变已被确认与肺纤维化有关。端粒酶逆转录酶的编码基因*TERT*的突变是最常见的突变，并存在于15%的家族性肺纤维化病例中。端粒酶复合体突变的患者可能出现肺纤维化、血液病、皮肤病或肝病。其他与肺纤维化相关的基因变异，如*MUC5B*启动子的多态性或*TERT*的多态性，最近已被描述，可被认为是多基因传播的一部分。

2. 吸烟　特发性肺纤维化发病率增加与吸烟有关。研究表明，主动吸烟或曾吸烟者IPF的患病风险是非吸烟者的1.6倍。

3. 年龄　特发性肺纤维化主要见于老年人群，且发病率随年龄增加而显著升高，故年龄被认为是特发性肺纤维化发生的高风险因素之一。研究表明，65岁以上人群特发性肺纤维化的发病率和患病率较高。

4. 环境、职业暴露　环境和职业因素与特发性肺纤维化相关，包括有机粉尘、金属和矿物粉尘、木屑、石棉和环境颗粒物等。研究发现，农民、兽医、园丁和冶金、钢铁工人以及暴露于金属粉尘、烟雾和有机粉尘的人群特发性肺纤维化的患病风险随职业暴露时间的增加而升高，即高风险工作时间与特发性肺纤维化的风险存在剂量-反应关系，高风险工作时间越长，特发性肺纤维化的患病风险越大。

四、发病机制

特发性肺纤维化的发病机制目前尚不明确，国际上没有明确的定论。目前认为它是肺内常驻免疫细胞产生炎症或免疫反应，它们直接损伤上皮细胞或内皮细胞。其发病过程主要有 3 个环节：肺泡的免疫和炎症反应、肺实质损伤、受损肺泡修复和纤维化。炎症、组织损伤、修复三者持续叠加，各种细胞因子、信号通路参与整个病变过程，最终引起特发性肺纤维化，并使病情进一步恶化。

（一）细胞因子

1. 转化生长因子 -β（TGF-β） 是一种多效性的细胞因子，在炎症、损伤修复及促纤维化中起到重要的作用。在特发性肺纤维化中，TGF-$β_1$ 调节成纤维细胞向组织损伤部位聚集，通过抑制肺泡上皮细胞的增殖和凋亡，或通过刺激成纤维细胞向肌成纤维细胞分化、合成细胞外基质蛋白，和通过基质金属蛋白酶抑制细胞外基质蛋白降解，进而介导纤维化生成。

2. 结缔组织生长因子（connective tissue growth factor，CTGF） 在细胞黏附、迁移、增殖和分化以及血管生成、细胞外基质沉积等生物学过程中发挥重要作用。在特发性肺纤维化中，CTGF 诱导成纤维细胞增殖和细胞外基质沉积。CTGF 是 TGF-β 的下游靶基因，CTGF 激活后可介导 TGF-β 促进细胞外基质沉积和纤维化。

3. 成纤维细胞生长因子（fibroblast growth factor，FGF） 对调控发育过程中细胞的增殖、存活、迁移和分化行为起重要作用。在特发性肺纤维化患者中检测出 FGF1 和 FGF2 的高表达，但是 FGF2 并不直接促进纤维化生成，而 FGF1 通过降解 I 型 TGF-β 受体抑制肌成纤维细胞分化以及上皮间充质转化而发挥抗纤维化作用。FGF9 和 FGF18 促进肺成纤维细胞存活和迁移，并抑制体外肌成纤维细胞分化。

4. 其他因子 血小板衍生生长因子和血管内皮生长因子被认为是促进肺纤维化的原因之一。肿瘤坏死因子和层粘连蛋白，在肺纤维化的发展进程中，也扮演着重要角色。

（二）信号通路

1. Wnt 信号通路 特发性肺纤维化患者的肺组织中，Wnt/β-catenin 信号通路被过度激活，并可通过多种机制参与特发性肺纤维化的形成。Wnt/β-catenin 通路可抑制肺成纤维细胞凋亡，促进细胞增殖和分化，也可通过抑制糖原合成酶激酶 3 介导的磷酸化作用和 β-catenin 的降解作用促进细胞外基质沉积。

2. Shh（Sonic Hedgehog）信号通路 Hedgehog 信号通路是调控胚胎发育的经典信号转导通路，哺乳动物中存在 Shh、Ihh（Indian Hedgehog）、Dhh（Desert Hedgehog）3 个 Hedgehog 同源基因，Shh 是表达最丰富的 Hedgehog 配体。特发性肺纤维化中 Shh 信号通路激活，且纤维化重塑区域可检测到 Shh 及其效应分子的高表达。

3. Notch 信号通路 是介导相邻细胞间相互作用的信号通路。Notch 信号通路异常与组织纤维化有关，特发性肺纤维化中 Notch 通路被激活，肌成纤维细胞的凋亡抵抗，在肺纤维化过程中发挥重要作用。

五、病理

特发性肺纤维化发病过程包括肺泡炎、肺实质和肺间质不断损伤与修复，最后形成纤维化（肺泡上皮损伤、基底膜破坏，启动成纤维细胞的聚集、分化和增生，致使胶原和细胞外基质过度生成)（图12-3）。病理过程包括三期病变,急性改变为肺泡炎的改变:肺泡腔内肺巨噬细胞、淋巴细胞、Ⅱ型肺泡上皮细胞及中性粒细胞增多。间质水肿、纤维素渗出、成纤维细胞成簇状增生累及肺泡腔及间隔。亚急性期改变:淋巴细胞、单核细胞、中性粒细胞在间质浸润,肺泡腔闭塞,毛细血管闭塞。慢性期改变:肺泡结构紊乱,囊性变、蜂窝样改变,间质的平滑肌增生,弹性纤维断裂,支气管周围纤维化,肺动脉肌层肥厚。各期病变可在同一个肺脏同时存在。

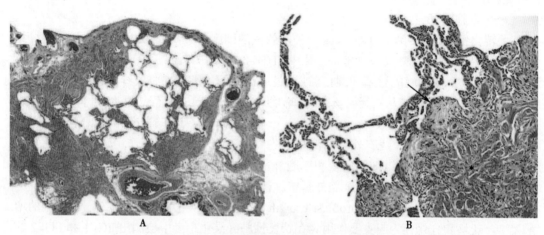

图12-3 特发性肺纤维化的典型间质性肺炎纤维化(HE染色)
A.低倍镜下可见周围和肺外膜下的纤维化分布,在正常肺泡壁周围形成纤维化环。B.高倍镜下,平滑肌化生、任何类型的晚期纤维化的特征,都很明显。从晚期纤维化突然过渡到完全正常的肺泡壁时可见成纤维细胞灶(箭头)。

六、防治

(一)预后

特发性肺纤维化诊断后中位生存期为2～3年,但特发性肺纤维化自然病程及结局个体差异较大。大多数患者表现为缓慢、逐步、可预见的肺功能下降;少数患者在病程中反复出现急性加重;极少数患者呈快速进行性发展。影响特发性肺纤维化患者预后的因素包括呼吸困难、肺功能下降、HRCT纤维化和蜂窝样改变程度、6分钟步行试验的结果,尤其是这些参数的动态变化。基线状态下一氧化碳弥散量<40%预计值和6分钟步行试验时血氧饱和度<88%,6～12个月内用力肺活量(forced vital capacity,FVC)绝对值降低10%以上或一氧化碳弥散量绝对值降低15%以上都是预测死亡风险的可靠指标。

(二)生活管理

1.多饮水 重度肺纤维患者因张口呼吸,饮食少,出汗多,常失水,痰液黏稠不易咳出,及时补充水分,增加液体摄入量。患者不能饮食时,可用静脉补液,有利于稀释痰液,促使黏稠痰液排出。

2.饮食管理 少吃刺激性、辛辣、煎炸、油腻食物。饮食要清淡,肥胖患者,控制脂肪的供给量。以吃瘦肉为宜。供给多种维生素、优质蛋白及碳水化合物饮食,如糙米、蛋类、荞麦面、玉米面、蔬菜和水果等,碳酸饮料除外。重度肺纤维化的患者可给予半流食或软食，既可防止食物反流，又有利于消化吸收，可以减轻呼吸急迫所引起的咀嚼和吞咽困难。禁忌烟酒和过咸的食物：多数伴有气道高反应状态肺纤维化患者，通过过咸食物、烟和酒的刺激，会加重气喘、咳嗽等症状，容易引发支气管的反应。

第三节 肺 炎

一、概述

肺炎（pneumonia）指终末气道、肺泡和肺间质的炎症，可由病原微生物、理化因素、免疫损伤、过敏及药物所致，是呼吸系统的常见病、多发病。细菌性肺炎是最常见的肺炎，大约占肺炎的80%，也是最常见的感染性疾病之一。

二、分类

（一）根据感染获得场所不同分类

1. 医院获得性肺炎（hospital acquired pneumonia） 是指患者住院期间没有接受有创机械通气、未处于病原感染的潜伏期，而于入院48h后新发生的肺炎。

2. 呼吸机相关性肺炎（ventilator associated pneumonia） 是指气管插管或气管切开患者接受机械通气48h后发生的肺炎，机械通气撤机、拔管后48h内出现的肺炎也属于呼吸机相关性肺炎范畴。

3. 社区获得性肺炎（community acquired pneumonia） 是世界上最常见的需要住院治疗的传染病之一，也是最具异质性的疾病之一。

（二）其他分类

根据生物因子、理化因素、肺炎的发生部位、病变累及的范围和性质将肺炎进行分类，详见表12-1。

表 12-1 肺炎的其他分类

分类依据	类别	分类依据	类别
生物因子	细菌性肺炎	病变累及范围	大叶性肺炎
	病毒性肺炎		小叶性肺炎
	支原体肺炎		节段性肺炎
	真菌性肺炎	病变性质	浆液性
	寄生虫性肺炎		纤维素性
理化因素	放射性肺炎		化脓性
	类脂性肺炎		出血性
	吸入性肺炎		干酪性
	过敏性肺炎		肉芽肿性肺炎
发生部位	肺泡性肺炎		
	间质性肺炎		

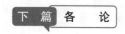

三、流行病学

医院获得性肺炎的发病率为(5~10)/1 000 例住院患者,占重症监护病房内感染总数的 25.0%,发生医院获得性肺炎后平均住院时间延长 7~10d。医院获得性肺炎相关病死率高达 15.5%~38.2%。ICU 中呼吸机相关性肺炎的发病率为 2.5%~40.0%,或者为(1.3~20.2)/1 000 机械通气日,病死率为 13%~25.2%。另外,非呼吸机医院获得性肺炎也是一个未得到充分重视的严重的安全隐患问题,导致费用、住院时间和死亡率显著增加。非呼吸机医院获得性肺炎的总发病率为 1.6%,即每 1 000 名患者中约 3.63 例。

儿童社区获得性肺炎(community-acquired pneumonia in children)是儿科常见的呼吸系统疾病,是指原本健康的儿童在医院外获得的感染性肺炎,包括感染了具有明确潜伏期的病原体而在入院后潜伏期内发病的肺炎,严重威胁儿童的生长与健康。社区获得性肺炎广泛存在于儿童肺炎之中,也是儿童致死率较高的疾病,近年来发病率有上升的趋势,并呈现明显的年龄化差异,流行病学调查发现,5 岁以下儿童,社区获得性肺炎发病率明显高于 5 岁以上的儿童,年龄和发病率呈负相关,且有一定的地域性差异,农村的发病率大于城市。

肺炎的发病率和病死率与社会人口老龄化、吸烟、伴有基础疾病和免疫功能低下有关,如慢阻肺、心力衰竭、肿瘤、糖尿病、尿毒症、神经系统疾病、药瘾、嗜酒、艾滋病、久病体衰、大型手术、应用免疫抑制剂和器官移植等。此外,也与病原体变迁、新病原体出现、医院获得性肺炎发病率增加、病原学诊断困难、不合理使用抗生素导致细菌耐药性增加,尤其是多重耐药病原体增加等有关。

四、病因和发病机制

正常的呼吸道免疫防御机制(支气管内黏液-纤毛运载系统、肺泡巨噬细胞等细胞防御的完整性等)使气管隆凸以下的呼吸道保持无菌。肺炎的发病机制是病原体到达支气管远端和肺泡,突破呼吸道免疫防御机制,从而在肺部繁殖并引起侵袭性损害。是否发生肺炎取决于病原体和宿主两个因素。如果病原体数量多、毒力强和/或宿主呼吸道局部和全身免疫防御系统损害,即可发生肺炎。病原体可通过下列途径引起社区获得性肺炎:①空气吸入;②血行播散;③邻近感染部位蔓延;④上呼吸道定植菌的误吸。

1. **医院获得性肺炎** 可通过误吸胃肠道的定植菌(胃食管反流)和通过人工气道吸入环境中的致病菌引起。病原体直接抵达下呼吸道后,滋生繁殖,引起肺泡毛细血管充血、水肿,肺泡内纤维蛋白渗出及细胞浸润。除了金黄色葡萄球菌、铜绿假单胞菌和肺炎克雷伯菌等可引起肺组织的坏死性病变易形成空洞外,肺炎治愈后多不遗留瘢痕,肺的结构与功能均可恢复。

2. **呼吸机相关性肺炎** 气管插管使得原来相对无菌的下呼吸道直接暴露于外界,同时增加口腔清洁的困难,口咽部定植菌大量繁殖,含有大量定植菌的口腔分泌物在各种因素(气囊放气或压力不足、体位变动等)作用下通过气囊与气管壁之间的缝隙进入下呼吸道;气管插管的存在使得患者无法进行有效咳嗽,干扰了纤毛的清除功能,降低了气道保护能力,使得呼吸机相关性肺炎发生风险明显增高;气管插管内外表面容易形成生物被膜,各种原因(如吸痰等)导致的生物被膜脱落,引起小气道阻塞,导致呼吸机相关性肺炎。

3. **儿童肺炎** 可因居住拥挤、通风不良、空气混浊易患本病,营养不良、维生素缺乏、先天性心脏病等也使肺炎发病率增高，且病情更趋严重。病原体多为细菌和病毒。细菌以肺炎双球菌最为多见，金黄色葡萄球菌、溶血性链球菌、b型流感嗜血杆菌、大肠埃希菌和副大肠埃希菌也较常见。病毒以呼吸道合胞病毒、腺病毒、流感病毒和副流感病毒为多见。本病常在病毒感染的基础上继发细菌感染，即所谓"混合性感染"。

4．大叶性肺炎（lobar pneumonia） 主要是由肺炎链球菌感染引起，病变起始于肺泡，并迅速扩展至整个或多个大叶的肺纤维素性炎。当受寒、疲劳、醉酒、感冒、麻醉时呼吸道的防御功能减弱、患糖尿病、机体抵抗力降低时，细菌易侵入肺泡从而导致发病。进入肺泡内的病原菌迅速生长繁殖并引发肺组织的变态反应，导致肺泡间隔毛细血管扩张、通透性升高，浆液和纤维蛋白原大量渗出并与细菌共同通过肺泡间孔或呼吸性细支气管向邻近肺组织蔓延，波及部分或整个肺大叶，而肺大叶之间的蔓延则是经肺叶支气管播散所致。

5．小叶性肺炎（lobular pneumonia） 主要由化脓菌感染引起，病变起始于细支气管，并向周围或末梢肺组织发展，形成以肺小叶为单位、呈灶状散布的肺化脓性炎。因其病变以支气管为中心故又称支气管肺炎（bronchopneumonia）。常见的致病菌有葡萄球菌、链球菌、肺炎球菌、流感嗜血杆菌、铜绿假单胞菌和大肠埃希菌等。传染病、营养不良、恶病质、慢性心力衰竭、昏迷、麻醉、手术后等诱因，使机体抵抗力下降，呼吸系统的防御功能受损。

6．间质性肺炎（interstitial pneumonia） 是发生于肺间质的急性渗出性炎，多由病毒、支原体感染引起。

五、病理

（一）细菌性肺炎

1．大叶性肺炎 病变一般发生在单侧肺，多见于左肺下叶，也可同时或先后发生于两个以上肺叶。发展过程的病理分期和特点如下：

（1）充血水肿期：肺泡腔内有大量浆液性渗出物，混有少数红细胞、中性粒细胞和巨噬细胞，并含有大量细菌。

（2）红色肝样变期：肺泡腔内有大量红细胞，少量纤维蛋白、中性粒细胞、巨噬细胞。病变肺叶颜色较红，质实如肝（图12-4）。此期患者可有铁锈色痰。

（3）灰色肝样变期：肺泡腔内充满混有红细胞、中性粒细胞、巨噬细胞的纤维素性渗出物，病变肺叶质实如肝，明显肿胀，重量增加，呈灰白色。

（4）溶解消散期：肺泡腔内中性粒细胞变性、坏死，并释放出大量蛋白水解酶将渗出物中的纤维素溶解，由淋巴管吸收或经气道咳出。肺内实变病灶消失，病变肺组织质地较软。肺内炎症病灶完全溶解消散后，肺组织结构和功能恢复正常。

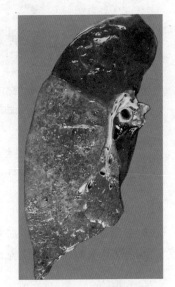

图 12-4　大叶性肺炎
病变肺叶肿胀，色灰黄，质实如肝。

2．小叶性肺炎

（1）部位：散布于两肺各叶，尤以背侧和下叶病灶较多。

（2）病变特征：肺组织内散布一些以细支气管为中心的化脓性炎症病灶。严重者，病灶互相融合甚或累及全叶，形成融合性支气管肺炎。镜下观，病灶中支气管、细支气管及其周围的肺泡腔内流满脓性渗出物。

（3）并发症：心力衰竭、呼吸衰竭、脓毒败血症、肺脓肿及脓胸等。支气管破坏较重且病程较长者，可导致支气管扩张。

3. 间质性肺炎 肺组织呈暗灰色，无明显实变。镜下观，肺泡间隔明显增宽，可见充血、水肿，炎症细胞浸润。肺泡内无明显渗出。

（二）病毒性肺炎

病毒性肺炎（viral pneumonia）常由上呼吸道病毒感染向下蔓延所致，引起该类肺炎常见的病毒有流感病毒，其次为呼吸道合胞病毒、腺病毒、副流感病毒、麻疹病毒、单纯疱疹病毒及巨细胞病毒等。除流感病毒、副流感病毒外，其余病毒所致肺炎多见于儿童。此类肺炎发病可由一种病毒感染，也可由多种病毒混合感染或继发于细菌感染。它的病理特点：①肺组织充血、肿大，无明显实变；②肺泡间隔明显增宽，其内血管扩张充血，间质水肿，淋巴细胞和单核细胞浸润，肺泡腔内一般无渗出（图12-5）。

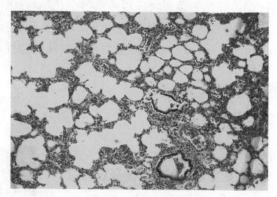

图 12-5 病毒性肺炎
肺泡间隔明显增宽，血管扩张充血，间质水肿伴大量以
单核细胞为主的炎细胞浸润，肺泡腔内基本无渗出。

（三）支原体性肺炎

支原体性肺炎（mycoplasmal pneumonia）是由肺炎支原体引起的一种间质性肺炎，病理特点如下：

1. 肺呈暗红色，切面有少量红色泡沫液体溢出，一般不累及胸膜。

2. 肺泡间隔明显增宽，血管扩张、充血，有大量淋巴细胞、浆细胞和单核细胞浸润。细支气管壁及其周围组织间质充血、水肿，有慢性炎细胞浸润。

六、防治

（一）预防

1. 加强锻炼，增强体质，减少吸烟，室内通风。

2. 流感高发季节避免长期处于人口密集区域。

3. 高蛋白、高纤维饮食，保证适量维生素摄入。

4. 有咳嗽、喷嚏时戴口罩或用纸巾、衣物遮挡口鼻可减少病原菌播散。

5. 有心肺基础疾病的人群须特别注意防寒、保暖。

6. 如有发热、呼吸道感染症状，特别是持续发热不退，及时到医疗机构就诊。

（二）肺炎患者的运动指导

1. 呼吸功能训练　主动循环呼吸技术（active cycle of breathing techniques，ACBT）：一个循环周期由呼吸控制、胸廓扩张运动和用力呼气技术 3 个部分组成。呼吸控制阶段指导患者用放松的方法以正常的潮气量进行呼吸，鼓励肩部及上胸部保持放松，下胸部及腹部主动收缩，以膈肌呼吸模式完成呼吸，该阶段持续时间应与患者对放松的需求相适应。胸廓扩张阶段强调吸气，指导患者深吸气到吸气储备量，屏息 1~2s，然后被动而轻松的呼气。用力呼气阶段为穿插呼吸控制及呵气。呵气是一种快速但不用最大努力的呼气，过程中声门应保持开放。利用呵气技巧进行排痰，代替咳嗽来降低呼吸肌做功。注意在呵气过程中用口罩遮挡。

2. 呼吸模式训练　包括调整呼吸节奏（吸：呼＝1：2）、腹式呼吸训练、缩唇呼吸训练等。

3. 呼吸康复操　根据患者体力情况进行卧位、坐位及站立位的颈屈伸、扩胸、转身、旋腰、侧躯、蹲起、抬腿、开腿、踝泵等系列运动。

4. 有氧运动　包括踏步、慢走、快走、慢跑、游泳、太极拳、八段锦等运动形式。应针对患者合并的基础疾病和遗留功能障碍问题制订有氧运动处方；以运动后第二天不出现疲劳的运动强度为宜，从低强度开始，循序渐进，每次 20~30min，每周 3~5 次；对于容易疲劳的患者可采取间歇运动形式进行；餐后 1h 后开始。

5. 力量训练　使用沙袋、哑铃、弹力带或瓶装水等进行渐进抗阻训练，每组 15~20 个动作，1~2 组 /d，每周 3~5d。

6. 日常生活活动能力训练　对患者进行日常生活活动指导，主要是节能技术指导，将穿脱衣、如厕、洗澡等日常生活活动动作分解成小节间歇进行，随着体力恢复再连贯完成，逐步恢复至正常。

第十三章　神经系统疾病

第一节　脑卒中

一、概述

世界卫生组织对脑卒中（stroke）的定义是发展迅速、出现局部（或整体）的脑功能障碍的临床体征和症状，持续24h或更长时间或导致死亡，除了血管起源外没有其他明显诱因造成。如果脑卒中的症状持续不超过24h，临床上定义为短暂性脑缺血（transient ischemic attack，TIA）。

脑卒中主要分为缺血性和出血性两种（图13-1）。缺血性脑卒中是由于脑的血液供应中断导致功能突然丧失而引起的。而出血性脑卒中则是由于血管破裂或血管结构异常造成的。通常缺血性脑卒中占所有病例的75%～80%，而出血性脑卒中则占15%～20%。

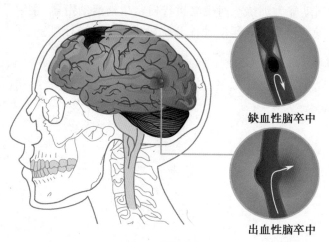

缺血性脑卒中

出血性脑卒中

图 13-1　两种脑卒中

缺血性脑卒中可以继续分为5种亚型。①大动脉血栓性脑卒中占缺血性脑卒中的20%左右；②约25%的缺血性脑卒中病例属于小动脉血栓性脑卒中（腔隙性脑卒中），这是由于微小动脉粥样硬化导致脑部一个或多个血管血流受阻而造成的；③心源性栓塞性脑卒中，约有15%的病例中属于这个类型；④5%～10%的病例是病因不明的隐源性脑卒中；⑤高达20%～25%的缺血性脑卒中属于继发性脑卒中，如药物使用所致。出血性脑卒中分为两种类型：颅内出血和蛛网膜下腔出血。颅内出血是非创伤性颅内出血的最常见类型，占出血性脑卒中的80%，占所有脑卒中病例的10%～15%。

二、流行病学

一份1990—2016年的全球数据报道显示，每年在全球有1 370万人患脑卒中，导致550万人死亡，是全球第二大死亡原因。死于脑卒中的女性（260万人）略少于男性（290万人）。全球死于缺血性脑卒中的人数（270万人）略少于死于出血性脑卒中的人数（280万人）。这份全球报道也指出，脑卒中的发病率在东亚，尤其是中国，呈上升的趋势。

一份发表于2019年的中国脑卒中防治报告概要中指出，虽然数据显示脑卒中人口标化死亡率在1994—2013年是下降的，但是在40～74岁首发脑卒中平均每年增长8.3%。在2016年，缺血性和出血性脑卒中的发病率分别为276.75/10万和126.34/10万。在2017年，我国城市和农村居民脑卒中的死亡率分别是126.48/10万和157.00/10万。脑卒中成为了农村居民死亡的首要原因。此外，有数据显示于2005—2016年，70岁以下脑卒中患者比例持续增加，呈年轻化趋势。

三、病因

（一）缺血性脑卒中

缺血性脑卒中的病因主要是栓塞和血栓。

1. 栓塞 通常是由身体其他部位形成的血块（栓子）通过血流到达并阻塞脑血管而造成的。栓塞性脑卒中通常是由心脏病或心脏手术引起的。这类疾病发生迅速且通常没有任何前期征兆，通常与心律不齐、瓣膜性心脏病和左心室血栓等病因相关。动脉粥样硬化，通常称为动脉硬化，是动脉中脂肪、胆固醇、钙和其他物质的沉积物积聚在动脉内壁造成的。沉积物掉落后也可能随血流到达并阻塞脑血管而导致脑卒中。

2. 血栓 通常是由局部脑血管动脉硬化而导致血凝块形成，阻塞血液流动而造成脑卒中。这样的情况可能发生在大动脉，如大脑中动脉。大量脂肪样物质的微动脉粥样硬化会影响小血管，这样会造成腔隙性脑卒中。

（二）出血性脑卒中

高血压控制不良时导致血管破裂是造成颅内出血的最主要原因。这种情况会造成雪崩型效应，致使附近血管破裂，导致多达40%的病例出现血肿扩大。血块和血肿侵占脑中的空间而对附近组织产生局部压力从而造成占位效应（mass effect）。大血管的破裂通常会迅速致命。但是，小动脉的出血可能导致相对较轻的症状。其他危险因素包括饮酒过量、吸烟和毒品使用。

蛛网膜下腔出血主要是由于先天性动脉瘤引起的。动脉瘤的突然破裂使血液进入蛛网膜下腔，有时会进入大脑半球。这是年轻人患脑卒中较常见的原因之一。其他病因还包括动静脉畸形、颅内肿瘤以及某些药物的使用（如抗凝剂）。

（三）诱发因素

造成脑卒中的诱发因素包括不可干预的和可干预的因素。不可干预的因素包括年龄、性别和基因。可干预的因素包括高血压史或血压高于160/90mmHg、日常体育活动水平低、高比例的高载脂蛋白B、饮食不均衡、社会心理压力和抑郁、吸烟、酗酒、糖尿病和心源因素（如房颤和心肌梗死史）、抗凝药的使用等。

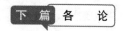
四、发病机制

（一）缺血性脑卒中

缺血性脑卒中的发病涉及很多过程，被称为缺血连锁反应（ischemic cascade）（图13-2）。但这些过程很多都是同时发生的，并不一定是一个过程触发另一个过程。各种病因导致脑的一部分组织供血下降，这就无法提供保持神经元功能的葡萄糖和氧气。缺少能量来源的神经元无法获得有氧代谢产生的腺苷三磷酸（ATP）。于是，神经元只能通过无氧代谢来获取能量。这样的代谢方式既无法提供足够的ATP，又会导致乳酸堆积而造成酸中毒。以下是代谢方式被改变后对神经元造成的一部分影响：

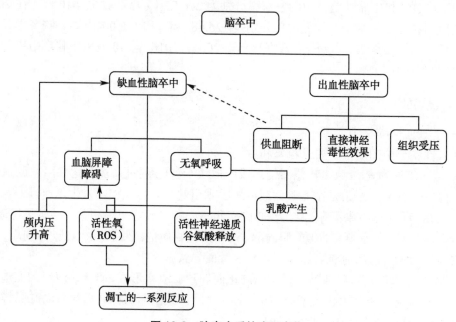

图13-2 脑卒中后的病理变化

1. **细胞毒性水肿** ATP参与细胞内外钠钾离子泵的工作。在无氧代谢状态下，依赖ATP能量的离子泵无法正常工作，导致离子在细胞内堆积。为了稀释细胞内的高浓度离子，细胞外的液体流入细胞内，如此便造成细胞内的水肿。这种改变会在缺血发生后的早期就出现，且可导致细胞死亡。

2. **谷氨酸兴奋毒性** 缺血性神经元损害的较多是因为兴奋性氨基酸的过度积累，使细胞内钙的毒性增加而造成的。脑血流量减少或终止后不久，依赖ATP能量的细胞泵失效，导致更多钙离子流入突触前细胞内。大量钙离子诱发更多谷氨酸释放到突触间隙。这些谷氨酸激活了突触后细胞受体的打开，以至于更多的钙离子流入突触后细胞内，而后循环继续到下一个细胞，造成更多细胞的过度兴奋。钙离子过量会导致蛋白酶、激酶、脂肪酶和内切核酸酶激活，触发内在的凋亡途径而造成细胞死亡。最后，过多的钙离子也会促进更多的自由基产生。

3. **氧化应激** 在正常人体中，少量的自由基对免疫功能发挥有益的作用。但高浓度的自由基会产生氧化应激反应，这个有害的过程会破坏细胞结构而导致细胞死亡。缺血性脑卒中后自由基的主要来源是线粒体,它在电子传输过程中产生超氧阴离子自由基。这种不稳定的自由基具有高反应性,能够在细胞核和细胞膜中破坏核酸、蛋白质和脂质等,导致细胞损伤。

缺血性脑卒中后的其他一些反应还包括白细胞浸润,脂质过氧化和血脑屏障功能紊乱等。这些缺血后连锁反应都会相互影响,最后造成细胞死亡。

(二)出血性脑卒中

颅内出血原发损伤发生在出血开始后的数分钟到数小时内(取决于血肿扩张的速度),并且主要与占位效应产生的机械性损害相关。继发损伤可能通过多种机制发生,包括细胞毒性、兴奋性毒性、代谢过度、氧化应激和炎症反应等。

蛛网膜下腔出血的过程通常分为两个阶段:前3~4d的初期病理生理变化是"早期脑损伤"。蛛网膜下腔中的血液外流导致颅内压升高。由于一些机械性因素(如脑水肿)进一步加重颅内压的升高并导致区域性脑血流量和脑灌注压力大大降低,这都可以造成第二阶段缺血性脑功能损伤。缺血可引发一系列病理生理事件:最初的缺氧导致早期的代谢衰竭、细胞毒性和脑水肿。此后,缺血和缺氧也引发了一系列细胞凋亡的过程,并激活炎症途径和凝血系统。

很多患者在初始早期阶段幸存下来。蛛网膜下腔出血致残致死的主要原因是之后出现的"迟发性脑缺血"。这是因为脑血管痉挛造成的,在出血发生后6~8d达到最严重的程度。脑血管痉挛会使颅内压进一步升高,随后脑组织被挤压和破坏造成损伤,神经系统功能进一步恶化,致使患者在这个阶段可能会更危险。

五、病理变化

1. 缺血性脑卒中 在脑血管缺血的部位有两种损伤的区域:缺血核心区(ischemic core)和缺血半暗区(ischemic penumbra)(图13-3)。在缺血核心区,也就是严重缺血的部位(血流低于10%~25%),氧气和葡萄糖的供应降低导致能量储存的迅速消耗。严重缺血会造成该区域内神经元和胶质细胞坏死。

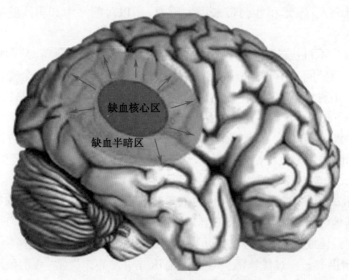

缺血核心区

缺血半暗区

图13-3 缺血核心区和缺血半暗区

在缺血半暗区内的脑细胞,位于正常灌注组织与梗死发生区域之间的轻度至中度缺血组织,可能存活数小时。那是因为半暗区是与阻塞血管分支吻合的侧支血管供血的。但是,如果没有在早期建立再灌注,半暗区的细胞也会死亡。因为侧支循环不足以无限维持这个区域神经元的氧气和葡萄糖需求。

2．出血性脑卒中　由于颅内空间有限,漏出的血液、脑脊液或脑组织水肿将导致脑组织受到压迫而加重脑组织损伤,即占位效应(mass effect)。如图 13-4 中所示,白色代表血块以及周围组织的水肿挤压脑组织,并把中线推向了对侧。占位效应也可能发生在其他病变中,如肿瘤占位。

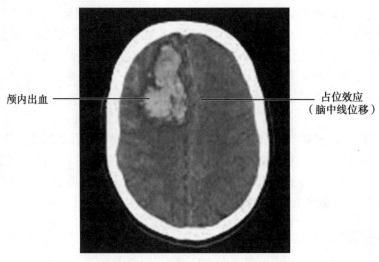

颅内出血　　　　　　　　　　　　　　　占位效应
　　　　　　　　　　　　　　　　　　　（脑中线位移）

图 13-4　颅内出血 CT 图

六、预防

脑卒中会给个人、家庭和社会带来巨大压力,所以对脑卒中和再次脑卒中的预防尤其重要。

1．健康饮食　不健康的饮食可能会导致血压和胆固醇水平升高,从而增加患脑卒中的概率。学者们提倡低脂、高纤维饮食,包括大量新鲜水果和蔬菜以及全麦饮食。确保饮食均衡也很重要。不建议吃太多单一食物,特别是高盐和加工食品。有些机构建议,每天应将食盐量限制为不超过 6g(约 1 茶匙),因为摄入过多食盐会令血压上升。

2．定期运动　健康饮食和定期运动相结合是保持健康体重的最佳方法。定期运动也有助于降低胆固醇并保持血压稳定。对于大多数人的运动建议是,每周至少进行 150min 中等强度有氧运动,如骑自行车或快走。

3．戒烟　吸烟会导致动脉狭窄并使血液更容易凝结,从而大大增加脑卒中的风险。戒烟也可以改善其他健康状况,并降低患上其他严重疾病(如肺癌和心脏病)的风险。吸烟者可以向医生咨询最佳戒烟方式,可以借助尼古丁贴剂、心理咨询和其他药物来辅助戒烟。

4．减少酒精摄取量　过量饮酒会导致高血压并引发心律失常(心房颤动),两者都会增加脑卒中的发生风险。此外,酒精饮品的热量很高,因此也会引起体重增加。有资料显示,大量饮酒会使脑卒中的风险增加 3 倍以上。

5. 控制相关疾病和健康检查　脑卒中发生风险与动脉硬化、高血压和高脂血症密切相关。所以定期检查相关指标对预防脑卒中很重要。此外，糖尿病、心房颤动等相关疾病的控制也有助于降低脑卒中的发生风险。

6. 关于脑卒中早期和 TIA 症状的宣教和认识　让患者及其家属认识脑卒中早期和 TIA 症状有助于其获得及时的医疗救助和检查，从而挽回生命或很大程度地减少脑卒中后遗症。脑卒中早期症状有一侧肢体无力、脸和 / 或肢体麻木、严重头痛、视力减退、走路不稳定、言语困难等。

第二节　颅 脑 损 伤

一、概述

颅脑损伤（traumatic brain injury，TBI）是后天的脑损伤，由于外物突然猛烈撞击或物体刺透头骨并进入脑组织而造成。TBI 的症状严重程度取决于对大脑的损害程度。轻度 TBI 患者可能会保持清醒状态，或可能在数秒或数分钟内失去知觉。轻度症状还包括头痛、头晕、目眩、视物模糊、疲倦、耳鸣、味觉改变、疲劳或嗜睡（睡眠改变）、行为或情绪改变、记忆障碍、专注力或思考能力改变等。中度或重度 TBI 患者可能出现以上相同的症状，但也可能出现头痛加重、反复呕吐或恶心、抽搐或癫痫发作、口齿不清、四肢无力或麻木、失去协调能力或躁动等。

约有 1/2 的严重 TBI 患者需要进行手术，以去除或修复因血管破裂造成的血肿或受损脑组织的挫伤。TBI 导致的残疾取决于损伤的严重程度、损伤的位置、患者的年龄和总体健康状况。除了运动能力的改变，一些常见的残疾包括认知（思维、记忆和推理能力）下降、沟通（表达和理解）障碍、感觉处理能力下降、行为或心理健康障碍（抑郁、焦虑、人格改变、攻击行为和社会行为不当等）。更严重的头部损伤可能导致昏迷和反应迟钝的状态。

二、流行病学

在 2016 年，全球大约有 2 700 万新发的 TBI 病例，其发病率与 1990 年相比增长了 3.6%（年龄调整后，369/10 万）。在人群中，男性的 TBI 患病率为 16.7%，女性为 8.5%。男性 TBI 的发生率是女性的 2.22 倍。大约 60% 的颅脑损伤是交通事故引起的，20%～30% 是因跌倒造成的，10% 左右是暴力的结果，工伤和运动损伤造成的案例约占 10%。TBI 在亚洲的发病率有上升的趋势。全球数据显示，与世界其他区域相比，在亚洲因跌倒造成的 TBI 占所有案例的 77%。一份发表于 2017 年的关于 TBI 在中国的调查状况显示：2006—2013 年，在 TBI 的患者中，男性约占 50%，男性死于 TBI 的风险比女性高 3 倍。在此项调查中，年龄在 5～14 岁的患者死亡率最低（约 2.33/10 万），75 岁及以上患者的死亡率最高（约 48.6/10 万）。这份报告同时指出，车祸和跌倒是导致 TBI 的两大主要原因。在 75 岁以下人群中，车祸是主要的原因；而跌倒是 75 岁以上人群患 TBI 的最主要原因。此外，在调查的同一时期，农村摩托车骑行者的 TBI 死亡率增长 54%，男性摩托车骑行者的颅脑损伤率增长 35%；农村自行车使用者的死亡率上升了 91%，男性和女性分别增长了 41% 和 100%。

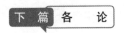

三、病因

TBI 病因有很多种不同的分类。

（一）按致伤外源分类

如果从致伤外源来看，TBI 大致由以下原因造成：第一是跌倒，如从楼梯、床上或在浴室中摔倒，在老年人和儿童中比较常见。第二是车祸，可能是机动车、摩托车或自行车。第三是暴力，如枪伤、家庭暴力、虐待儿童等。摇晃婴儿综合征是指剧烈摇晃而引起婴儿脑部外伤。第四是运动损伤，如踢足球、打拳击、打棒球、从事极限运动等时发生的损伤，这在青年人中尤为常见。最后是爆炸和其他战斗伤，穿透大脑的压力波造成脑功能的损伤，这在现役军人中最常见。

（二）按从对头颅造成的损伤分类

1. 闭合型创伤　通常是由钝物撞击造成的，主要见于机动车事故、跌倒和体育活动事故。强烈的钝器撞击和压迫导致撞击正下方的大脑结构功能失常，从而造成直接的脑血管和神经元的损伤。撞击过程中产生的震动和冲击会导致大脑移位，继而发生脑组织受压和脑血流减少。这两种机制最终都会导致局部性挫伤或大脑其他区域的弥漫性损伤。

2. 穿透型创伤　由于异物穿透头骨和脑膜进到脑内组织所致。与闭合伤相似，穿透伤会造成脑组织撕裂，引起局灶性损伤、颅内出血、脑水肿和脑缺血。穿透脑组织的物件侵入造成受损脑组织空洞，从而使损伤进一步恶化。由于脑组织暴露在恶劣的环境中，穿透型颅脑损伤的感染率很高。相较于闭合型损伤，穿透型颅脑损伤患者更可能出现一些急性并发症，如呼吸衰竭、肺炎和脑脊液渗漏等。

3. 爆炸造成的损伤　是爆炸产生的冲击波将大量的能量透过颅骨传送到封闭的脑实质中所致。爆炸产生的大量动能造成大脑变形，从而在大脑的灰质和白质中发生广泛的弥漫性损伤，导致神经元细胞的死亡、轴索损伤、血脑屏障受损、血管痉挛、假性动脉瘤形成、挫伤和脑水肿等。

四、发病机制

颅脑损伤的结果取决于原发损伤和继发损伤这两个阶段。

（一）原发损伤

不同机制对大脑造成的直接影响会导致两种原发性损伤（图 13-5）：局灶性和弥漫性脑组织损伤。研究表明，这两种损伤同时出现常见于中度和重度的颅脑损伤患者。撕裂伤，在压迫和脑震荡的联合影响下，闭合型和穿透型颅脑损伤会表现出局灶性脑损伤，并可能伴有颅骨骨折和局部挫伤。坏死的神经细胞和胶质细胞集中在供血受损的区域，导致了局部血肿，硬膜外、硬膜下和脑内出血。约 70% 的颅脑损伤患者会出现弥漫性轴索损伤（diffuse axonal injury, DAI）（图 13-6）。

与局灶性损伤不同，DAI 的主要机制是快速加减速的非直接接触的力导致的大脑组织拉伸和剪切。强大的拉伸力会损伤轴突、少突胶质细胞和血管，导致脑水肿和缺血性脑损伤。弥漫性损伤的标志性特征是皮质下（subcortical）和深层白质组织（如胼胝体）的广泛受损，这涉及轴突的信息输送能力受损和轴突骨架降解。值得注意的是，这样的轴突损伤可在疾病发生后持续数个月之久。

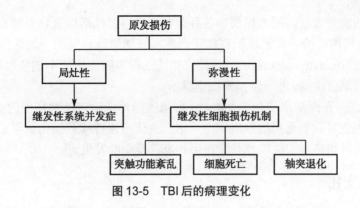

图 13-5　TBI 后的病理变化

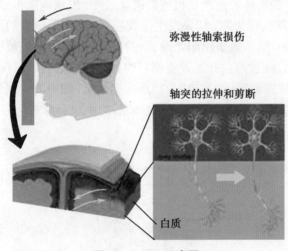

图 13-6　DAI 示意图

（二）继发损伤

原发损伤期间发生的生化和细胞病变通常会发展为长时间延迟反应,可持续数小时,甚至数年。这些反应包括兴奋性毒性、线粒体功能障碍、氧化应激、脂质过氧化和神经炎症。

1.兴奋性毒性　原发损伤中的细胞死亡导致突触前神经末梢释放过量兴奋性氨基酸（如谷氨酸和天冬氨酸）。颅脑损伤后,由于谷氨酸转运蛋白功能障碍导致谷氨酸再摄取失败,造成谷氨酸过量,进而引起 N- 甲基 - 天冬氨酸（N-methyl-D-aspartate,NMDA）受体过度激活,促进活性氧（reactive oxygen species）的产生,进一步加剧继发性细胞损伤。此外,谷氨酸过量会激发细胞内储存的钙释放到细胞质中,造成凋亡式细胞死亡（apoptotic cell death）。TBI 的高死亡率和伤后 6 个月神经功能恶化与这个变化有关。

2.线粒体功能失常　是颅脑损伤后的一个特征表现,可造成一系列代谢和生理失调从而导致了细胞死亡。细胞内钙离子的堆积和过量离子流入线粒体造成活性氧物质的生成,线粒体膜去极化和抑制腺苷三磷酸（ATP）合成。这一系列变化破坏了细胞存活和钙循环代谢反应的调节。另外,在这些情况下,线粒体的内膜通透性增加,使线粒体功能失常进一步恶化。

3.活性氧物质释放和脂质过氧化　越来越多的证据表明,氧化应激在很大程度上造成了颅脑损伤后的病理表现。颅内损伤后各种因素造成内源性活性氧物质和自由基的不断产生。另外,颅脑损伤后的钙离子堆积有助于产生一氧化氮。过量的一氧化氮和自由基反应可引发氧化损伤(oxidative damage)。活性氧物质还与膜磷脂中的不饱和脂肪酸发生反应,进而形成脂质过氧自由基,进一步损害细胞膜。

4. 神经炎症　在颅脑损伤后的 24h 内,血脑屏障功能障碍使循环中的中性粒细胞,单核细胞和淋巴细胞浸润到受损的脑组织中。这一变化可能持续到损伤数年后。巨噬细胞和活化的微纤维菌堆积证实了持续性吞噬作用和炎症反应的发生。

五、病理变化

1. 细胞死亡　TBI 后的细胞死亡有两种:细胞坏死(necrosis)和凋亡性死亡(apoptosis cell death)(图 13-7)。细胞坏死是严重机械性或缺血性/低氧性组织损伤造成的,伴有兴奋性神经递质过度释放和代谢失常,结果发生生物膜自溶,之后产生的细胞碎屑被识别为抗原,通过炎症过程去除,留下瘢痕组织。凋亡性神经细胞和少突胶质细胞的死亡是继发性损伤的病理标志之一。细胞凋亡在原发损伤后的数小时或数天后出现,是一系列程序化细胞死亡的过程。细胞核膜裂解,细胞核中的 DNA 碎片化,细胞的一些细胞器(如内质网)分解成碎片,最后整个细胞分裂成小块。这些分解后的小块会释放信号,最后被吸引来的免疫细胞吞噬。

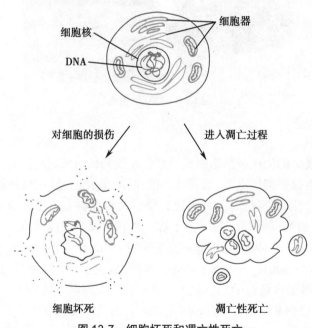

图 13-7　细胞坏死和凋亡性死亡

2. 轴突退化　急性轴突损伤可在创伤后的数天到数个月中发生并发展为延迟和继发性轴索切断。其特征是髓鞘降解、轴突运输受损和轴突运输蛋白堆积。这些最终会导致受损的轴突水肿时间延长以及神经元和少突胶质细胞的死亡。

3. 突触功能紊乱　除了明显的神经元死亡,突触功能障碍和突触丢失也是 TBI 的病理标志之一。研究发现，这个突触丧失的程度尤其和认知障碍密切相关，并且在疾病过程的早期就出现了。在发生颅脑损伤者的海马区和皮质区中，兴奋性神经质谷氨酸增加，对突触造成破坏，导致认知能力下降。

六、预防

预防 TBI 的关键是降低外伤风险。

1. 防跌倒　尤其是针对老年人，防跌倒的措施可以很大程度上降低发生 TBI 的概率。这些措施可以包括视力检查、增强肌力和平衡锻炼、检查体位性低血压（postural hypotension）的可能性、改善居住环境（如加装扶手、增强光照等）等。

2. 提高车辆行驶安全性　如避免酒后驾驶、佩戴安全带、为儿童提供合适的座椅、遵守交通规则等。

3. 提高运动安全性　因体育运动造成的 TBI 在青少年中比较常见。应该在运动时提供防护器械，并进行安全宣教。具体的防护器械可以针对不同的体育项目来确定。对于体育运动参与者的宣教内容包括在体育活动中自我保护的方法、识别损伤后的早期症状和及时就医、改变不惜代价赢得比赛的想法等。

4. 为儿童提供安全的环境　为儿童提供安全的居住和玩耍环境可以预防因意外而造成的颅脑外伤。具体措施也需要根据不同的环境来制订，如安装窗户和楼梯的护栏、在儿童玩耍处安装软地板等。

第三节　帕 金 森 病

一、概述

帕金森病（Parkinson disease，PD）是一种复杂的渐进性神经退行性疾病。1817 年詹姆士·帕金森第一次描述了帕金森病，之后学者们对它的认识不断增加。帕金森病最典型的临床表现是震颤、肌强直、动作迟缓和姿态不稳。这些都是最显著的运动方面的表现。帕金森病患者还会有非运动症状的表现。它们在疾病早期也是很常见的，并且随着疾病的发展，对这些表现的治疗和管理会变得越来越困难。早期的非运动症状表现为嗅觉障碍、自主神经障碍、疼痛、疲劳、睡眠障碍、认知和精神症状。尿失禁和便秘在帕金森病患者中也是很常见的。另外，约有 83% 的患者在被诊断为帕金森病后的 20 年左右会出现痴呆。这些非运动症状是导致残疾和生活质量下降的重要原因。

帕金森病的前驱期（prodromal phase）在诊断前的 12~14 年就可能发生了。有很多证据显示，帕金森病可能是从周围自主神经系统和 / 或嗅球开始，然后扩散到中枢神经系统，影响脑干的结构，而后再波及黑质。这可能就是为何在运动症状出现之前患者就出现低渗、便秘和快速动眼睡眠障碍等表现。目前，学者们对帕金森病前驱期的研究兴趣越来越高，因为这个时期可能会是治疗干预的最理想的阶段。不少对帕金森病早期患者治疗方法研究的实验是针对诊断 2 年内的患者进行的。但在这个阶段，已经发生明显多巴胺神经元丧失了。在前驱阶段开始进行疾病调整的治疗（disease-modifying treatment）应该是最理想的做法。帕金森病大致可以根据临床表现分为非震颤为主的帕金森和震颤为主的帕金森病两大类。非震颤为主的帕金森病患者可能会伴有运动僵硬综合征（akinetic-rigid syndrome）和姿态不稳定，并且非运动症状出现的可能性更高。

二、流行病学

帕金森病是继阿尔茨海默病后第二大常见的神经退行性疾病。帕金森病发病通常在65～70岁。只有不到5%的患者是在40岁以前发病的。不同研究报告的帕金森病发病率差异很大，从＜10/10万到＞20/10万。

与西方研究相比，东方研究的数据显示帕金森病的总体患病率较低。这可能是遗传和环境因素的结合以及研究方法上的差异造成的。一项对2004年之前39个欧洲研究进行的综合分析显示，帕金森病的患病率在108～257/10万。而一项亚洲的综述调查结果是8.7/10万。大多数欧洲研究显示，男性患病率比女性要高约1.5倍。但在亚洲的研究中，性别差异并不明显。

三、病因

造成帕金森病的确切病因不明。一般认为，帕金森病的形成是多种因素（包括年龄、环境和基因等）相互作用的结果。

1. 年龄 是帕金森最大的危险因素。帕金森病发病的平均年龄为60岁。数据显示，帕金森病在65～69岁人群中的发病率是0.5%～1%，在80岁以上人群中上升到1%～3%。

2. 环境 在1983年，几位患者在注射了1- 甲基 -4- 苯基 -1,2,3,6- 四氢吡啶（1-methyl-4-phenyl-1,2,3,6-tetrahydropyridine, MPTP）污染的药物后出现了典型的帕金森病体征，于是MPTP首次被发现与黑质纹状体（nigrostriatal）退化有关。MPTP代谢为神经毒素MPP+，这是一种线粒体复合剂 -1 抑制剂，可以选择性损伤多巴胺细胞。因此，学者们就普遍认为帕金森病可能是由环境毒素引起的。此外，MPTP和农药以及除草剂中的某些成分非常相似。

3. 基因 帕金森病多数是特发性的，但也有10%～15%的病例报告有家族病史，被称为家族性帕金森病。已发现可能导致帕金森病的基因按照其识别顺序被分配了 *PARK* 名称。目前，*PARK23* 基因被发现是跟帕金森病相关的。被研究的基因中，一些基因（如 *PARK5*、*PARK11*、*PARK13*、*PARK18*、*PARK21*、*PARK23*）是否跟帕金森病相关还未被确定，而其他一些基因（*PARK3*、*PARK10*、*PARK12*、*PARK16* 和 *PARK22*）被认为是危险因素。诱发帕金森病最重要的遗传风险因素是 *GBA1* 基因突变。有数据显示，*GBA1* 基因突变会使患帕金森病的风险增加20～30倍。

四、发病机制

帕金森病的发病机制有很多种，其中 α- 突触核蛋白（α-synuclein）聚集是该病发展的关键。一些研究表明，异常蛋白质清除、线粒体功能障碍和神经炎症在帕金森病的发作和发展中都起了作用。但是这些机制之间的关系还不是很清楚。

（一）α- 突触核蛋白错叠和聚集

大量研究表明，α- 突触核蛋白病理学不仅是帕金森病的病理特征表现，还会导致神经元功能障碍和死亡。在帕金森病状态下，α- 突触核蛋白以易聚集的淀粉样结构存在。研究表明，具有神经毒性的 α- 突触核蛋白以寡聚形式存在。这种寡聚 α- 突触核蛋白能够加速异常蛋白质聚集。这可能是脑中 α- 突触核蛋白病理学扩散的潜在机制。

在疾病过程的早期，帕金森病患者表现出运动功能障碍，α- 突触核蛋白病理主要存在于控制运动功能的区域。到后期，α- 突触核蛋白的病理变化也可以在掌控认知的皮质结构中被发现。

（二）线粒体功能障碍

线粒体功能障碍被认为是特异性和家族性帕金森病发病机制的关键因素。线粒体复合体 -I 是电子传输链的重要部分。在帕金森病早期患者尸检中发现，黑质中线粒体复合体 -I 的缺陷。这证实了线粒体功能障碍和帕金森病之间的联系。另外一些研究发现，会造成帕金森症状的 MPTP 氧化后被多巴胺神经元吸收，并抑制线粒体复合体 -I 的功能；能量消耗造成的线粒体复合体 -I 的缺陷是导致多巴胺细胞死亡的重要原因。

关于线粒体在帕金森病致病中作用的另一个重要线索是，家族性帕金森病的许多相关基因发挥着稳定线粒体的作用。例如，*PARK2* 或 *PARK6* 中任何一个基因突变都会导致线粒体受损，并造成常染色体隐性遗传性帕金森病。

α- 突触核蛋白本身就会干扰线粒体功能。例如，α- 突触核蛋白可以与线粒体膜相互作用并在细胞内聚集。这就会导致线粒体复合体 -I 活性受损，最终导致线粒体功能障碍和氧化应激反应加强。

（三）蛋白质清除系统的功能异常

细胞内有两大蛋白清除系统负责清除功能异常的蛋白质：泛素 - 蛋白酶体系统和自噬溶酶体通路。α- 突触核蛋白通常是由这两大系统清除的。它们中的任何一个损伤都会造成缺陷蛋白，特别是可溶性错叠的 α- 突触核蛋白的积累，这与帕金森病的致病性有关。

（四）神经炎症

与健康个体相比，帕金森病患者的黑质和纹状体中出现活化的小胶质细胞和激活的补体、T 淋巴细胞浸润，促炎性细胞因子浓度升高。炎症反应一开始被认为是继发现象，现在有证据证明，炎症反应本身可致病。动物实验表明，对小胶质细胞激活的抑制作用可显著降低黑质中多巴胺细胞的死亡。这表明，小胶质细胞诱导的炎症反应可导致多巴胺细胞退变。此外有证据证明，α- 突触核蛋白可直接激活小胶质细胞并引发炎症反应。众多流行病学研究表明，定期使用非甾体抗炎药可降低帕金森病的发生风险。近期的数据显示，帕金森病患者血清中的促炎免疫标志物与帕金森病运动症状进展加快和认知功能受损有关。无论神经炎症反应是帕金森病神经性退化的直接因素还是神经元损伤后的继发反应，目前的证据清晰地指出，免疫系统的参与会引发恶性循环，从而加剧神经元功能障碍。

五、病理变化

帕金森病的主要病理变化包括多巴胺神经元减少以及 α- 突触核蛋白和路易体（Lewy body）堆积。多巴胺神经元减少在纹状核中最明显，但是帕金森病的路易体和 α- 突触核蛋白会扩展到黑质纹状核之外的区域。首先，帕金森病的一个核心病理变化是黑质纹状体多巴胺神经元丧失。基底节的多巴胺神经元减少会造成一些继发病理反应，其中一个就是输出神经元的树突棘密度大幅度降低，尤其是在壳核（putamen）中，进而严重影响皮质和基底节之间的信息传递。多巴胺的消耗也会触发多巴胺受体的密度和敏感性的降低。

这是一个缓慢发展的过程，可能需要数十年。在运动症状出现后，黑质多巴胺神经元的减少可高达 60% 或更高,并且这与运动症状的严重程度和疾病持续时间密切相关。这种明显的细胞凋亡是黑质纹状体通路神经支配丧失的结果,导致纹状体中的多巴胺水平下降。

除黑质外,细胞凋亡还可能在皮质下神经核,包括蓝斑核、迷走神经、脚桥核(pedunculopontine nucleus)、中缝核和下丘脑核嗅球中发生。多个非多巴胺神经递质系统,如胆碱能、腺苷能、谷氨酸能、去甲肾上腺素能、血清素能和组胺能系统等也会受到影响。这些系统的退化被认为是造成非运动症状的原因。也正因为如此,这些非运动症状对多巴胺替代疗法的反应不佳。

帕金森病的另一个病理特征是神经元细胞内异常的细胞质沉积物,这些沉积物对 α- 突触核蛋白具有免疫反应性。这些病理性蛋白质聚集体被称为路易体。路易体的主要成分是丝状 α- 突触核蛋白,此外还包括泛素、牛磺酸(taurine, Tau)、氧化 / 硝化蛋白质、细胞骨架蛋白质、蛋白酶体和溶酶体等成分。路易体由颗粒状或纤维状核心以及周围包围圈组成,其直径从 5μm 到 30μm 不等,并且单个神经元内可以发现多个路易体。文献里描述了两种路易体:脑干和皮质的路易体。二者的主要区别在于皮质的路易体通常较小,没有包围圈,轮廓较少。纹状核中类似皮质路易体的结构被认为是路易体的前体。

1. 锻炼 定期的体育锻炼可以延缓帕金森病的发病或减轻其症状。最近的科学研究结果显示,有氧运动、中至高强度力量训练、平衡训练、步态训练以及功能性活动相结合最有效。研究还指出,运动与间歇性禁食相结合时,炎症反应减少,胰岛素敏感性提高,对多巴胺能神经元的损失减少有益。确诊后应立即开始康复治疗,这是提高运动和生活质量的有效措施,因为它可以改善运动的能力、协调性,并预防挛缩和跌倒。

2. 非甾体抗炎药 流行病数据显示,非甾体抗炎药可以降低发生帕金森病的风险。这结果与神经退行性病变的免疫细胞毒性理论相符,并且学者们将非甾体抗炎药的神经保护作用归因于 2 型环氧化酶的抑制作用。一份综述的数据指出,非甾体抗炎药使用者的患病风险降低 15% 左右。更确切地说,经常使用布洛芬可能显著降低风险,其他抗炎药没有明显效果。

第四节 痴 呆

一、概述

根据世界卫生组织的定义,痴呆(dementia)是影响记忆力等的认知能力和行为的多种症状的统称。这种认知功能的退化超出了正常衰老所预期的范围,可能涉及记忆、思考、理解、计算、学习能力、语言和判断等。认知功能的损害通常伴随着情绪失控和不良社交行为的出现。另一个痴呆的特征是患者的意识通常不受影响。已确认的痴呆大约有 200 多种,其中最常见的有 5 种:阿尔茨海默病(Alzeimer's disease)、血管性痴呆(vascular dementia)、路易体痴呆(dementia with Lewy bodies)、额颞痴呆(frontotemporal dementia)和混合痴呆(mixed dementia)。

痴呆的早期阶段经常被忽略,因为症状是逐渐出现的,且比较轻微。常见的症状包括健忘、在熟悉的地方迷路等。随着痴呆发展到中期,症状和体征变得更明显,包括容易忘记最近发生的事情、在以往熟悉的环境中迷路、沟通障碍、个人卫生需要协助、行为变化(如重复问问题）。在痴呆后期，患者的身体症状越来越明显，在生活上需要依赖他人，几乎完全无法活动或行走；记忆障碍恶化的表现越来越明显，包括对事件和地点无感、无法识别朋友亲戚；行为改变更严重，可能会出现攻击性表现。

阿尔茨海默病最常见，也是最具特征的表现是逐渐发展的记忆障碍，更确切地说是顺行性遗忘症（anterograde amnesia），即患者会遗忘患病后发生的事物。一旦症状表现出来，该病会在 8～12 年内缓慢发展且不断恶化，不会缓解。通常，视觉空间的迷失感和字词识别障碍会在头 3 年出现。之后，其他认知缺陷也会陆续表现出来，患者往往无法认识到症状的存在和严重度。到疾病的最后阶段，当认知功能障碍非常严重时，步态障碍和其他运动障碍迹象才会出现。

二、流行病学

根据世界卫生组织的数据，在 2015 年，全世界痴呆患者约为 4 700 万人。而这个数字到 2030 年会达到约 7 500 万，到 2050 年会达到约 1.35 亿。女性得痴呆的可能性比男性更高：约有 65% 痴呆患者是女性，35% 是男性。阿尔茨海默病是痴呆中最常见的一种病，约占所有痴呆的 60%。其次是血管性痴呆，约占 20%。痴呆在世界各地的分布似乎因国家之间的文化和社会经济差异而不同。总体来说，发达国家痴呆的患病率高于发展中国家。一份对全球痴呆的综述指出，发达国家的患病率高于发展中国家的原因包括暴露于高血压、吸烟、肥胖和糖尿病等脑血管危险因素的概率较高。

一份国内的报道指出：在 1990 年，阿尔茨海默病患者占 65 岁及以上人群的 2.99%。这个数字到 2005 年上升到 3.5%，2019 年则达到了 5.6%。此外，在中国，与城市人口相比，痴呆患病率在偏远农村更高。年龄和性别也会影响患病率。在 2013 年，一份包括 75 篇报道的综述显示，女性的痴呆患病率明显高于男性。另外，有数据显示，在中国 60 岁以上老年人的痴呆患病率在不同的区域也不一样：北部是 5.2%，中部是 5.2%，南部是 4.8%，西部是 7.2%。在 2016 年，一份多中心研究报道指出：在 65 岁及以上的人群中，痴呆的发生率是 12.14 人 /（年·千人），阿尔茨海默病的发生率是 8.15 人 /（年·千人），血管性痴呆的发生率为 3.13 人 /（年·千人）。

三、病因

痴呆可能发生在任何年龄。任何病理改变导致的大脑损伤都可能导致痴呆。这些病理改变可能是脑卒中和缺血性脑病、头部外伤（如硬膜下水肿、弥漫性轴索损伤、慢性外伤性脑病）、脑积水、中枢神经系统感染（如艾滋病病毒脑炎）、代谢性中枢系统疾病（如溶酶体聚集和过氧化物酶体疾病）、脱髓鞘疾病（如多发性硬化）、神经退行性疾病（如阿尔茨海默病、帕金森病、路易体痴呆、亨廷顿病）、神经精神疾病、药物作用等。

1. 阿尔茨海默病　是痴呆最常见的病因。基因是痴呆发病早晚的影响因素，其中，第 14 号染色体缺陷在早发性阿尔茨海默病（发生在 35～60 岁）患者中是最常见的。现已鉴定出 20 多种基因变异可能会增加或降低阿尔茨海默病的发病风险，但都不是造成患阿尔茨海默病的直接病因。基因相互影响，并与其他因素（如年龄和生活方式）相互作用，从而影响阿尔茨海默病的总发病风险。

对晚发性阿尔茨海默病发病风险影响最大的已知基因为载脂蛋白 E（apoprotein E, Apo E）

基因。该基因位于 19 号染色体上，载脂蛋白 E 在处理体内脂肪（包括胆固醇）中发挥作用。载脂蛋白 E 基因有 *apo Eε2*、*apo Eε3* 和 *apo Eε4* 3 种类型。大约 11% 的人携带 *apo Eε2* 基因，该基因与阿尔茨海默病的关联最小。大约 60% 的人携带 *apo Eε3* 基因，它是一个中度风险因素。1/4 携带 *apo Eε3* 基因者在 80 岁后会出现阿尔茨海默病。此外，大约 25% 的人携带 *apo Eε4* 基因。研究显示，*apo Eε4* 基因是与阿尔茨海默病高风险相关联的基因，并且携带该基因的人会比不携带该基因的人发病早。

2. 血管性痴呆　血液供应中断或一段时间内血液供应不足会导致损伤而造成痴呆。皮质下痴呆是最常见的血管性痴呆。它是由大脑深处的小血管疾病引起的。这些小血管壁变厚、变硬且扭曲，通过它们的血液减少。小血管疾病通常会破坏在大脑周围传递信号的神经纤维束（即白质），也会造成小范围的损害（即脑底附近的梗死）。小血管疾病在脑中会造成比脑卒中更深层的损伤。这类小血管缺血性疾病的表现形式与阿尔茨海默病渐进行健忘症的模式不一样。血管性痴呆常见的临床表现为思考的速度和效率降低、记忆检索受损、解决问题的能力下降以及情感淡漠等。

3. 路易体痴呆　路易体是出现在神经细胞中的微小圆形蛋白质沉积物（图 13-8），可破坏正常的大脑功能，造成包括乙酰胆碱和多巴胺在内的化学信息传递功能障碍。路易体痴呆会影响控制身体运动和感觉信息处理的部分大脑。

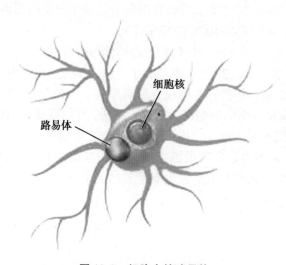

图 13-8　细胞中的路易体

4. 额颞痴呆　比较罕见。一般来说，其特征是前额叶和颞叶不成比例的萎缩。白质和灰质都受到严重影响。因为病变累及额叶和颞叶，所以这类痴呆的表现主要是执行能力下降、社交行为不当和语言障碍。

5. 混合痴呆　最常见的是阿尔茨海默病和血管性痴呆的结合。混合痴呆也可能是阿尔茨海默病和路易体痴呆的结合，但这并不常见。

四、发病机制

造成痴呆的原因很多，这里主要讨论阿尔茨海默病的发病机制（图 13-9）。阿尔茨海默病形成的确切机制尚不清楚，主要有以下假说：

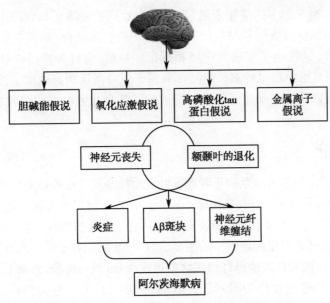

图 13-9　阿尔茨海默病的发病机制和病理变化总结

1. 淀粉样 β 和高磷酸化的 tau 蛋白假说　阿尔茨海默病的主要病理特征之一是老年斑（senile plaque，SP）的形成，这是由淀粉样 β（amyloid β，Aβ）沉积引起的。Aβ 的产生和清除之间的不平衡会导致各种类型的有毒寡聚体生成，即原纤维和噬菌斑（具体取决于寡聚程度）。它们可能会促进 tau 蛋白的过度磷酸化（hyperphosphorylated tau protein），破坏线粒体和突触的功能，并造成认知功能障碍。tau 蛋白假说是指 tau 蛋白过度磷酸化会导致正常 tau 蛋白改变而形成双股螺旋细丝（paired helix filament，PHF）。这种不溶性结构会破坏细胞质功能并干扰轴突运输，从而导致细胞死亡。

2. 氧化应激假说　目前我们还不清楚氧化应激（oxidative stress hypothesis）是造成神经退行性改变的原因，还是这个进程的结果。氧化应激是很多神经元死亡过程中的一部分。氧化应激会随着年龄增长而加剧，导致线粒体 DNA 突变、线粒体功能障碍和更多的氧化应激。在 Aβ 和活化的小胶质细胞作用下，阿尔茨海默病中的这一过程得以加速。大脑的高耗氧量比其他组织线粒体呼吸所需氧多约 20%，这就意味着大脑更容易受到氧化应激的影响。

3. 金属离子假说　大量证据表明，人体必需的生物金属动态异常以及暴露于环境中的某些金属离子与神经退行性疾病及癌症的进展和发病机制有关，也可诱发阿尔茨海默病的病理改变和 Aβ、tau 蛋白的变化。尤其是在大脑突触间隙中需要有高浓度的自由金属离子作为突触传递的调节剂。因此，金属动态异常可直接导致神经元功能障碍，导致神经元细胞死亡。临床研究发现，阿尔茨海默病患者脑组织中的铜、铁和锌的浓度明显升高。

4. 胆碱能假说　胆碱能受体结合能力下降在轻度到中度阿尔茨海默病患者脑部特定部位出现，并与神经精神症状相关。在健康老年人中，受体结合力降低可能与信息处理速度降低相关。人体内胆碱能受体的结合力可能是潜在的分子治疗靶点。临床上，受体结合力下降与前脑核（forebrain nuclei）中胆碱能神经元大量丧失和乙酰胆碱介导的神经元传递减少有关。可使乙酰胆碱递质水平正常化的药物已用于阿尔茨海默病基础治疗超过 20 年，是一种对症治疗。

5. 神经炎症　越来越多的证据表明,阿尔茨海默病的发病还与大脑中的免疫机制有很强的关联。错叠和聚集的蛋白质与星形胶质细胞上的受体结合,触发免疫反应。其特征在于炎症介质的释放,这推动了疾病的进展和恶化。最初,急性炎症反应被认为有助于清除被破坏的组织和恢复组织稳定状态。但持续暴露于免疫激活状态造成了慢性神经炎症。被激活的小胶质细胞以及持续暴露于促炎性细胞因子都会导致组织结构和功能改变,最终形成神经元变性。

五、病理变化

病理学研究发现,阿尔茨海默病患者额颞叶皮质神经元死亡和萎缩会引起炎症、Aβ 沉积形成斑块和神经元纤维缠结(neurofibrillary tangle,NFT)。阿尔茨海默病是由细胞外 Aβ 沉淀和细胞内 tau 蛋白堆积这 2 两个过程驱使形成的。Aβ 和 tau 蛋白都不溶于水,前者是老年斑的主要成分,而后者是神经原纤维缠结的主要成分。Aβ 沉积对于阿尔茨海默病是特异性的,并且被认为是原发性的。在其他退行性疾病中也发现 tau 蛋白堆积,并被认为是继发性的。

含有 Aβ 的老年斑也被称为阿尔茨海默病斑(图 13-10),分为两种:弥散性 Aβ 斑块(diffuse Aβplagues)和神经性斑块(neuritic plaques)。弥散性 Aβ 斑块是球形的细胞外 Aβ 沉积物。神经性斑块是带有退化神经元的弥散性 Aβ 斑块。神经性斑块中的 Aβ 经常形成中心核或小块,具有纤维状的精细结构,并且是刚果红阳性和双折射的,与其他淀粉样蛋白相似。神经性斑块还含有反应性星形胶质细胞和小胶质细胞,表明有炎症反应。弥散性 Aβ 斑块不会破坏神经纤维。在没有患痴呆的老年人中有时也会看到弥散性 Aβ 斑块,说明它们与痴呆无关。阿尔茨海默病中的 Aβ 斑块沉积首先出现在新皮质(neocortex),随着疾病进展,扩散到大脑深层组织(deep nuclei),严重者可能延伸到脑干和小脑。

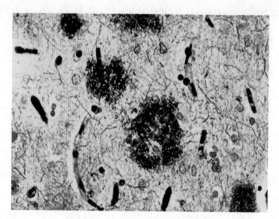

图 13-10　阿尔茨海默病斑

含有过度磷酸化 tau 蛋白的 NFT 是 tau 细丝在神经元细胞体内的沉积物。NFT 形成的机制尚不清楚。一般认为,阿尔茨海默病的主要病变是 Aβ 沉积,而 NFT 是继发的(图 13-11)。阿尔茨海默病斑仅在阿尔茨海默病中找到。NFT 还存在于阿尔茨海默病等多种神经退行性疾病(如额颞痴呆、慢性外伤性脑病和病毒性疾病)中。在阿尔茨海默病患者中,大多数情况下,阿尔茨海默病斑和 NFT 同时出现。在非常严重的情况下,阿尔茨海默病斑和 NFT 也会出现在深核和脑干中。白质里没有这种病变。

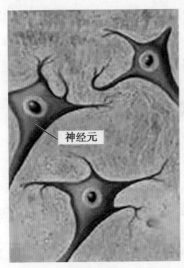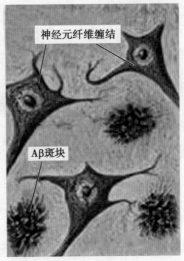

正常大脑   阿尔茨海默病大脑

图 13-11　含 NFT 的神经元体以及 Aβ 斑块

六、预防

（一）无法改变的痴呆风险因素

1. 年龄　痴呆患者的年龄往往在 65 岁以上。65 岁以上人群每增长 5 岁，患阿尔茨海默病或血管性痴呆的概率就增加 1 倍。

2. 种族　一些种族得痴呆的风险比较高。

3. 性别　与男性相比，女性患痴呆的可能性更高。65 岁以上患阿尔茨海默病的女性患者是男性患者的 2 倍。然而，患血管性痴呆的男性患者比女性患者略多。

4. 基因　早发性痴呆一般发病年龄较轻，在 40～50 岁。遗传基因被认为是这类痴呆发病的主要风险因素。

（二）预防建议

根据英国阿尔茨海默病科研机构的建议，年龄增长是患痴呆的最大风险因素，而体育活动、健康饮食和操练大脑等有助于降低患痴呆的风险。

1. 体育活动　规律的体育活动是降低痴呆风险最好的措施之一，并且对心脏、血液循环、体重维持和精神状况都有益处。有学者建议每周的有氧运动量最好能达到 150min 中等强度（如快走、骑车或除草等）或 75min 高强度的活动（如慢跑、游泳或骑车上坡等）。此外，还要加上每周两次抗阻力运动，如俯卧撑等。

2. 健康饮食　健康且营养均衡的饮食不但可以降低患痴呆的风险，还可以降低癌症、2 型糖尿病、肥胖、脑卒中和心脏疾病的患病风险。学者们建议：①每天吃至少 5 种水果和蔬菜；②每周摄入蛋白质（如鱼油鸡蛋或肉）至少 2 次；③降低糖的摄入量并且注意避免过多盐的摄入；④吃淀粉类食物（如面包和土豆）；⑤少吃含饱和脂肪酸的食物；⑥每天喝 6～8 杯液体（如水、低脂牛奶和无糖饮料）。

3. 不吸烟且少喝酒　吸烟和过度饮酒都可能会增加患痴呆的风险。研究结果显示，成人每周酒精摄取量应不多于 14 个酒精单位。

4. 操练大脑 保持大脑活跃很可能会降低患痴呆的风险。经常找一些喜欢做的事情，如学习一种新的语言、玩填字游戏、进行写作等来挑战一下大脑。经常和他人沟通也可能有助于降低患痴呆的风险。

第五节 肌萎缩侧索硬化

一、概述

肌萎缩侧索硬化（amyotrophic lateral sclerosis，ALS）又称渐冻症，是一种神经退行性疾病。其特征是上运动神经元和下运动神经元退化，导致运动障碍和包括认知障碍在内的非运动症状。

典型的 ALS 表现为无疼痛的进行性四肢肌力减弱。上运动神经元退化的症状包括肌痉挛、反射亢进和病理性反射；下运动神经元退化的症状包括肌力下降、肌肉震颤和萎缩。脊柱型是肌萎缩侧索硬化最常见的类型：发病于肢体远端，向近端和对侧扩散，最终累及其他肢体。有 20%～30% 的患者从延髓开始发病。一小部分患者发病从呼吸系统症状或额颞叶痴呆开始。ALS 患者从发病开始的存活时间平均为 20～48 个月，但有 10%～20% 的患者可活过 10 年。

二、流行病学

1. 地域 数据显示，全世界 ALS 的发病率是 0.6～3.8 人/（年·10 万人）。其中，欧洲发病率最高，是 2.1～3.8 人/（年·10 万人）。而欧洲发病率较高的城市是斯德哥尔摩和苏格兰。韩国国家卫生保健部门 2011—2015 年的统计数据显示：ALS 在韩国的发病率约为 1.2 人/（年·10 万人）。此外，一份 2010—2015 年的报告显示：中国 ALS 的发病率大约为 0.8 人/（年·10 万人）。

2. 性别 很长时间以来，男性被认为患 ALS 概率更高。一些数据显示，男女患病比例为 1:1～2:1。

3. 发病年龄 研究表明，ALS 的平均发病年龄是 51～66 岁。另一个影响 ALS 发病年龄的因素为 ALS 的类型是家族型还是散发型。家族型 ALS 相对发病较早。部分可能的原因是如果家族里有 ALS 患者，患者会更密切关注相似症状，所以诊断就会比较早。

4. 发病部位 ALS 发病通常从肢体肌力下降（脊髓发病）或说话/吞咽困难（延髓发病）开始。脊髓发病在 ALS 中的占比较大。延髓发病在不同特征患者中的发病率可能不同，如女性比男性延髓发病概率高，有认知障碍者比无认知障碍者延髓发病概率高，老年人比年轻人延髓发病概率高。除了脊髓和延髓发病，8%～23% 的患者以其他形式发病，如混合发病（脊髓和延髓混合发病，9.9%～17.1%）、胸廓发病（1.5%～3.5%）、呼吸系统症状（1.7%）和认知改变（2.1%）。

5. 非基因性危险因素 到目前为止，已确认的 ALS 危险因素有 ALS 家族史、年龄和性别。但是一些流行病研究也提到可能其他危险因素，如生活方式、体重指数、教育、有毒物质暴露、病毒感染和其他疾病的合并症。

三、病因

1. 基因 ALS 被认为是一种复杂的遗传病。患 ALS 的个体可能携带许多"有风险"的变异体。这些变异体与环境因素相互作用，导致疾病。在对 ALS 的发展有重要影响的已知基因中，我们目前的认识主要来自对欧洲祖先和东亚人群的研究。在有欧洲血统的 ALS 患者中，多达 20% 是有家族史的。其中，有 4 个基因占所有家族型 ALS 病例的 70%，但家族型 ALS 的外显率不到 50%。

2. 环境和生活方式因素 来自 ALS 和痴呆的高发地区的研究表明，苏铁种子（cycad seeds）中所含的神经毒素具有一定致病作用。有人提出蓝藻毒素（cyanotoxins）诱发 ALS 的可能性，并且指出暴露于含有蓝藻水华（cyanobacterial blooms）的水中会增加易感人群的患病风险。

此外，与普通人群相比，运动员群体的 ALS 发病率更高。目前尚不清楚体育锻炼是否是 ALS 的危险因素。ALS 是罕见疾病，研究样本往往很小，因此一些欧洲的研究结果不太一致，有些并不支持体育活动和 ALS 发病的相关性。对 ALS 的病因分析还在进行中，初步数据还表明吸烟会增加 ALS 的患病风险。

四、发病机制

与 ALS 病理生理相关的基因突变导致的运动神经元损伤可以通过多种机制完成，这些机制之间多是相互关联的。这些病理生理机制影响了运动神经元的多个功能。在细胞体中，蛋白质无法被传输到细胞核中，就在细胞质中堆积。这些错叠蛋白质的堆积会对细胞造成多种影响，如造成线粒体细胞紊乱，进一步产生氧化应激，导致细胞中 DNA 分解。ALS 也会影响 DNA 修复的过程。当 DNA 分解且无法有效修复时，就会造成神经元死亡。细胞的传送器也会被破坏，如 ALS 影响轴突中 RNA、蛋白质和囊泡的输送，囊泡中的神经递质无法传送到神经元对应的肌肉而产生活动。而细胞骨架的破坏会造成轴突收缩，导致轴突无法和肌肉相连传送信息，使肌肉收缩。

另外，胶质神经细胞也受到影响。例如，ALS 患者的保护轴突的少突胶质细胞无法正常工作；星形胶质细胞接收到的神经递质减少，导致运动神经元突触间隙接受器过度激活，引发神经元死亡；星形胶质细胞和小胶质细胞释放物质可保护或破坏运动神经元，当破坏因子释放过多时就会造成运动神经元死亡。

总结了多种可能存在的 ALS 发病机制，包括氧化应激、轴突病、线粒体功能紊乱、兴奋毒性、神经胶质功能紊乱、蛋白质动态平衡受损、囊泡运输失调、DNA 修复受损等。ALS 相关基因研究中，*SOD1* 是被讨论时间最长的一个，与诸多病理生理机制相关。下面介绍部分机制。

1. 氧化应激 与包括 ALS 在内的多种神经退行性疾病有关。其中一个假说是，异常的 *SOD1* 化学作用是导致毒性产生的原因，使小分子（如过氧亚硝酸盐或过氧化氢）产生有害自由基。突变型 *SOD1* 神经毒性的其他假说包括抑制蛋白酶体活性、损伤线粒体和形成细胞内聚集物。

2. 轴突病 细胞骨架蛋白，如神经丝（neurofilament），赋予运动神经元结构和形状，并参与细胞体和轴突间的顺行和逆行运输。神经丝的无序排列会影响轴突运输，导致轴突断裂和轴突运输物堆积。ALS 的病理标志是神经元细胞体和近端轴突中神经丝异常累积,从而导致轴突运输功能受损。

3. 线粒体功能紊乱　有几项研究证明,突变的 *SOD1* 在 ALS 发病时有激发线粒体功能紊乱的作用。*SOD1* 突变体经常以线粒体外膜的聚体形式存在于 ALS 患者的运动神经元中,这些错叠蛋白质聚集体破坏了线粒体功能,导致损伤,包括增加线粒体体积和产生过量超氧化物,导致呼吸链功能缺陷。

4. 兴奋毒性　关于 ALS 发病机制的主要假说就是谷氨酸兴奋毒性。谷氨酸是中枢神经系统中主要的兴奋性神经递质,但高浓度谷氨酸对运动神经元有毒。实验显示,ALS 患者血清和脊髓液中的谷氨酸水平升高。另一项研究表明,在 400 例 ALS 中有 40% 患者的谷氨酸水平升高与疾病严重程度相关。在 ALS 中,兴奋性氨基酸转运蛋白 2 受损,很可能导致谷氨酸过度和运动神经元毒性。

5. 神经胶质功能紊乱　少突胶质细胞通过乳酸转运,为轴突提供重要的代谢支持。因此,少突胶质细胞功能失调可能导致 ALS 的运动神经元轴突病变。动物研究表明,通过去除突变的 *SOD1* 来恢复少突胶质细胞功能可显著减慢 ALS 疾病进展并延长小鼠的寿命。ALS 患者可能会有少突胶质细胞异常的表现,但是这些改变是否推动了 ALS 的病理改变还有待证实。

6. 神经性炎症　尽管运动神经元的变性和死亡是 ALS 患者的主要表现,但该疾病也与神经炎症反应的激活相关。ALS 患者脊髓的组织学研究发现有活化的小胶质细胞和淋巴细胞浸润。从疾病的最初表现开始,炎症反应就造成了运动神经元的进行性变性。此外,ALS 患者的星形胶质细胞和小胶质细胞释放出许多有害因子和神经保护因子。在小鼠模型试验中,敲除细胞中突变的 *SOD1* 可增加小鼠存活率并减慢疾病进程。这表明,炎症是神经元损伤和 ALS 进程中的重要机制。

五、病理变化

ALS 的神经病理学特征主要是泛素化蛋白质包裹体(protein inclusion)的聚集和积累。蛋白质包裹体会出现在神经退行性疾病中,可能存在于神经元细胞体、近端树突以及神经胶质中。ALS 的下运动神经元病理学标志性的发现是神经元细胞体、近端树突以及神经胶质中存在细胞内包涵体。

1. 泛素化包裹体(ubiquitinated inclusion,UBI)　是 ALS 中最常见和特定的包裹体(图 13-12),存在于脊髓和脑干的下运动神经元中以及皮质脊髓束的上运动神经元中。UBI 有不同存在形状。病变可能是嗜酸性的、嗜碱性的和路易体外形的。UBI 的组成仍然未知,但是在 UBI 中鉴定出了数种蛋白,如泛素、外周蛋白和多巴菌素。接近 100% 的脊柱型 ALS 患者存在 UBI;在家族型和散发型 ALS 患者的皮质额叶和颞叶神经元中也存在 UBI。

2. 布尼纳小体(bunina body)　是一种存活在下运动神经元中的嗜酸性神经包涵体,是 ALS 的一种特定病理标志。它们很容易通过染色观察到,直径为 3~5μm,在每个神经元中的数量不同。它们由电子致密的非晶态材料组成(包含管状和囊状结构)。

3. 透明砾岩包裹体(hyaline conglomerate inclusion,HCI)　包括中间丝蛋白,特别是超磷酸化神经丝亚基和周围蛋白细胞内积累,并存在于运动皮质神经元。HCI 在脊髓运动神经元中比较少见,它们形成更大的包裹体,并且对银染呈阳性,这与 UBI 相反。

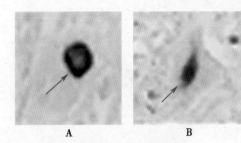

图 13-12　泛素化包裹体

A. 非 ALS 患者脊髓前角细胞切片；B. ALS 患者前角
细胞内的泛素化包裹体（红色箭头指向）。

　　显微镜检查通常会显示皮质脊髓运动神经元细胞退化，并伴有继发性髓鞘苍白、脊髓灰白质弥漫性星形胶质细胞胶质增生和小胶质细胞浸润，以及轴突破坏，并伴有上运动神经元死亡。这些变化在脑干和脊髓的上部最严重，但也可以蔓延到整个脊髓。此外，观察还发现脊髓前角根（ventral roots）变薄，运动神经中的大型髓鞘纤维消失，导致神经支配萎缩。

六、预防

　　ALS 的预防措施主要是降低危险因素。尽管近年来研究人员进行了很多深入的研究，但 ALS 确定的危险因素仍然是高龄、男性和某些基因突变。有研究提出以抗衰老策略作为改善 ALS 病情或降低疾病风险的措施。生活在当今世界的任何个体都受到多种有害环境因素的影响，从而导致年龄相关神经退行性反应。

　　1. 饮食　学者建议食用富含抗氧化剂和抗炎成分的食物，可降低与年龄相关的神经退行性变化的风险。与其他水果和蔬菜相比，石榴富含有抗氧化多酚类物质。研究者们观察到，经常食用富含纤维素的蔬菜和柑橘类水果个体的 ALS 患病风险降低。此外，一些研究表明，老年人的肉类蛋白质摄入量增加与衰老相关疾病存在一定关联。

　　2. 微量元素的摄入　微量元素（维生素和矿物质）在新陈代谢和维持组织功能方面起核心作用。已有研究显示，多种微量元素，如维生素 B、维生素 C、维生素 E、维生素 D 和维生素 A 具有神经保护作用，主要是因为它们的抗氧化特性，这对于抗衰老和预防 ALS 都有重要的作用。

　　3. 身体锻炼　保持身体活动是整个生命周期中保持健康的关键因素。定期进行中强度训练可减少氧化应激，降低炎症标志物水平，保持心血管健康和大脑功能，并保护个人免受压力引起的细胞衰老。一些动物实验和人体实验证实，规律的低中强度运动可延缓肌力下降等运动症状的发生，提高 ALS 患者的活动能力。

第十四章　其他常见运动性疾病

　　运动对人的身心发展有积极的影响，经常参加运动可增强心脏的泵血功能，增加血管壁的弹性，减少血栓性疾病的发生；增加肺活量，增强呼吸功能；改善骨骼血供，使骨密质增厚，增强骨骼抗折、抗压缩、抗扭转等方面的功能，使关节囊、韧带增厚，增加关节的稳固性、柔韧性、灵活性。此外，运动还可提高中枢神经系统兴奋性，改善神经系统的反应性；促进胃肠道蠕动，增强消化吸收功能，促进代谢和发育；增强自身免疫力；产生正面的心理效应，塑造良好的精神品质等。

　　但是，运动过程中经常会因为运动不当产生一些身体不适，可使生理活动过程暂时受到破坏，从而出现某种疾病，这种疾病称为运动性疾病。因此，在运动健身的同时也要遵循从实际出发、循序渐进、持之以恒、全面发展、保证安全性等基本原则。如果不能有计划、按步骤地控制自己的训练强度，很多运动性疾病也会随之而来。本章重点介绍运动性晕厥、血尿、贫血、腹痛4种疾病。

第一节　运动性晕厥

　　运动性晕厥（exercise related syncope）是指在运动中或运动后由于脑部突然供血不足或血中化学物质变化，导致人体迅速进入缺氧状态，出现短暂的意识丧失现象。运动性晕厥一般可在短时间内恢复。

一、病因

　　1. 精神过分激动　如过分紧张或见到别人受伤、出血等恐怖场面，产生精神反射使血管紧张性降低，引起广泛性小血管扩张、血压下降而导致脑部供血不足。正常每100g脑组织血流量为45～55mL/min，当脑血流量骤减至30mL/min时则可发生晕厥。

　　2. 直立性低血压　从卧位改变为直立位时因血压迅速下降导致脑血流量不足而出现的短暂意识丧失，称为直立性低血压晕厥（orthostatic hypotensive syncope）。

　　3. 重力性休克（gravitation shock）　是指运动员剧烈跑动后突然中止运动时，大量血液聚集在下肢扩张的血管中，造成循环血量明显减少，一旦突然停止运动，下肢血管失去肌肉的收缩对它的节律性挤压作用，加上血管本身的重力因素，使回心血量减少，心输出量也随之减小，造成脑部突然缺血而发生晕厥。重力性休克多见于田径赛运动员，尤在短跑、中跑运动员中多见。

　　4. 胸部和肺内压增加　在做一些发力性运动时，发力之前要憋气才能充分发力，憋气时胸膜腔内压和肺内压加大,妨碍下腔静脉的回流,使心输出量减小,进而脑部缺血而产生晕厥。

5. 中暑　在夏季炎热、潮湿的条件下,剧烈的活动使代谢需求增加,引起体温急剧升高。为维持核心温度稳定性,机体通过蒸发汗液,维持体温调节平衡。此时皮肤血管扩张,静脉血液汇集,内脏血液流动量减少,造成内部器官缺血、缺氧,引起脑供血不足,产生晕厥。

6. 能量供应不足　不吃早饭,空腹运动,血糖含量低,造成能量供应不足而头晕。

7. 其他病变影响　由于高血压、糖尿病、多种影响血压的神经反射存在问题,血液循环系统在高速运作时,难免引起脑组织缺血,造成晕厥。

二、分类

根据晕厥的病因,临床上将常见运动性晕厥可分为以下几类:

(一)反射性晕厥

反射性晕厥(reflex syncope)是由于调节血压与心率的自主神经反射活动异常,血压突然降低及心率减慢,引起短暂的全脑血流量骤减而发生的短暂意识丧失。

1. 血管抑制性晕厥　又称血管迷走性晕厥(vasovagal syncope)、单纯性晕厥,最为常见,可由多种刺激引起,如悲痛、恐惧、焦虑、疲乏等情绪因素;高温、通气不良等环境因素;站立过久、饥饿、妊娠、创伤剧痛、急性感染等机体状态不良。这些刺激通过神经反射,产生迷走神经兴奋导致广泛的外周小血管扩张、心率减慢、血压下降、脑血流量减少而发生晕厥。患者在发作前会有出汗、恶心、面色苍白、嘴唇青紫等先驱症状。

2. 颈动脉窦性晕厥　又称为颈动脉窦综合征(carotid sinus syndrome)。颈动脉窦对血液循环有重要的调节作用,若颈动脉窦反射过敏,轻压迫该区会使窦内压力增大,发生反射性窦性心动过缓和心律减慢,引起血压降低,造成晕厥,常见诱因包括衣领过紧、情绪不稳定等。

3. 直立性低血压　指久卧或久蹲后突然立起,血液大量积聚于下肢,无法及时供应脑组织,引起血压显著下降,继而晕倒。直立性低血压也可见于某些自主神经功能紊乱的患者。

4. 下腔静脉综合征　患者取平卧位时,多种原因压迫下腔静脉或下腔静脉梗阻使血压骤降,心率加快,而发生晕厥,改为侧卧或坐位,症状方可缓解。

5. 反射性用力性晕厥　又称咳嗽性晕厥(cough syncope),是由于咳嗽时胸腔内压增高以及颅内压增高导致脑血流减少而发生晕厥,多见于有慢性呼吸道疾病的老年人和患百日咳、支气管哮喘的儿童。

6. 吞咽性晕厥　食管、咽喉、纵隔疾病患者的吞咽动作或舌咽神经痛激惹迷走神经,引起反射性心律失常而致晕厥,前者称为吞咽性晕厥(swallow syncope),后者称为舌咽神经痛性晕厥(glossopharyngeal neuralgia syncope)。

(二)心源性晕厥

心源性晕厥(cardiogenic syncope)是心输出量突然减少或心搏骤停而导致的短暂意识丧失,多由心律失常和/或器质性心脏病引起,诱因多与劳力有关。患者在发作前无症状或有心悸、胸痛,发作时多有心律改变,面色发绀或苍白,呼吸困难,晕厥多反复发作。心电图多有异常。患者多有心脏病史及体征。

1. 心律失常　由于各种疾病本身、运动过量、药物毒性作用引起心动过缓(低于35~

40 次 /min)、心动过速（高于 150 次 /min）、心脏停搏,使心输出量急剧减少或停止,导致急性脑出血而发生晕厥。

2. 心肌梗死和心脏瓣膜病　由心肌炎、心脏瓣膜性疾病、致心律失常型右心室心肌病等导致的心每搏输出量减少、脑缺氧,继而出现晕厥,是比较危险但又十分常见的一类晕厥原因。

3. 长 Q-T 间期综合征　心电图显示有不明原因的 Q-T 期延长,由于心室颤动引起晕厥。

4. 由机械性所致心脏排血受阻　见于人工瓣膜功能不良、主动脉瓣狭窄、梗阻型及限制原发性心脏病、心脏压塞等。

5. 先天性心脏病　见于法洛四联症(tetralogy of fallot)、肺动脉高压症、动脉导管未闭,主要由于血氧饱和度下降致晕厥。

（三）脑源性晕厥

脑源性晕厥(brain derived syncope)是指脑部供血血管病变导致的晕厥。

1. 脑动脉硬化、高血压脑病　由于脑小动脉痉挛而发生晕厥,可伴有头痛、意识障碍、抽搐、瘫痪等。

2. 主动脉弓综合征（无脉病）　当病变累及颈内动脉或椎动脉起始处时,尤其是不全梗阻时,更易发生晕厥,多见于直立位、走路或活动时出现。

3. 基底动脉型偏头痛　患者多为小孩或年轻妇女。典型发作是先出现脑干缺血症状,接着发生晕厥,意识恢复后才出现头痛。

4. 颅脑损伤　这类晕厥有确定的损伤史,可伴视物模糊、头痛,发作短暂,是由于患者对损伤过分紧张、恐惧而引起。

（四）血源性晕厥

1. 低血糖性晕厥(hypoglycemic syncope)　发生于能量补充不足即开始剧烈运动、注射过量的胰岛素后、胃大部切除后、垂体功能不足、肾上腺皮质功能减退等情况下,表现为无力、心悸、出汗、头昏、恶心、面色苍白、心跳加快等,重者可发生意识模糊、晕厥及抽搐,需及时补充葡萄糖。

2. 呼吸性碱中毒　见于情绪紧张或癔症发作时,因呼吸增强或换气过度、血液二氧化碳含量及酸度降低引起碱中毒。患者脸部和四肢发麻、发冷,手足抽搐,头晕,重者发生晕厥。

三、症状

患者在晕倒前,全身无力、头晕、耳鸣、眼前发黑,面色苍白;晕倒后,手足发凉、脉弱、血压下降、呼吸缓慢。一般经短时间的平卧休息,由于脑部贫血情况消除,患者即清醒过来,但清醒后精神不佳,仍有头晕、乏力、恶心等症状。运动性晕厥是常见的运动性疾病,随病因不同,危险程度及预后也不一样,轻者仅影响训练及锻炼,中等程度者可能造成骨折、外伤、出血等一系列不良并发症,严重者甚至发生运动性猝死。

四、处理

有眩晕症状者,应下蹲或休息片刻,避免昏倒。对于已晕厥者,应让其平卧,头低足高,松解衣领,注意保暖,用热毛巾擦脸,自小腿向大腿做向心性揉推按摩;如仍不苏醒,可针刺或点掐人中、涌泉、十宣等急救穴。对于中暑性晕厥患者,应将其移到阴凉通风处,并进行物理降温；对有突然跌倒合并有外伤的患者，神志清醒、血压稳定后，给予相应的清创缝合和包扎处理。在患者未苏醒前，不能给其饮水或服药；如患者呕吐，应将其头偏向一侧，保持气道畅通；如患者停止呼吸，应做人工呼吸，待其醒后可给饮热水。

运动员在训练或比赛中感到头晕，应当在身体得到完全恢复后，才可以恢复运动。在运动员身体恢复后，应重新制订训练方案。有习惯性头晕的人应选择适合自己的能耗较低的运动，避免攀高运动及有较大位置落差的运动。

五、预防措施

1. 运动前须做必要的准备活动。准备活动可以改善血液循环，提高体温，加速体内能量释放的作用；还可以改善肌肉、肌腱和韧带的功能水平，使人体在运动前达到较好的状态，避免运动损伤。

2. 坚持参加体育锻炼，适当增加营养以增强体质，提高健康水平。

3. 久蹲后不要骤然起立，要慢慢地站起来；久站时要交替活动下肢。

4. 患病时不要参加剧烈的运动和比赛；疾跑后不要立即站立不动，而应继续慢跑，并加深呼吸。

第二节　运动性血尿

健康人在剧烈运动后出现的一过性尿中含有红细胞，虽经详细检查却找不到其他原因的症状称为运动性血尿（exercise-induced hematuria）。血尿可表现为镜下血尿或肉眼血尿，前者易被忽略。男性运动性血尿的发生多于女性，以跑、跳项目和球类项目运动员多见。

一、病因及机制

运动性血尿的发病原因和机制还未完全清楚。多数学者认为是由于运动时肾上腺素和去甲肾上腺素分泌增加，造成肾血管收缩，肾血量减少，出现暂时性肾脏缺血缺氧和血管壁营养障碍，从而使肾的通透性提高，使原来不能通过滤过膜的红细胞发生外溢，形成运动性血尿。此外，运动性血尿还可能与肾静脉高压，肾、膀胱损伤，溶血因子释放，使用非甾体解热镇痛药，脱水，循环速度加快，肌红蛋白尿释放，红细胞过氧化等因素有关。有学者比较运动时间和运动强度对血尿形成的影响，发现超强度的运动是运动性血尿的主要诱发因素。

二、症状

运动性血尿的出现一般无明显先兆，多在大强度训练或比赛后突然发生。运动员除发生血尿外，一般不伴有其他症状或体征，个别运动员可能伴有乏力、肌肉酸痛、食欲下降、失眠、头痛等症状，血液化验、肾功能检查、腹部 X 线片及肾盂造影等检查结果均正常。运动性血尿可反复出现，但一般预后较好。

三、处理

一旦出现运动性血尿，应减小运动量，症状能随之减轻，以至消失。如减小运动量后，血尿仍不消失，就应该停止训练，进行必要的检查和治疗。定期检测、追踪观察并给予治疗。服用维生素 C 和维生素 K，对伴有身体功能下降的运动员可肌内注射 ATP 和维生素 B_{12}。

四、预防

定期做尿液、肾功能检查；合理安排训练负荷，调整运动量；加强自我监督和医务监督。

第三节　运动性贫血

因运动训练过程中生理负荷过大，导致红细胞与血红蛋白量低于正常范围，称为运动性贫血（sports anemia）。血液中红细胞计数正常值为：男性 $4.0 \sim 5.50 \times 10^{12}$/L，女性 $3.5 \sim 5.0 \times 10^{12}$/L；血红蛋白浓度正常值为：男性 $120 \sim 160$g/L，女性 $110 \sim 150$g/L。

一、病因及机制

运动时，肌肉对蛋白质和铁的需求量增加，若得不到及时补充，会引起缺铁性贫血（iron deficiency anemia）。此外，剧烈运动时血流加速、乳酸浓度增大、血液 pH 下降，易引起红细胞破裂，使红细胞的新生与衰亡之间的平衡被破坏，会导致溶血性贫血（hemolytic anemia）。

二、症状

运动性贫血发病缓慢，主要表现为头晕、恶心、呕吐、气喘，运动后心悸、心率加快、面色苍白；易疲劳，疲劳后不易恢复；运动员运动能力下降，尤其是耐力下降。

三、处理

在运动中出现头晕、无力、恶心等现象时，应适当减少运动负荷，必要时暂停运动，并补充富含蛋白质和铁的食物，口服硫酸亚铁，对缺铁性贫血的治疗有明显效果。

四、预防

1. 要加强营养，补充含蛋白质和铁丰富的物质。

2. 合理安排运动量和运动强度，参加体育锻炼时应循序渐进，尽量不超过自身的生理负荷。

3. 在运动前后适当补充维生素 C、维生素 E、硒等营养素，以保护红细胞，减少运动对红细胞的破坏，增强红细胞抗氧化能力，维持红细胞浓度。

4. 如果出现了运动性贫血的症状，及时减少运动量，并补充蛋白质和适量铁剂、叶酸和维生素 B_{12} 等造血原料，症状就会很快减轻或消失。

第四节　运动性腹痛

运动性腹痛（exercise induced stomachache）是指在运动过程中或运动后出现的一时性的非疾病功能紊乱，引起肝静脉回流受阻，使肝脾淤血肿胀、呼吸节奏紊乱、胃肠痉挛等，从而发生腹痛。腹痛特征是钝痛或胀痛。除腹痛症状之外，一般不伴随其他特异性症状。

一、病因及机制

1. 准备活动不充分　如缺乏锻炼，开始运动时速度过快，运动过于剧烈，内脏器官的惰性还没有克服，就加大运动强度，器官功能尚未达到适应状态，导致脏腑功能失调，出现腹痛。

2. 胃肠痉挛　饭后过早参加运动，运动前吃得过饱、喝得过多，过食生冷食品，空腹运动，运动前吃了难消化的食物（如豆类、薯类、牛肉），腹部受凉或蛔虫刺激等，均可引起胃痉挛。其疼痛部位多在左下腹部。轻者钝痛、胀痛，重者有阵发性疼痛。

3. 呼吸肌痉挛　剧烈运动使呼吸节奏紊乱，造成呼气肌疲劳，膈肌疲劳使其对肝脏的"按摩"作用减弱，同时由于呼吸短浅，胸膜腔内压上升，下腔静脉回流受阻等，引起腹痛。

4. 腹直肌痉挛　夏季运动，排汗量大，盐分大量丢失，产生代谢紊乱，引起腹直肌痉挛。疼痛部位比较表浅。

5. 髂腰肌血肿　剧烈运动可造成髂腰肌拉伤，产生血肿和疼痛。

6. 腹部慢性疾病　肝脾淤血、慢性肝炎、溃疡病或慢性阑尾炎患者参加剧烈运动，由于病变部位受到牵扯、振动等刺激，会产生疼痛，疼痛部位与病变部位一致。

二、症状

运动性腹痛的症状主要为恶心、呕吐、腹痛、腹泻和出血。个别运动员腹痛时伴随无力、胸闷、下肢发沉等症状。腹痛多见于田径、马拉松、公路自行车等长距离耐力项目的运动员，多数发生在右上腹（肝脏淤血胆囊炎、胆结石），呈钝痛或胀痛，有的出现左上腹部（脾脏淤血、胃痉挛）或下腹部（阑尾炎、髂腰肌血肿）。疼痛程度与负荷量的大小和运动强度成正比。

三、处理

运动性腹痛一般可以通过减速慢跑、加深呼吸、调整呼吸节奏、按摩疼痛部位、牵拉腹部肌肉等方法处理。若疼痛没有减轻或消失，甚至有所加重，则应立即停止运行，及时请医生诊治。腹痛在没有明确诊断前，不能服用止痛药，否则会造成误诊，延误病情。

四、预防措施

1. 合理安排膳食，少食生冷，吃饭前后 1h 不能运动，夏季运动要适当补充盐分。

2. 经常参加体育锻炼，提高身体功能水平；运动前做好准备活动，运动中注意呼吸节律。

3. 健康睡眠，最重要的是不要随意打乱自己的生物钟。即使睡眠不够，也要按时起床。身体功能会自动调节以补足前晚睡眠的不足（前晚没睡足，今晚更容易熟睡，反而能获得高质量的睡眠）。

4. 对于各种慢性疾病引起的腹痛，应就医检查，以治疗原发性疾病为主，加强医务监督，定期做各项身体检查，坚持治疗；在医生的指导下进行体育锻炼。

参考文献

[1] 周海涛. 肌腱损伤的修复与早期康复治疗 [J]. 临床医药文献电子杂志, 2018, 5 (15): 87.

[2] 杨金娟, 谢敏豪, 黄伟平, 等. 运动性肌腱损伤研究进展 [J]. 中国运动医学杂志, 2019, 38 (09): 809-815.

[3] ZHANG J, WANG J H. The effects of mechanical loading on tendons—an in vivo and in vitro model study[J]. PLo S One, 2013, 8 (08): e71740.

[4] 孙文爽, 赵建宁, 包倪荣. 肌腱损伤治疗的研究进展 [J]. 医学研究生学报, 2017, 30 (03): 324-328.

[5] SHARMA P, MAFFULLI N. Biology of tendon injury: healing, modeling and remodeling[J]. Journal of Musculoskeletal and Neuronal Interactions, 2006, 6 (02): 181.

[6] 卢俊杰. 肩袖撕裂疾病发生的危险因素 Meta 分析 [D/OL]. 泸州: 泸州医学院, 2014 [2014-10-31]. https://d.wanfangdata.com.cn/thesis/Y2602059.

[7] 金伟, 曲喆, 杨爱龙. 肱二头肌长头肌腱断裂的手术治疗 [J]. 中国医疗前沿, 2009, 4 (08): 33-34.

[8] 朱华强, 陈法, 刘德淮, 等. 长期使用激素并发髌韧带断裂及对侧股四头肌腱断裂 1 例报告 [J]. 中国矫形外科杂志, 2013, 21 (18): 1904-1906.

[9] 覃宇宙, 王威, 蔡贤华, 等. 慢性肾衰竭致双侧股四头肌腱自发性断裂 1 例 [J]. 华南国防医学杂志, 2016, 30 (07): 489-490.

[10] 杨瑞, 陈祥云, 颉朝阳, 等. 缝线锚钉修复肾功能衰竭伴自发性股四头肌腱断裂的临床研究 [J]. 中国医学创新, 2015, 12 (26): 39-42.

[11] 尤田, 袁树芳, 白露, 等. 跟腱愈合相关机制的研究进展 [J]. 中华骨与关节外科杂志, 2020, 13 (01): 84-88.

[12] 张强, 彭亮, 巫宗德, 等. 急性跟腱断裂手术治疗进展 [J]. 中国运动医学杂志, 2018, 37 (03): 267-272.

[13] 袁春平, 宋涛, 徐国栋. 运动性跟腱断裂的解剖力学原因分析 [J]. 当代体育科技, 2019, 9 (35): 20-21.

[14] 万海民, 刘文科, 吴亚鸿, 等. 急性闭合性跟腱断裂的治疗进展 [J]. 世界最新医学信息文摘, 2019, 19 (12): 37-39, 42.

[15] 杨金娟, 陈俊飞, 支子, 等. 肌腱力学生物学与运动性肌腱损伤病理机制研究进展 [J]. 中国运动医学杂志, 2019, 38 (10): 901-906.

[16] 黄昌林, 高旺, 黄涛, 等. 循环训练模式对兔跟腱末端区组织形态学的影响 [J]. 解放军医学杂志, 2012, 37 (05): 515-518.

[17] 潘志超, 徐秀林. 爬行训练及爬行训练装置在脊椎病康复治疗中的应用 [J]. 生物医学工程学进展, 2014, 35 (04): 223-227.

[18] 柯尊华, 王静怡. 颈椎病流行病学及发病机理研究进展 [J]. 颈腰痛杂志, 2014, 35 (01): 62-64.

[19] 王冰, 段义萍, 张友常, 等. 颈椎病患病特征的流行病学研究 [J]. 中南大学学报 (医学版), 2004 (04): 472-474.

[20] 苏树远. 颈椎病与患者职业、年龄关系的调查研究 [J]. 当代医药论丛, 2019, 17 (19): 113-114.

[21] 王国基, 王国军, 彭健民, 等. 腰椎间盘突出症致病因素的流行病学研究 [J]. 现代预防医学, 2009, 36 (13): 2401-2403.

[22] 谢兴文, 王春晓, 李宁. 颈椎病发病特征与影响因素的流行病学调查 [J]. 中国中医骨伤科杂志, 2012, 20 (07): 46-47.

[23] 周谋望, 岳寿伟, 何成奇, 等. "腰椎间盘突出症的康复治疗" 中国专家共识 [J]. 中国康复医学杂志, 2017, 32 (02): 129-135.

[24] 史少岩, 黄研生, 郝定均. 腰椎管狭窄的治疗进展 [J]. 中国骨伤, 2017, 30 (05): 484-488.

[25] 肖婧, 张建新, 方川源. 退行性腰椎滑脱症的非手术治疗概括 [J]. 中外医学研究, 2021, 19 (01): 189-191.

[26] 黄道余, 沈亚骏, 王飞, 等. 退行性腰椎侧凸与骨质疏松症的相关性分析 [J]. 中国骨伤, 2019, 32 (03): 244-247.

[27] 陈芳, 程亦斌, 范利华. 17 例颈椎外伤合并颈椎退行性病变的伤病关系分析 [J]. 法医学杂志, 2016, 32 (05): 350-352.

[28] 徐宝山, 杨强, 夏群. 腰椎间盘退变的分子病理学变化及发病机制 [J]. 中国组织工程研究与临床康复, 2011, 15 (02): 335-338.

[29] 黄玉芳, 王世军. 病理学 [M]. 3 版. 上海: 上海科学技术出版社, 2018.

[30] 陈平圣, 冯振卿, 刘慧. 病理学 [M]. 南京: 东南大学出版社, 2017.

[31] 孙保存. 病理学 [M]. 北京: 北京大学医学出版社, 2010.

[32] 步宏, 李一雷. 病理学 [M]. 9 版. 北京: 人民卫生出版社, 2018.

[33] 黄玉芳, 刘春英. 病理学 [M]. 4 版. 北京: 中国中医药出版社, 2016.

[34] 翟向阳. 健康教育学 [M]. 重庆: 重庆大学出版社, 2018.

[35] 黄文武. 大学体育与健康教程 [M]. 长沙: 湖南大学出版社, 2017.

[36] 彭再如, 何泽民. 新编大学生健康教育读本 [M]. 2 版. 长沙: 湖南大学出版社, 2017.

[37] 韩丽娜. 现代神经内科疾病临床治疗学 [M]. 长春: 吉林科学技术出版社, 2017.

[38] 司玉灿, 姚霖, 陈阁. 运动伤病防治 [M]. 西安: 陕西科学技术出版社, 2016.

[39] 袁其新. 体育与健康: 通用版 [M]. 天津: 天津科学技术出版社, 2016.

[40] 赵岩. 大学生健康教育读本 [M]. 昆明: 云南大学出版社, 2016.

[41] 何鹏飞. 体育与健康 [M]. 北京: 北京理工大学出版社, 2015.

[42] 朱蕾. 水、电解质与酸碱平衡紊乱 [M]. 上海: 上海科学技术出版社, 2003.

[43] 王建枝. 病理生理学 [M]. 9 版. 北京: 人民卫生出版社, 2018.

[44] 葛均波. 内科学 [M]. 9 版. 北京: 人民卫生出版社, 2018.

[45] 王安利. 运动医学 [M]. 北京: 人民体育出版社, 2014.

[46] 斯瑞尔. 肾脏与水电解质紊乱 [M]. 7 版. 梅长林, 译. 北京: 人民军医出版社, 2013.

[47] 朱大年. 生理学 [M]. 北京: 人民卫生出版社, 2012.

[48] 张树基. 水、电解质、酸碱平衡失调的判定与处理 [M]. 北京: 北京医科大学中国协和医科大学联合出版社, 1998.

[49] 石明隽. 病理生理学 [M]. 成都: 四川大学出版社, 2017.

[50] 王建枝, 钱睿哲. 病理生理学 [M]. 北京: 人民卫生出版社, 2018.

[51] 陈郑, 张洪培, 李宣儒, 等. 浅谈高原训练的利与弊 [J]. 体育时空, 2017 (01): 119.

[52] 尚画雨,白胜超,夏志,等.运动诱导骨骼肌损伤对大鼠骨骼肌线粒体结构和功能的影响 [J].北京体育大学学报,2018,41(01):58-63.

[53] 饶志坚,郑莉芳,常芸,等.长期大强度耐力运动引起右心室重塑的特征、机制及影响研究进展 [J].中国运动医学杂志,2020,39(03):232-240.

[54] 黄清宇,杜楚江,张雨竹,等.细胞焦亡研究进展 [J].中国免疫学杂志,2020,36(02):245-250.

[55] 邵萍.骨折,着重4种康复 [J].江苏卫生保健,2020(02):10.

[56] 陈成香,张红红.运动员急性损伤类型及处理方法——以江苏省十七届省运会苏州参赛运动员为例 [J].牡丹江师范学院学报(自然科学版),2013(03):56-57.

[57] 陈晓琳,范蕊,邹佐强,等.急性闭合性软组织运动损伤的临床治疗研究进展 [J].医学信息,2019,32(03):34-36,41.

[58] 靳丽萍,鲁哲.骨骼肌急性运动损伤机制探究 [J].当代体育科技,2019,9(13):26-28.

[59] 石珊,张援,廖红娟,等.长期大强度运动人群机体炎症水平及其影响因素分析 [J].中国热带医学,2014,14(01):20-22,44.

[60] 刘燕,蒋桔泉.运动性晕厥的诊断与评估 [J].华南国防医学杂志,2018,32(09):79-82.

[61] 张淳,刘振疆,黄灿茂,等.运动性血尿研究进展 [J].临床医药文献电子杂志,2019,6(59):195.

[62] 丛林,朱静华.运动性腹痛的防治 [J].田径,2017,(10):64-64.

[63] 吕国蔚.缺氧预适应研究的进展与展望 [J].生理科学进展,2007,(01):32-36.

[64] 王峰,文宽.高住高练低训对男子田径运动员心功能指标和心脏结构的影响 [J].辽宁体育科技,2020,42(03):50-55.

[65] 郭浙斌,郭兰,黄玉山.高住低练对有氧运动能力的影响 [J].四川体育科学,2006(03):30-32,46.

[66] 徐鹏,张晓丽,李俊峡,等."高住低练"对心脏的作用及其影响机制 [J].中国循证心血管医学杂志,2019,11(07):895-896.

[67] 倪保锐.运动应激与适应研究进展 [J].运动精品,2019,38(07):65-66.

[68] 方儒钦.福州市大学生运动伤害心理应激因素病例对照研究 [J].安阳师范学院学报,2018,(05):98-10.

[69] 张维蔚,刘伟佳,刘伟,等.广州市中学生运动伤害心理应激因素配对病例对照分析 [J].中国学校卫生,2011,32(09):1115-1116.

[70] 李德甫,李莉.冬泳健身作用及其安全阈值 [J].中国临床康复,2004,8(24):5116-5117.

[71] 张野.大众滑雪者运动损伤的原因及预防 [J].赤子,2018(07):198.

[72] 耿雪,李志慧,谭锐.运动与氧化应激 [J].军事医学,2018,42(08):631-636.

[73] 朱瑾.运动性休克产生的原因及预防 [J].山西青年,2017(22):99.

[74] 赵宝椿.运动性休克的原因及对策 [J].田径,2000(02):42-43.

[75] 李国立.不同运动方式对代谢综合症患者炎症因子的影响 [J].沈阳体育学院学报,2014,33(01):69-74.

[76] 胡盛寿,高润霖,刘力生,等.中国心血管病报告2018概要 [J].中国循环杂志,2019,34(03):209-220.

[77] 中国心血管病风险评估和管理指南编写联合委员会.中国心血管病风险评估和管理指南 [J].中国循环杂志,2019,34(01):9-33.

[78] 宋雷,邹玉宝,汪道文,等.中国成人肥厚型心肌病诊断与治疗指南 [J].中华心血管病杂志,2017,45(12):1015-1032.

[79] 廖玉华.中国扩张型心肌病诊断和治疗指南:创新与转化 [J].临床心血管病杂志,2018,34(05):435-436.

[80] 丛超，郭义山，王东. 病毒性心肌炎发病机制的研究进展 [J]. 医学综述，2017，23（15）：2948-2953.

[81] 中国医师协会急诊医师分会，中国心胸血管麻醉学会急救与复苏分会. 中国急性心力衰竭急诊临床实践指南（2017）[J]. 中华急诊医学杂志，2017，26（12）：1347-1357.

[82] 高血压联盟（中国），中国医疗保健国际交流促进会高血压分会，中国高血压防治指南修订委员会，等. 中国高血压防治指南（2018 年修订版）[J]. 中国心血管杂志，2019，24（01）：25.

[83] 中华医学会，中华医学会杂志社，中华医学会全科医学分会，等. 慢性阻塞性肺疾病基层诊疗指南（2018 年）[J]. 中华全科医师杂志，2018，17（11）：856-870.

[84] 杨伟强，赵峰. 特发性肺纤维化发病机制的研究进展 [J]. 医学综述，2020，26（09）：1684-1689.

[85] 张鹤，高福泉. 特发性肺纤维化发病机制及治疗进展 [J]. 世界最新医学信息文摘，2019，19（15）：37-38.

[86] 陈金锦，朱光明，车惠琴，等. 儿童社区获得性肺炎流行病学特点及血清降钙素原水平临床分析 [J]. 中国卫生检验杂志，2018，28（04）：478-480.

[87] 王陇德，刘建民，杨弋，等. 我国脑卒中防止面临巨大挑战——《中国脑卒中防治报告 2018》概要 [J]. 中国循环杂志，2019，34（02）：105-119.

[88] DIMITROW PAWEL PETKOW，SORYSZ DANUTA，HŁADIJ RAFAŁ，et al. Patient after renal transplantation with syncope: role of echocardiography in upright position[J]. Journal of Clinical Ultrasound，2017，45（09）：535-536.

[89] SANCHIS-GOMAR F，PEREZ-QUILIS C，LEISCHIK R，et al. Epidemiology of coronary heart disease and acute coronary syndrome[J]. Ann Transl Med，2016，4（13）：256.

[90] CASELLI S，VAQUER SEQUÌ A，LEMME E，et al. Prevalence and management of systemic hypertension in athletes[J]. Am J Cardiol，2017，119（10）：1616-1622.

[91] EMERY M S，KOVACS R J. Sudden cardiac death in athletes[J]. Jacc Heart Failure，2018，6（01）：30-40.

[92] MCKENNA W J，MARON B J，THIENE G. Classification，epidemiology，and global burden of cardiomyopathies[J]. Circ Res，2017，121（07）：722-730.

[93] BASU J，MALHOTRA A，PAPADAKIS M. Exercise and hypertrophic cardiomyopathy: two incompatible entities?[J]. Clin Cardiol，2020，43（08）：889-896.

[94] GABRIEL-COSTA DANIELE. The pathophysiology of myocardial infarction-induced heart failure[J]. Pathophysiology，2018：35（04）：277-284.

[95] GABRIEL-COSTA D. The pathophysiology of myocardial infarction-induced heart failure[J]. Pathophysiology，2018，25（04）：277-284.

[96] HOLLENBERG SM，STEVENSON LW，AHMAD T，et al. 2019 ACC Expert consensus decision pathway on risk assessment，management，and clinical trajectory of patients hospitalized with heart failure: a report of the american college of cardiology solution set oversight committee[J]. J Am Coll Cardiol，2019，74（15）：1966-2011.

[97] OMAR W，PANDEY A，HAYKOWSKY MJ，et al. The evolving role of cardiorespiratory fitness and exercise in prevention and management of heart failure[J]. Curr Heart Fail Rep，2018，15（02）：75-80.

[98] PELLICCIA A，CASELLI S，PELLICCIA M，et al. Clinical outcomes in adult athletes with hypertrophic cardiomyopathy: a 7-year follow-up study[J]. Br J Sports Med，2020，54（16）：1008-1012.

[99] SMITH M L. Update on pulmonary fibrosis: not all fibrosis is created equally [J]. Arch Pathol Lab Med，2016，140（03）：221-229.

[100] POSTMA D F, VAN WERKHOVEN C H, OOSTERHEERT J J. Community-acquired pneumonia requiring hospitalization: rational decision making and interpretation of guidelines[J]. Curr Opin Pulm Med, 2017, 23(03): 204-210.

[101] GIULIANO KK, BAKER D, QUINN B. The epidemiology of nonventilator hospital-acquired pneumonia in the United States[J]. Am J Infect Control, 2018, 46(03): 322-327.

[102] DONKOR E S. Stroke in the 21st century: a snapshot of the burden, epidemiology, and quality of life[J]. Stroke Res Treat, 2018(03): 1-10.

[103] LECLERC J L, GARCIA J M, DILLER M A, et al. A comparison of pathophysiology in humans and rodent models of subarachnoid hemorrhage[EB/OL]. (2018-03-22)[2020-06-19]. https://doi.org/10.3389/fnmol.2018.00071.

[104] LEISHOUT J H, DIBUE-ADJEI M, CORNELIUS J F, et al. An introduction to the pathophysiology of aneurysmal subarachnoid haemorrhage[J]. Neurosurg Rev, 2018, 41: 917-930.

[105] RADU R A, TERECOASA E O, BAJENARU O A, et al. Etiologic classification of ischemic stroke: where do we stand?[J]. Clin Neurol Neurosurg, 2017, 159: 93-106.

[106] WOODRUFF T M, THUNDYIL J, ANG S C, et al. Pathophysiology, treatment, and animal and cellular models of human ischemic stroke[J]. Molecular Neurodegeneration, 2011, 6(01): 11.

[107] GBD 2016 Traumatic Brain Injury and Spinal Cord Injury Collaborators. Global, regional, and national burden of traumatic brain injury and spinal cord injury, 1990-2016: a systematic analysis for the Global Burden of Disease Study 2016[J]. Lancet Neurol, 2019, 18(1): 56-87.

[108] WALKER K R, TESCO G. Molecular mechanisms of cognitive dysfunction following traumatic brain injury[J]. Frontiers in Aging Neuroence, 2013, 5: 29.

[109] AASETH J, DUSEK P, ROOS P M. Prevention of progression in Parkinson's disease[J]. Biometals, 2018, 31(05): 737-747.

[110] ABBAS M M, XU Z, TAN LCS. Epidemiology of parkinson's disease—east versus west[J]. Mov Disord Clin Pract, 2017, 22(05): 14-28.

[111] DICKSON D W. Parkinson's disease and parkinsonism: neuropathology [EB/OL]. (2012-06-20)[2020-06-29]. http://perspectivesinmedicine.cshlp.org/content/2/8/a009258.

[112] HENDERSON M X, TROJANOWSKI J Q, LEE V M Y. α-Synuclein pathology in Parkinson's disease and related α-synucleinopathies[J]. Neuroscience Letters, 2019, 709: 134316.

[113] KOULI A, TORSNEY KM, KUAN WL. Parkinson's disease: etiology, neuropathology, and pathogensis in parkinson's disease: pathogenesis and clinical aspects[EB/OL]. (2018-12-21)[2020-06-29]. https://exonpublications.com/index.php/exon/article/view/186.

[114] LI G, MA J, CUI S, et al. Parkinson's disease in China: a forty-year growing track of bedside work[EB/OL]. (2019-07-31)[2021-06-30]. http://dx.doi.org/10.1186/s40035-019-0162-z.

[115] TYSNES O B, STORSEIN A. Epidemiology of Parkinson's disease[J]. J Neural Trans, 2017, 124: 901-905.

[116] DEMENTIA UK. Prevention and risk factors[EB/OL]. (2021-01-30)[2020-06-19]. https://www.dementiauk.org/about-dementia/prevention-and-risk-factors/.

[117] JIA L J, QUAN M Q, FU Y, et al. Dementia in China: epidemiology, clinical management, and research advances[J]. Lancet Neurol, 2020, 19(01): 81-92.

[118] KARREN E, MERCKEN M, STROOPER BD. The amyloid cascade hypothesis for Alzheimer's disease: an appraisal for the development of therapeutics[J]. Nat Rev Drug Discov, 2011, 10(09): 698-712.

[119] KIM A C, LIM S, KIM Y K. Metal ion effects on Aβ and tau aggregation[J]. Int J Mol Sci, 2018, 19(01): 128-143.

[120] LUCA M, LUCA A, CALANDRA C. The role of oxidative damage in the pathogenesis and progression of Alzheimer's disease and vascular dementia[EB/OL]. (2015-08-02)[2021-06-30]. https://www.hindawi.com/journals/omcl/2015/504678/.

[121] NAZARKO L. Dementia: prevalence and pathophysiology[J]. Dementia Care, 2019, 13(06): 266-270.

[122] THAKUR A K, KAMBOJ P K, GOSWAMI K G, et al. Pathophysiology and management of alzheimer's disease: an overview[J]. J Anal Pharm Res, 2018, 7(02): 226-235.

[123] SAVICA R, PETERSEN R. Prevention of dementia[J]. Psychiatr Clin North Am, 2011, 34(01): 127-145.

[124] GORDON PH. Amyotrophic lateral sclerosis pathophysiology, diagnosis and management[J]. CNS Drugs, 2011, 25(01): 1-15.

[125] HARDIMAN O, AL-CHALABI A, CHIO C, et al. Amyotrophic lateral sclerosis[J]. Nature Reviews, 2017, 550: 105.

[126] KURASZKIEWICZ B, GOSZCZYNSKA H, PODSIADLY-MARCZYKOWSKA T, et al. Potential preventive strategies for amyotrophic lateral sclerosis[EB/OL]. (2020-05-26)[2021-06-30]. https://www.frontiersin.org/articles/10.3389/fnins.2020.00428/full.

[127] LONGINETTI E, FANG F. Epidemiology of amyotrophic lateral sclerosis: an update of recent literature[J]. Curr Opin Neurol, 2019, 32(05): 771-776.

[128] MUYDERMAN H, CHEN T. Mitochondrial dysfunction in amyotrophic lateral sclerosis—a valid pharmacological target?[J]. Br J Pharmacol, 2014, 1710(8): 2191-2205.

[129] RIANCHO J, GONZALO I, RUIZ-SOTO M, et al. Why do motor neurons degenerate? Actualization in the pathogenesis of amyotrophic lateral sclerosis[J]. Neurología, 2019, 34(01): 27-37.

[130] ROSSI F H, FRANCO M C, ESTERVEZ A G. Pathophysiology of amyotrophic lateral sclerosis[EB/OL]. (2013-09-11)[2020-06-19]. https://www.intechopen.com/chapters/45326.

[131] BOS M, GEEVASINGA N, HIGASHIHARA M, et al. Pathophysiotherapy and diagnosis of ALS: insights from advances in neurophysiological techniques[J]. Int J Mol Sci, 2019, 20(11): 2818-2834.

[132] COUSINEAU-PELLETIER P, LANGELIER E. Relative contributions of mechanical degradation, enzymatic degradation, and repair of the extracellular matrix on the response of tendons when subjected to under-and over-mechanical stimulations in vitro[J]. Journal of Orthopaedic Research, 2010, 28(02): 204-210.

[133] YOGANANDAN N, KNOWLESS A, MAIMAND J, et al. Anatomic study of the morphology of human cervical facet joint[J]. Spine, 2003, 28(20): 2317-2323.